Klinische Anästhesiologie und Intensivtherapie

Band 19

Herausgeber:
F. W. Ahnefeld H. Bergmann C. Burri W. Dick
M. Halmágyi G. Hossli E. Rügheimer
Schriftleiter: J. Kilian

Der bewußtlose Patient

Herausgegeben von

F. W. Ahnefeld H. Bergmann C. Burri W. Dick
M. Halmágyi G. Hossli H. J. Reulen E. Rügheimer
H.-P. Schuster

Unter Mitarbeit von

F. W. Ahnefeld, A. Baethmann, R. von Baumgarten, H. Bergmann
H. J. Büdingen, W. Dick, P. Emmrich, A. Fenske, K. Foerster
F. Gerstenbrand, M. Halmágyi, R. Hassler, W. Hengl
K. A. Hossmann, K. Jellinger, S. Kapp, J. Kilian
G. Kleinberger, R. Krebs, K. Kretzschmar, G. A. Neuhaus
W. Poewe, W. Prellwitz, W. D. Rausch, F. Regli, H. J. Reulen
P. Riederer, P. Schölmerich, H. Schönborn, C. J. Schuster
R. Stock, U. Töllner, S. Wende, S. Wuketich

Mit 74 Abbildungen

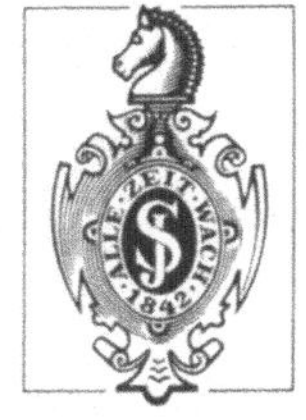

Springer-Verlag Berlin Heidelberg New York 1979

ISBN-13: 978-3-540-09306-0   e-ISBN-13: 978-3-642-67267-5
DOI: 10.1007/978-3-642-67267-5

Vorwort

Bewußtsein läßt sich nicht einfach auf der Basis von Transducereigenschaften peripherer Rezeptoren, etwa der Retina, sowie der Transformation, Kodierung und Weiterleitung der hier generierten Impulse zu spezifischen Schaltstationen im Thalamus und in der Kortex erklären. Die Beschreibung der kortikalen Antwort auf einen optischen oder akustischen Reiz ist lediglich die Beschreibung der physiologischen Perzeption. Der entscheidende Vorgang, nämlich die Integration der verschiedenen Daten zur *bewußten Wahrnehmung,* ist in seinen Einzelheiten noch nicht überschaubar und bestenfalls Hypothese. Die elektronenoptische Morphologie wie auch die modernen mikroelektrophysiologischen Techniken haben einen wichtigen Beitrag geleistet; der Schlüssel zum Verständnis dürfte aber in Prozessen der molekularen Biologie zu suchen sein, einem der interessantesten Grenzgebiete der modernen Wissenschaft bei der Erforschung der Funktion des menschlichen Geistes.

Für den Kliniker ist die Störung des Phänomens Bewußtsein bei den verschiedenen Krankheiten ein faszinierender Aspekt. Ist es ein bestimmter Metabolit oder eine vulnerable anatomische Struktur, die bei allen Krankheiten für die Bewußtseinsstörung verantwortlich ist. Das ist wohl kaum anzunehmen. Bei Schädel-Hirn-Traumen z. B. können wichtige, anatomisch faßbare Strukturen des Bewußtseins – die Formatio reticularis – direkt oder indirekt über einen erhöhten intrakraniellen Druck betroffen sein. Daneben ist eine funktionelle Störung durch ein Hirnödem denkbar. Bei einer zerebralen Ischämie, etwa durch einen Herzstillstand, steht die Störung des Substratangebotes an die Nervenzelle im Vordergrund.

Schwieriger wird das Problem bei der Gruppe der metabolischen Komaformen. Auch hier ist wohl kaum anzunehmen, daß ein gemeinsamer Störfaktor, etwa ein Stoffwechselmetabolit, die entscheidende Rolle spielt. Vielmehr dürfte der störende Eingriff an unterschiedlichen vulnerablen Stellen im komplexen System der elektrophysiologischen und biochemischen Vorgänge der Nervenleitung, der synaptischen Übertragung etc., erfolgen.

Bei der Vorbereitung dieses Workshop waren sich die Veranstalter einig, daß nur bei einer breiten interdisziplinären Beteiligung, unter Einschluß von Kollegen aus den Basisdisziplinen, Aussicht auf eine interessante und erfolgreiche Diskussion bestehen würde. Mit der nun versammelten Runde dürfte diese Voraussetzung ausgezeichnet erfüllt worden sein.

Wir haben schließlich der Firma Sharp & Dohme GmbH, 8000 München, insbesondere Herrn Prof. Finger, dafür zu danken, daß sie in generöser Weise die Durchführung dieses Workshop ermöglichte. Wir danken dem Schriftleiter, Herrn Kilian, und den Sekretärinnen Frau Schlenk und Frau Stüttler sowie dem Springer-Verlag für die gute und bewährte Zusammenarbeit.

Im November 1978 Die Herausgeber

Inhaltsverzeichnis

Verzeichnis der Referenten und Diskussionsteilnehmer

Prof. Dr. F. W. Ahnefeld
Department für Anästhesiologie
der Universität Ulm
Steinhövelstraße 9
7900 Ulm (Donau)

Priv.-Doz. Dr. A. Baethmann
Institut für Chirurgische Forschung
an der Chirurgischen Klinik
der Universität München
Nußbaumstraße 20
8000 München 2

Prof. Dr. R. von Baumgarten
Direktor am Physiologischen Institut
der Johannes Gutenberg-Universität
Saarstraße 21
6500 Mainz (Rhein)

Prof. Dr. H. Bergmann
Vorstand des Instituts für
Anaesthesiologie (Blutzentrale)
des Allg. öffentl. Krankenhauses Linz
A-4020 Linz (Donau)

Priv.-Doz. Dr. H. J. Büdingen
Chefarzt der Abteilung für Neurologie
und klinische Neurophysiologie
St. Elisabethenkrankenhaus
Elisabethenstraße 16
7980 Ravensburg

Prof. Dr. W. Dick
Department für Anästhesiologie
der Universität Ulm
Prittwitzstraße 43
7900 Ulm (Donau)

Prof. Dr. P. Emmrich
Kinderklinik
Klinikum der Johannes Gutenberg-
Universität Mainz
Langenbeckstraße 1
6500 Mainz (Rhein)

Prof. Dr. F. Gerstenbrand
Vorstand der Neurologischen
Universitätsklinik Innsbruck
Anichstraße 35
A-6020 Innsbruck

Prof. Dr. M. Halmágyi
Institut für Anaesthesiologie
Klinikum der Johannes Gutenberg-
Universität Mainz
Langenbeckstraße 1
6500 Mainz (Rhein)

Prof. Dr. R. Hassler
Direktor der Neurobiologischen Abteilung
des Max-Planck-Instituts für Hirnforschung
Deutschordenstraße 46
6000 Frankfurt (Main)-Niederrad

Dr. A. Fenske
Neurochirurgische Klinik
Klinikum der Johannes Gutenberg-
Universität Mainz
Langenbeckstraße 1
6500 Mainz (Rhein)

Prof. Dr. K. A. Hossmann
Abteilung für Allgemeine Neurologie des
Max-Planck-Instituts für Hirnforschung
Ostmerheimer Straße 200
5000 Köln 91 (Merheim)

Prof. Dr. J. Kilian
Department für Anästhesiologie
der Universität Ulm
Steinhövelstraße 9
7900 Ulm (Donau)

X

Dr. K. Kretzschmar
Neurochirurgische Klinik
Abteilung für Neuroradiologie
Klinikum der Johannes Gutenberg-
Universität Mainz
Langenbeckstraße 1
6500 Mainz (Rhein)

Prof. Dr. R. Krebs
Firma Bayer AG
Pharma Forschungszentrum
Ressort Medizin
Aprather Weg
5600 Wuppertal 1

Prof. Dr. G. A. Neuhaus
Chefarzt der Abteilung Innere Medizin
Schloßpark-Klinik
Heubnerweg 2
1000 Berlin 19

Prof. Dr. W. Prellwitz
II. Medizinische Klinik und Poliklinik
Klinikum der Johannes Gutenberg-
Universität Mainz
Langenbeckstraße 1
6500 Mainz (Rhein)

Prof. Dr. F. Regli
Centre Hospitalier Universitaire
Vaudois (CHUV)
Service de Neurologie
Hôpital Beaumont
CH-1011 Lausanne

Prof. Dr. H. J. Reulen
Chefarzt der Neurochirurgischen Klinik
St. Elisabethen-Krankenhaus
Elisabethenstraße 15
7980 Ravensburg

Dr. P. Riederer
Ludwig Boltzmann-Institut
für klinische Neurobiologie
Neurologische Abteilung KA Lainz
Wolkersbergenstraße 1
A-1130 Wien

Prof. Dr. P. Schölmerich
Direktor der II. Medizinischen
Klinik und Poliklinik
Klinikum der Johannes Gutenberg-
Universität Mainz
Langenbeckstraße 1
6500 Mainz (Rhein)

Prof. Dr. H. Schönborn
II. Medizinische Klinik und Poliklinik
Klinikum der Johannes Gutenberg-
Universität Mainz
Langenbeckstraße 1
6500 Mainz (Rhein)

Prof. Dr. H.-P. Schuster
II. Medizinische Klinik und Poliklinik
Klinikum der Johannes Gutenberg-
Universität Mainz
Langenbeckstraße 1
6500 Mainz (Rhein)

Doz. Dr. R. Stock
Institut für Pharmakologie und Toxikologie
im FB Pharmazie und Lebensmittelchemie
der Philipps-Universität Marburg
Ketzerbach 63
3550 Marburg (Lahn)

Dr. U. Töllner
Department Kinderheilkunde
der Universität Ulm
Prittwitzstraße 43
7900 Ulm (Donau)

Prof. Dr. S. Wende
Neurochirurgische Klinik
Abteilung für Neuroradiologie
Klinikum der Johannes Gutenberg-
Universität Mainz
Langenbeckstraße 1
6500 Mainz (Rhein)

Verzeichnis der Herausgeber

Prof. Dr. Friedrich Wilhelm Ahnefeld
Department für Anästhesiologie
der Universität Ulm
Steinhövelstraße 9, 7900 Ulm (Donau)

Prof. Dr. Hans Bergmann
Vorstand des Instituts für
Anaesthesiologie (Blutzentrale) des
Allgemeinen öffentlichen Krankenhauses
A-4020 Linz

Prof. Dr. Caius Burri
Abteilung Chirurgie III
der Universität Ulm
Steinhövelstraße 9, 7900 Ulm (Donau)

Prof. Dr. Wolfgang Dick
Department für Anästhesiologie
der Universität Ulm
Prittwitzstraße 43, 7900 Ulm (Donau)

Prof. Dr. Miklos Halmágyi
Institut für Anaesthesiologie
Klinikum der
Johannes Gutenberg-Universität Mainz
Langenbeckstraße 1, 6500 Mainz (Rhein)

Prof. Dr. Georg Hossli
Kantonsspital Zürich
Direktor des Instituts für Anästhesiologie
der Universitätskliniken
Rämistraße 100, CH-8091 Zürich

Prof. Dr. Erich Rügheimer
Direktor des Instituts für Anästhesiologie
der Universität Erlangen-Nürnberg
Maximiliansplatz 1, 8520 Erlangen

Die neuronalen Steuerungssysteme für Wachsein, Schlaf und Bewußtseinsvorgänge

Von R. Hassler

Ob ein Mensch oder ein Tier wach und bei Bewußtsein ist, entscheidet der Beobachter entweder aufgrund des Gesichtsausdruckes mit den geöffneten Augen sowie aufgrund des Verhaltens, oder er kann es mit Hilfe der Ableitung elektrischer Hirnvorgänge feststellen. Das Wachsein nach der Hirnstromkurve oder dem EEG beurteilt unmittelbar die Auswirkungen von Hirnprozessen, während das Wachsein nach dem Verhalten und dem Ausdruck aufgrund von Kontraktionen der Gesichts- und Körpermuskulatur und aufgrund des Bereitschaftszustandes der Sinnessysteme beurteilt wird. Gesteuert werden das Wachsein und sämtliche Bewußtseinsvorgänge, aber auch der Schlaf von bestimmten neuronalen Systemen innerhalb des Gehirns. Wachsein und Schlaf sind also zentrale Vorgänge, die sich der peripheren Organe nur bedienen. Die elektrophysiologischen Vorgänge werden im Beitrag von BAUMGARTEN behandelt. Dieser Beitrag soll die speziellen neuronalen Systeme aufzeigen, die Wachsein, Schlaf und Bewußtseinsvorgänge steuern. Sie sind kompliziert genug. Auch wer weltanschaulich ein Dualist ist, muß anerkennen, daß die Bewußtseinsvorgänge ebenso wie der Schlaf nicht zustandekommen können ohne das Funktionieren bestimmter Hirnsysteme.

Systeme der Schlafsteuerung

Bis 1928 herrschte die Vorstellung vor, daß der Schlaf durch einen Mangel an Sinnesreizen entsteht. Mit der Erzeugung eines physiologischen Schlafes durch niederfrequente Reizung (bis 8 Hz) implantierter Elektroden bei nicht narkotisierten freibeweglichen Katzen hat W. R. HESS (1928) bewiesen, daß der Schlaf eine aktive integrative Leistung bestimmter Systeme des Zwischenhirns ist. Werden diese Systeme schwellennah gereizt, kommt es zuerst zu Zeichen der Ermüdung mit Verengung der Lidspalten und Pupillen, Absinken des Kopfes, Suchen eines geeigneten Schlafplatzes, Hinlegen, Einrollen, Auflegen des Kopfes auf die eingeschlagenen Pfoten und Augenschluß, Erschlaffen der Muskeln sowie Sistieren aller spontanen und reaktiven Bewegungen. Durch Vorhalten von Fleisch kann die Katze erweckt werden. Der Vorgang ist also jederzeit reversibel: Schlaf im Gegensatz zum Koma. Damit gekoppelt ist ein verlangsamter Herzschlag, eine Senkung des Blutdruckes, vertiefte Atmung, Entspannung der Muskulatur, insgesamt eine Umstellung des Vegetativums und der Motorik auf die trophotrope oder Erholungsphase. Der Überträgerstoff dieser trophotropen Phase ist das Azetylcholin. Dieses ist gleichzeitig der Transmitter der parasympathischen Innervationen der Blutgefäße, des Herzens, der Bronchien, aber auch des Sphinkters der Pupillen, die zur Minderung der Aktivität und zur Erholung der Organe beitragen. Das Gebiet, von dem im Gegensatz zur Umgebung Schlafeffekte durch schwellennahe Reizung ausgelöst werden können, bezeichnete HESS (1944) als hypnogene Zone. Mit der gleichen Reiztechnik wiesen R. HESS jr., AKERT und KOELLA (1950 - 1952) nach, daß während des Schlafes verlangsamte, sich rekrutierende Wellenspindeln über der Großhirnrinde abzuleiten sind, ähnlich wie in einem bestimmten Stadium des normalen Schlafes bei Mensch und Tier. Durch Reizungen der gleichen Zwischenhirnbezirke mit höheren Frequenzen von 15 - 100 Hz entsteht kein Schlaf, sondern vielmehr eine gesteigerte Wachheit oder, wenn die Reizung während eines spontanen Schlafes angewendet wird, ein Weckeffekt. Dieser ist wiederum ebenso nach dem Verhalten zu erkennen, wie auch an den Ableitungen der Hirnströme, welche Desynchronisierung zeigen. Es ist allerdings möglich, durch niederfrequente Reizungen anderer Hirnstrukturen über lange Dauer, insbesondere in Sinnessystemen und durch lang dauernde niederfrequente Reizung peripherer Nerven einen Dämpfungseffekt mit Einschlafen hervorzurufen. Wenn eine solche niedere Erregungsfrequenz aufgezwungen wird, wird die Vielfältigkeit des Erregungszuflusses eingeschränkt und eingeengt, ähnlich wie in der Hypnose, so daß sich die niedere Reizfrequenz letztlich auch in der hypnogenen Zone durchsetzt. Ihre Funktionsfähigkeit ist aber Conditio sine qua non für einen koordinierten Schlaf. Es liegt aber nicht allein an der Reizfrequenz, ob Schlaf oder Wachsein entsteht. Ebenso ist bekanntlich eine Ganzkörpermassage oder eine Bindegewebsmassage oder eine motorische Erschöpfung in der Lage, ein imperatives Schlafbedürfnis hervorzuheben. Eine andere tierexperimentelle Methode der Schlaferzeugung ist die Reizung der Nerven des Sinus caroticus bzw. des Aortenbogens. Hier sind sogar höhere Reizfrequenzen von 30 - 60 Hz wirksamer in bezug auf die Auslösung eines Schlafzustandes als niederfrequente. Der Wirkungsmechanismus beruht, wie nachgewiesen ist, nicht allein auf einer Senkung des Blutdruckes, welche solche Reizungen des Karotissinus oder Aortenbogens zu Folge haben.

Versucht man die schlafpositiven Reizstellen bestimmten Kernen des Zwischenhirns zuzuordnen, so ergibt sich eine mediale Thalamusregion in der Ebene der Massa intermedia, die den intralaminären Thalamuskernen entspricht. In der Mitte des Ringes liegt der mediale Thalamuskern, der bekanntlich zum Präfrontalhirn projiziert. Eine stärkere Anhäufung der schlafpositiven Reizstellen findet man im rostralen Anteil der intralaminären Kerne, wo diese eine besonders große Ausdehnung erreichen, und basal vom Medialkern, nämlich im Bereich des Centre median und Parafascicularis des Thalamus. Diesen Kernen ist gemeinsam, daß sie nicht direkt zur Großhirnrinde projizieren, vielmehr liegen die Endigungen der Fasern aus dem parvozellulären Centre median im Putamen, diejenigen aus dem magnozellulären Centre median im Caudatum und die Projektionen der intralaminären Kerne größtenteils im äußeren Pallidumglied. Die Synapsen der Erregungszuleitungen aus dem Centre median zum Caudatum bzw. Putamen kann ich elektronenmikroskopisch demonstrieren.

Reizt man mit der HESSschen Methodik bei freibeweglichen, nicht narkotisierten Katzen durch implantierte Elektroden das Caudatum (AKERT und ANDERSSON, 1951) oder das Putamen mit niederen Frequenzen, so verlangsamen sich alle spontanen Kopf- und Kör-

perbewegungen bis zum Versiegen, die Körperhaltung erschlafft,
die Sinnesorgane werden abgeschirmt, die Augen fallen halb zu:
Ein Zustand, den W. R. HESS treffend als partiellen Schlaf bezeichnet hat. Wird das Putamengewebe mit Frequenzen unter 8 Hz
gereizt, so fallen die Augen zu, während Reizfrequenzen über
15 Hz ein Augenöffnen bewirken. Reizt man dagegen mit gleicher
Methodik (Frequenzen von 4 - 100 Hz) das Pallidum oder die intralaminären Thalamuskerne, so kommt es immer zu einer Erweiterung der Lidspalten und Pupillen, Wendung des Kopfes und des
Blickapparates zur Gegenseite und sogar zu Lauf- bis Manegebe-
wegungen zur Gegenseite.

Niederfrequente elektrische Reizungen des Putamens dagegen haben Wendungen des Kopfes und Blickes zur gleichen Seite zur
Folge, sind also antagonistisch zum Pallidum. Die vom Pallidum
deszendierenden Bahnen, einmal durch das Bündel Q zur kontralateralen Formatio reticularis in der Umgebung des Höhlengraus
des Aquädukts, zum anderen die Bahnen über Bündel H_2, H_1 zu einem oralen Ventralkern des Thalamus (V.o.a.), ergeben im Tier-
versuch bei Reizungen ebenfalls Wendungen zur Gegenseite. Die
gleichen Bewegungen entstehen auch während stereotaktischer
therapeutischer Operationen beim Menschen, wenn die efferenten Systeme des Pallidums zur Zielpunktsicherung gereizt werden. Die intralaminären Thalamuskerne und der Centre median-
Parafascicularis-Komplex haben offensichtlich auch deszendie-
rende Bahnen, die durch das Höhlengrau des III. Ventrikels in
dasjenige des Aquädukts übertreten und die vegetative Steuerung,
die zum Schlaf gehört, vollbringen. Wenn diese Bahnen in der
Hinterwand des III. Ventrikels unterbrochen werden, kommt es
ebenfalls zu einer Schlafstörung. Dies wurde von v. ECONOMO
und anderen während der Grippe-Pandemie im Jahre 1917 - 1921
beobachtet, wenn Entzündungsherde den medialen Ausgang des III.
Ventrikels oder auch Pinealome diese Gegend zerstört hatten.

Es ist also möglich, die hypnogene Zone bzw. die Kerne, die zu
ihr gehören, heutzutage morphologisch auf die intralaminären
Thalamuskerne und auf Teile des Parafascicularis und Centre
median einzuengen, wobei die aszendierenden und deszendierenden Faserverbindungen dieser Kerne bei niederfrequenter Reizung die gleichen Schlafeffekte und bei höherer Reizfrequenz
Weckeffekte ergeben.

Die niederfrequente Reizung der intralaminären Thalamuskerne
bzw. des Parafascicularis hat rekrutierende langsame Wellen
über großen Teilen der Großhirnrinde zur Folge, die man auch
Schlafspindeln nennt, während die mittelfrequente Reizung eine Desynchronisierung über sehr vielen Feldern der Großhirnrinde herbeiführt (MORISON and DEMPSEY, 1942).

Außer diesem intralaminären Apparat zur Regulierung von Schlaf
und Wachsein gibt es einen zweiten teilweise antagonistischen
Apparat in der Gegend der Brückenhaube, der den sogenannten
paradoxen Schlaf mit schnellen, kleinen Wellen und raschen Augenbewegungen (REM) steuert. Das Zentrum für diese Schlafsteue-
rung wurde von JOUVET im Nucleus reticularis pontis caudalis
entdeckt. Es ruft noch spontan einen Schlafzustand mit Muskel-

4

erschlaffung und langsamen Wellen in der Formatio reticularis,
der Brücke und des Mittelhirns hervor. Dieses Zentrum übt seinen phasischen Einfluß auf die Großhirnrinde über das subkor-
tikale Sehzentrum, den lateralen Kniehöcker, aus, wobei gleichzeitig langsame Theta-Rhythmen im Bereich des limbischen Systems, besonders des Ammonhorns hervorgerufen werden. Vieles
spricht dafür, daß Azetylcholin der Überträgerstoff des Steue-
rungsapparates des langsamen desynchronisierten Schlafes ist,
während dem auch im Kortex ACh freigesetzt wird (JASPER und
TESSIER, 1971).

Im Bereich der Brückenhaube gibt es einen synergistischen Apparat, der eine völlige Hypotonie aller Muskeln und eine de-
synchronisierte Aktivität der Zwischen- und Großhirnstrukturen
bewirkt. Er geht von einem dichten Kern mit dem hübschen Namen
"himmelblaues Örtchen" "Locus caeruleus" aus. Sein Überträgerstoff ist das Noradrenalin (NA), welches anscheinend auf viele
Strukturen des Mittelhirns, Zwischenhirns, der Stammganglien
und des Kortex seinen Einfluß ausübt. Es ist der gleiche Erre-
gerstoff, der in den peripheren sympathischen Fasern die Erre-
gungsübertragung auf die Effektororgane bewirkt.

Auch die Stoffwechselprodukte beim Abbau des Noradrenalin (NA)
und Dopamin (DA) spielen eine Rolle in der Schlaf-Wach-Steue-
rung. Wird nämlich die oxydative Desaminierung des NA oder DA
mittels der Monoaminoxydase durch MAO-Inhibitoren gehemmt, so
wird die REM-Schlafphase unterdrückt, manchmal für mehrere Tage. Die dann nicht gebildeten Stoffwechselprodukte Homovanillinsäure, Mandelsäure und Vanillinmandelsäure scheinen normalerweise für das Zustandekommen der REM-Schlafphase unentbehrlich
zu sein. Gleichzeitig bewirkt die Hemmung der Monoaminoxydase
eine starke Weckreaktion, besonders wenn L-Dopa dazugegeben
wird, und eine Unterdrückung der phasischen ponto-genikulären
Kortexreaktionen, die einen entscheidenden Bestandteil der REM-
Schlafphase sind. Die stereotype Hyperaktivität dabei ist häufig so extrem, daß sie zum Tode führt. Wird dagegen der Hilfs-
weg des Dopamin- oder Noradrenalinabbaues über die o-Methylierung durch Tropolin blockiert, so kommt es zu einer Veränderung
der REM-Schlafphase, vor allem wird der Grad und die Dauer der
Wachheit erheblich verstärkt. Durch die Blockierung der o-Methylierung wird die Bildung der Homovanillinsäure, der Mandelsäure und der Vanillinmandelsäure nicht verhindert, wie JONES und
JOUVET festgestellt haben. Die Hemmung der o-Methylierung durch
Tropolin bewirkt gleichzeitig eine starke Zunahme der Wachheit
bis zum Wutverhalten mit halluzinatorischen Erlebnissen. Schon
in dieser Phase der höchsten Erregbarkeit ist das wache EEG von
zahlreichen ponto-genikulo-okzipitalen Spikes unterbrochen.

Der wichtigste Apparat für die Wachheit oder Vigilanz liegt
aber, wie MORUZZI, MAGOUN, LINDSLEY und andere nachgewiesen
haben, in der rostro-medialen Formatio reticularis des Mittelhirns, die auch spontan aktiv ist. Ihre Reizung mit mittleren
Frequenzen ruft einen Weckeffekt nach dem Verhalten und nach
dem EEG hervor, während die bilaterale Zerstörung dieses Ge-
bietes durch Koagulationen sowohl bei der Katze als auch beim
Affen ein Koma mit Verlust aller Weckreaktionen und aller An-

zeichen für eine Bewußtseinstätigkeit hervorruft. Ein solches Koma läßt sich durch Änderungen der Körperhaltung oder starke, selbst schmerzhafte Reizungen nicht unterbrechen. Wenn es bei Großhirntumoren durch Drucksteigerung oberhalb des Tentoriums oder durch andere Ursachen zu einer Zerstörung der Randzone zwischen Mittelhirn und Hypothalamus paramedian beiderseits kommt, wie es die bekannten Duret-Bollingerschen Blutungen tun, resultiert ebenfalls ein tiefes Koma, welches aber, wenn der Mensch drei Wochen überlebt, in ein Koma mit Schlaf-Wach-Zyklus, aber ohne echte Bewußtseinsvorgänge übergeht, was auch als akinetischer Mutismus oder besser als Coma vigile bezeichnet wird.

Untersucht man diese Gegend mit feineren neurophysiologischen Methoden wie der HESSschen Reizung bei der freibeweglichen wachen Katze, so ergibt sich, daß in dieser Gegend einmal bilateral ein Hebeapparat lokalisiert ist, der sich in den vordersten Endigungen des hinteren Längsbündels ausbreitet und Nucleus praestitialis heißt. Seine Ausschaltung führt zu einem Verlust der aktiven oder durch äußere Reize induzierten Hebebewegungen des Kopfes, Vorderkörpers oder des Blickes. Wenn dieser Hebeapparat isoliert ausgeschaltet ist, kommt es jedoch nicht zu einem schweren Koma, sondern nur zu der Störung der richtungsbestimmten Bewegungen nach oben; wenn jedoch der hintere Abschnitt des III. Ventrikels, in dem die dynamogene Zone von HESS liegt, gleichzeitig mit dem Nucleus praestitialis zerstört ist, entsteht das Gleiche wie in den Experimenten von MORUZZI, MAGOUN und LINDSLEY, nämlich ein Coma vigile. DELL hat zunächst darauf hingewiesen, daß dieser Apparat an der Mittel-Zwischenhirn-Grenze paramedian als Überträgerstoff ein Katecholamin benutzt.

Lange Zeit war es strittig, wie diese Zentren für den langsamen Schlaf, aber ebenso das Zentrum für die Vigilanz und die pontinen Zentren für den paradoxen Schlaf und deren antagonistischer Apparat auf die Großhirnrinde wirken, weil diese Beeinflussung nicht nur ein Rindenfeld betrifft, sondern fast sämtliche Rindenfelder in beiden Hemisphären. Die Verbindung von der mittelhirn-retikulären Aktivierungsformation geht zunächst zu den Stammhirnkernen des Thalamus, wie Centre median und intralaminäre Kerne. Durch mühevolle elektrophysiologische Untersuchungen konnte nachgewiesen werden, daß gelegentlich bei Reizungen dieser dienzephalen und mesenzephalen Strukturen auch unspezifische Beeinflussungen in mehreren Rindenfeldern mit einer kurzen Latenz von etwa 2 - 5 msec entstehen. Diese lassen bei der Katze keine Zeit für einen Umweg durch andere neuronale Strukturen; sie lassen sich eher so erklären, daß direkt von solchen di- und mesenzephalen Strukturen einige Faserzweige in der Großhirnrinde endigen. Eine Untersuchung von JAHDU und mir hat aber gezeigt, daß anatomisch diese direkten Faserendigungen in der Großhirnrinde aus Mittellinienstrukturen des Thalamus eine äußerste Rarität darstellen und der Hauptweg von ihnen zur Großhirnrinde über die antero-dorsalen Thalamuskerne zur Regio retrosplenius verläuft bzw. von den intralaminären Thalamuskernen zum Pallidum.

Für diesen letzteren Umweg durch die Kerne der Stammganglien, auf welchen für den rostralen Pol des Thalamus von JASPER und für das Caudatum von SHIMAMOTO und VERZEANO sehr früh aufmerksam gemacht wurde, können wir mehrere auch physiologische Beobachtungen und anatomische Befunde anführen.

Wie schon oben beschrieben, projizieren die intralaminären Thalamuskerne hauptsächlich zum äußeren Pallidumglied und nicht direkt zur Großhirnrinde. Auch der Parafascicularis und beide Teile des Centre median des Thalamus sind unabhängig von der Großhirnrinde in ihren Faserverbindungen und projizieren zum Nucleus accumbens septi bzw. zum Nucleus caudatus und Putamen, wie schon oben angedeutet. Von diesen drei Unterkernen des Striatum geht die Leitung zurück zum äußeren Pallidumglied. Die Reizungen des äußeren, aber ebenso des inneren Pallidumgliedes mit der HESSschen Methodik haben Wendungen des Kopfes und Blickapparates sowie des Vorderkörpers und des ganzen Tieres zur Gegenseite zur Folge. Niederfrequente elektrische Reizungen der beiden Pallidumglieder bewirken Recruitingwellen über vielen Großhirnfeldern und höherfrequente Reizungen Desynchronisierungen. Als SASAKI und Mitarb. solche Reizwirkungen mittels der laminären Feldpotentiale in der Rinde analysierten, fanden sie, daß ein oberflächliches Kortexpotential hervorgerufen wird mit einer Phasenumkehr im Bereich der II. Rindenschicht. Die spezifischen Projektionen der Rinde dagegen rufen tiefe Kortexpotentiale mit einer Phasenumkehr im Bereich der V. Schicht hervor. Diese Unterscheidungen wurden bereits vorher von ECCLES und Mitarb. getroffen. Diese Verteilung der elektrischen Potentiale durch Reizung des Pallidums, aber ebenso durch Reizung des Centre median sowie der intralaminären Thalamuskerne stimmen gut mit den Beschreibungen von LORENTE de Nô überein, daß es neben den spezifischen Projektionsfasern vom Thalamus auch unspezifische Afferenzen gibt, welche ein sehr feines Kaliber haben und sich relativ gleichmäßig über den ganzen Querschnitt der Rinde verteilen, aber ihre Hauptaufsplitterung in der I. Rindenschicht haben. Es ist zu vermuten, daß diese spezifischen Afferenzen nicht aus den großen Zellen der spezifischen Thalamuskerne entspringen, sondern aus den kleinen sogenannten parvozellulären Thalamuszellen, die in allen Thalamuskernen mit Ausnahme des Ganglion habenulae vorhanden sind.

Es erhebt sich nun die Frage der funktionellen Bedeutung dieser unspezifischen Afferenzen vom Thalamus zu den verschiedenen Rindenfeldern. Warum erhält jedes Feld der Großhirnrinde zusätzlich zu seinen spezifischen Afferenzen aus einem bestimmten Thalamuskern noch viele unspezifische Afferenzen aus diesen und benachbarten Thalamuskernen? Diese unspezifischen Afferenzen wurden schon früh mit der Einwirkung der Formatio reticularis des Mittelhirns bzw. des Vigilanzzentrums auf die Großhirnrinde in Zusammenhang gebracht. FRENCH, von AMERONGEN und MAGOUN (1963) sowie andere entwickelten eine Theorie der Narkose, wonach diese unspezifischen Afferenzen blockiert werden, während die spezifischen auch in tiefer Barbituratnarkose noch Aktionspotentiale auf dem spezifischen Rindenfeld hervorrufen. Diese vereinfachten Aktionspotentiale in tiefer Narkose

zeigen, daß eine andere Zuleitung unterbrochen sein muß. Dazu
gaben FRENCH und Mitarb. die Erklärung, daß von jedem Sinnes-
system neben der spezifischen Leitung durch einen bestimmten
Thalamuskern zu dem Sinnesfeld der Großhirnrinde auch eine unspezifische Leitung durch die Formatio reticularis des Hirnstamms mit vielen Synapsen verläuft, die von der Formatio reticularis des Mittelhirns zu den unspezifischen oder trunko-
thalamischen Thalamuskernen und von dort aus mit oder ohne Umweg durch die Stammganglien weiter zu der Großhirnrinde geleitet wird. Nur wenn gleichzeitig ein spezifischer und ein unspezifischer Impuls vom gleichen Sinnesreiz in einem Großhirnrin-
denfeld eintreffen, sind die Voraussetzungen für eine bewußte
Wahrnehmung gegeben.

Hier kann man auch noch eine klinische Beobachtung anführen.
Bekanntlich hat in den letzten 15 - 20 Jahren die Zahl der
schweren stumpfen Schädeltraumen mit Bewußtlosigkeit von vielen Monaten, ja sogar Jahren Dauer stark zugenommen. In 70 %
der Fälle beruht dieser Zustand eines prolongierten Komas oder
apallischen Syndroms auf einer Zerstörung der Formatio reticularis im Mittelhirn. Um therapeutisch eingreifen zu können,
haben zunächst McLARDY, ERVIN und SCOVILLE 1968/1969 die Formatio reticularis bei solchen Patienten nach mehreren Monaten
Bewußtlosigkeit gereizt. Es kam nicht zu dem von ihnen erwarteten Weckeffekt im EEG oder nach dem Verhalten. Wahrscheinlich haben sie gerade Patienten ausgewählt, bei denen die Ursache des apallischen Syndroms oder prolongierten Komas in der
Zerstörung des Vigilanzzentrums im Mittelhirn lag.

Wir haben deswegen zusammen mit DALLE ORE und anderen versucht,
bei solchen apallischen Patienten Bewußtseinsvorgänge wieder
anzustoßen, indem wir den Nebenweg der unspezifischen Leitung
durch die Stammganglien therapeutisch gereizt haben. Wenn die
Bewußtlosigkeit und das Coma vigile auf einer Zerstörung im
Bereich des Mittelhirns und Hypothalamus beruhen, ist es erforderlich, nicht diese zerstörten Gegenden zu reizen, sondern
die vorgeschalteten Kerne der Stammganglien, durch die die unspezifische Erregungsleitung zu den Großhirnrindenfeldern verläuft. Wir haben bei drei solchen Patienten daher bilaterale
Reizungen über 20 Tage Dauer, dreimal 20 min am Tag durchgeführt, und zwar auf der einen Seite in der Lamella pallidi interna und auf der anderen Seite in den intralaminären Thalamuskernen bzw. in dem rostralen Pol des Thalamuskern VA. Wir haben
in allen Fällen durch die Reizung jeweils einen Weckeffekt nach
dem Verhalten und nach dem EEG hervorrufen können. Das war eine gute Bestätigung der Vorstellung, auf welchen Wegen die re-
tikuläre Aktivierung die Großhirnrindenfelder erreicht. Bei
allen Patienten blieb nach der 20tägigen Reizungsperiode eine
gesteigerte Bewußtseinshelligkeit zurück, so daß die Patienten
ihre Angehörigen erkannten und sogar Bewegungen durchführten,
die nicht rein reizbedingt waren. Während zwei von den Patienten in diesem Zustand eines gehobenen Bewußtseinsniveaus zwei
bzw. drei Monate nach Beendigung der Reizung starben, zeigte
eine dritte Patientin nach Beendigung der Reizung eine weitere Erholung. Ihr Bewußtseinsniveau wurde soweit gesteigert,
daß sie täglich aufstehen und am Familienleben teilnehmen konn-

te. Sie verstarb eineinhalb Jahre nach der Reizung an einer
Pneumonie. In diesem Fall war es also gelungen, durch die vorübergehende künstliche Reizung der Vorläufer des retikulären
Aktivierungssystems im Pallidum und Thalamus durch die unspezifischen Afferenzen die· Großhirnrinde wieder zur Wiederauf-
nahme ihrer Tätigkeit zu bringen, welcher Bewußtseinsvorgänge
entsprechen. Die normale funktionelle Bedeutung des Pallidums
liegt erstens in einer Lokomotionsbewegung zur Gegenseite mit
Zuwendung der Aufmerksamkeit und psychischen Aktivität zur Gegenseite. Es ist also eine Lokomotion und ein psychomotori-
sches Zentrum. Sind die Pallida beider Seiten gleich stark aktiv, ist die Lokomotion geradeaus und die Aufmerksamkeit nach
vorne gerichtet.

Wenn die beidseitige Reizung der pallidären Systeme in der Lage ist, einen Menschen für die Zeit der Reizung aus dem Koma
zu erwecken, ist anzunehmen, daß ein beidseitiger Ausfall des
Pallidums zu einem Koma führt. Dies ist auch der Fall. Es muß
aber in erster Linie die Efferenz des äußeren Pallidums betroffen sein; von ihnen geht nämlich die nicht spezifische Aktivierung der meisten Rindenfelder über den vorderen Pol des
Thalamus aus und auch die Aktivitätssteuerung der Formatio reticularis des Mittelhirns. Ist das Pallidum wie im folgenden
Fall beiderseits zerstört, so kommt es zu einer tiefen Bewußtseinstrübung bis zum Coma vigile oder zu einer Amentia. Es
kommt auch dann zum Koma, wenn durch eine Blutung auf einer
Seite die efferenten Bündel des Pallidums, auf der anderen
Seite alle Afferenzen aus dem Thalamus unterbrochen sind. Über-
spitzt möchte ich sagen, daß das apallische Syndrom - das Syndrom ohne Großhirnrinde - besser als apallidäres Syndrom bezeichnet würde, weil das Pallidum entscheidend an dem Zustandekommen dieses Syndroms beteiligt ist. Vom Praktischen her
darf ich noch nachtragen, daß die Reizung über 20 Tage bei den
apallischen Patienten mit prolongiertem Koma einen großen Aufwand erfordert und jetzt kaum mehr durchgeführt wird. Dafür
wird dem Patienten Dopa in hohen Dosen intravenös gegeben, was
bei vielen Patienten eine Steigerung der Bewußtseinshelligkeit
hervorruft, wenn auch nicht solche dramatischen Effekte, wie
wir sie mit den bilateralen Reizungen in den unspezifischen
Projektionsgebieten zum Großhirn erreicht haben.

Abschließend möchte ich die Faserverbindungen, die für das Ablaufen von Bewußtseinsvorgängen und Weckeffekten erforderlich
sind, in einer schematischen Darstellung zeigen (Abb. 1). Zunächst das Zusammentreffen oder die Konvergenz von spezifischen
und unspezifischen Erregungen in einem Rindenfeld. Die spezifischen Erregungen von der Haut werden durch die mediale Schleife und sensible Thalamuskerne zu einem Feld der hinteren Zen-
tralwindung geleitet. Die unspezifischen Erregungen von der
Haut gelangen durch Kollateralen von der medialen Schleife in
die Formatio reticularis des Hirnstamms, wo sie über viele
Synapsen bis zur retikulären Formatio des Mittelhirns hinauf
fortgeleitet werden. Von dort aus gelangen sie durch die Verbindungen zu den unspezifischen Thalamuskernen und über den Umweg
durch Pallidum bzw. Caudatum und Putamen zurück zu solchen
Thalamuskernen, welche spezifisch mit einem pallidären Erre-
gungszufluß zur Großhirnrinde leiten.

6aα
Ce
2
Put
e
Pa
Pa.i
e
Pa.
La
M
CA
Cd
VA
dyn
Vc
Ce.
Pr.st
II
Ma
Rt.mes
Po
Rt.po
Co.s
G1
17
Calc
Caer
Vest
Solit
Lm
Col.p

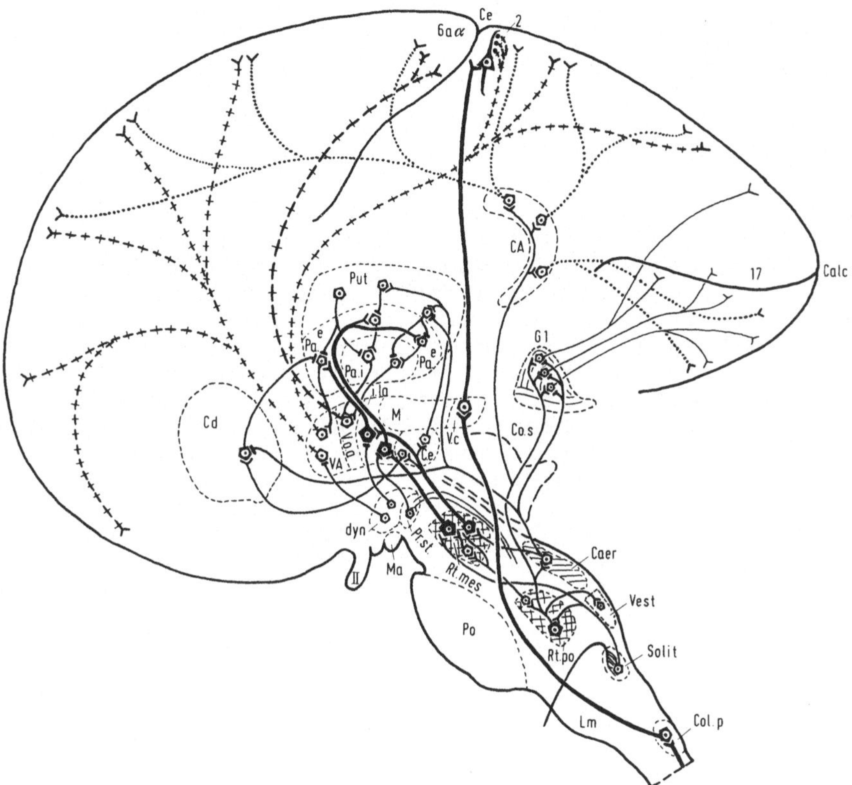

Abb. 1

Neurophysiologische Grundlagen des Bewußtseins

Von R. von Baumgarten

Während neurophysiologische Vorgänge immer durch materielle,
d. h. physikalische und chemische Vorgänge in neuroanatomi-
schen Strukturen gekennzeichnet sind, handelt es sich beim Bewußtsein um etwas grundsätzlich anderes. Neurophysiologische
Vorgänge sind identisch mit Reiz, Erregung, Erregungsleitung,
Erregungsverarbeitung und den diesen zugrundeliegenden Ionen-
verschiebungen an den neuronalen Membranen. Bewußte Vorgänge
stellen dagegen in erster Linie ein persönliches Erleben eines
einzelnen Individuums dar. Dies schließt nicht aus, daß aus dem
Verhalten eines Menschen mit einiger Wahrscheinlichkeit auf
dessen Bewußtseinszustand rückgeschlossen werden kann. Ebenso
wie aus dem äußerlich sichtbaren Verhalten kann auch aus der
inneren neurophysiologischen Erregungsverteilung mit einiger
Wahrscheinlichkeit auf den Bewußtseinszustand geschlossen werden, wenn diese Verteilung mit Hilfe der elektrophysiologischen
Ableitungen sichtbar gemacht wird. Dies muß aber nicht zu dem
Schluß führen, daß neurophysiologische Erregungsverteilung und
Bewußtsein identische oder auch nur verwandte Dinge wären. Hierfür spricht unter anderem, daß es eine Vielzahl von neurophysiologischen Vorgängen gibt, die erfahrungsgemäß maschinenar-
tig und unbewußt ablaufen, und andererseits Beispiele intensiver Bewußtseinsvorgänge bekannt sind, z. B. beim lokalisierten
Schmerz, deren begleitende neurophysiologische Erregungen auf
räumlich sehr begrenzte Areale beschränkt sind. Auch führen
neurochirurgische Ablationen großer Hirnvolumina, sofern sie
auf die nicht dominante Hemisphäre beschränkt sind, keineswegs
immer zu einer entsprechenden massiven Bewußtseinseinschränkung.

Neurophysiologische Prozesse, z. B. bei Nervenreizung, können
aber sicher Bewußtseinsinhalte auslösen oder beeinflussen, ohne notwendig mit diesen identisch zu sein. Umgekehrt ist es
aber noch ungeklärt, ob Bewußtseinsinhalte ihrerseits als "pri-
mum movens" neurophysiologische Erregungen auslösen können oder
im Grunde nur unwesentliche Begleitmusik, besser "Motorgeräu-
sche", darstellen. Mit anderen Worten: Gehen wir zum Essen,
weil die von der arteriovenösen Glukosedifferenz abhängige Erregung unseres Nahrungsaufnahmezentrums im Hypothalamus auf den
motorischen Apparat übertragen wird, oder einfach, weil wir Hunger haben? Ist der Hunger Begleitmusik oder notwendiges Glied
einer Kette, die zum Nahrungserwerbsverhalten führt?

Ein gewichtiges Argument für die Anerkennung einer biologischen
Rolle des Bewußtseins ist die ungeheure Vereinfachung, welche
die Einschaltung des Bewußtseins in das Verhalten bedeutet gegenüber der einzig möglichen Alternative der Vorprogrammierung
aller komplexen Verhaltensweisen, die - je nach den verschiedensten Umweltsituationen - alle zum zielgerichteten Verhalten,
z. B. der Nahrungssuche und -aufnahme, führen. In der Evolution

hat das Auftreten des Bewußtseins bei höheren im Vergleich zu niederen Tieren mit reinen Reflexmechanismen einen großen Schritt vorwärts bedeutet. Die durch die Einschaltung des Bewußtseins ermöglichte Hirnökonomie, d. h. Einsparung an Speicherpotential, ermöglichte, frei werdende Areale des Zentralnervensystems für andere wichtige Aufgaben nutzbar zu machen, z. B. Feinheit der Auflösung in den sensorischen Systemen, Koordination der Erregungen, Feinheit der Motorik in den Handbewegungen, nicht zuletzt Entwicklung der Sprache, und half damit entscheidend bei der Menschwerdung.

Neurophysiologische Vorgänge lassen sich durch Mikro- und Makroableitungen objektivieren. Grenzen sind hier nur durch die Komplexität der Erregungsverteilung gesetzt, welche zur Aufnahme eines Vorganges häufig mehr Elektroden erfordert, als praktisch anwendbar und auswertbar sind. Bewußtseinsvorgänge können dagegen nur im Selbsterlebnis sichergestellt werden. Das Bewußtsein kann nach POPPER (15) in einen "äußeren Sinn" und einen "inneren Sinn" eingeteilt werden, die beide mit einer dritten Gegebenheit, dem "reinen Selbst" in Verbindung stehen (Abb. 1).

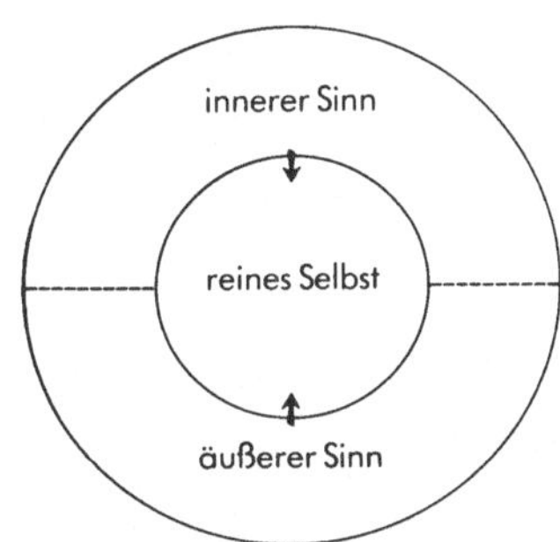

äußerer Sinn	innerer Sinn	reines Selbst
Licht	Gedanken	das Selbst
Farbe	Gefühle	die Seele
Klang	Erinnerungen	
Geruch	Träume	
Geschmack	Vorstellungen	
Schmerz	Absichten	
Berührung		

Abb. 1. Die Welt des Bewußtseins. Schema der drei postulierten Komponenten in der Welt des Bewußtseins mit einer Tabelle ihrer Bestandteile (Aus 11)

Zu den Bewußtseinsinhalten gehören zunächst solche, die besonders enge, gesetzmäßige und reproduzierbare Beziehungen zur neuronalen Erregung haben: Dies sind die äußeren Sinnesempfindungen, bei denen neuronale Erregungen von den peripheren Rezeptoren unserer fünf klassischen Sinne ihren Ausgang nehmen und nach Zuleitung zum Zentralnervensystem und dortiger neuronaler Erregungsverarbeitung ("Verrechnung") schließlich eine Reihe von unbewußten Reflexen auslösen und außerdem je nach Umständen (siehe unten) mehr oder weniger deutlich ins Bewußtsein gelangen.

Sinnesempfindungen können im Bewußtsein indifferent als reine
Information (Modalität, Intensität, Lokalisation) auftreten,
aber auch außerdem im "reinen Selbst" noch einen Lust-, Unlust-
sowie Wichtigkeitsbeiwert zugemessen bekommen. Intrazerebrale,
mit stereotaktischer Technik durchgeführte Reizversuche am Menschen sowie am Tier scheinen darauf hinzuweisen, daß Vorzugs-
strukturen im Hirnstamm für die Vermittlung jeder dieser Bei-
werte vorliegen, d. h. daß die Erregung bestimmter Strukturen
(happy areas) angenehme Empfindungen, die anderer aber vorwiegend unlustbetonte Empfindungen ("horrible areas") und wieder
anderer Alarmreaktionen ("arousal areas") auslösen. Allerdings
haben intrazerebrale Reizversuche mit Ratten in einigen Fällen
auch die Wandelbarkeit solcher lokalisierbarer Reizeffekte je
nach Reizstromparametern und je nach den allgemeinen Umständen
gezeigt. Tiere, die ihren Reiz durch Tastendruck selbst auslösen konnten, wurden oft nahezu süchtig nach dem Reiz und ver-
gaßen Fressen und Trinken darüber. Dieselben Tiere mit derselben Lokalisation der Reizelektroden und Reizstromform reagier-
ten aber häufig mit Äußerungen des Entsetzens, wenn von frem-
der Hand oder Pfote der Reiz ausgelöst wurde. Der sensorische
Bewußtseinsinhalt steht auch bei gleichen Umweltreizen offenbar sowohl hinsichtlich seiner Intensität - und vielfach auch
Qualität - in engem Zusammenhang mit der jeweiligen Erregungs-
lage im Stammhirn. Eine Schlüsselstellung wird dabei seit langem dem sogenannten unspezifischen aszendierenden retikulären
arousal system (ARAS) zuerkannt. Hierunter ist eine multineu-
ronale, stark vernetzte Neuronenkette zu verstehen, die sich
von der Substantia reticularis bulbi über das Mittelhirn bis
hinauf in die unspezifischen Thalamuskerne (z. B. intralaminäre Kerne) erstreckt. Die einzelnen Substantia reticularis-Neu-
rone empfangen ein außergewöhnlich hohes konvergentes Afferen-
zensystem, sind also über fast alle von den Sinnesorganen und
den niederen Sinnen eingehenden Meldungen informiert (3). Sie
besitzen außerdem auch zentrifugale, d. h. aus dem Vorderhirn
absteigende Zuflüsse (4). Mit anderen Worten: Die Substantia
reticularis ist über die meisten Erregungen im Nervensystem
wohl informiert. Bei intraretikulären elektrischen Reizversu-
chen an Katzen haben MORUZZI und MAGOUN (14) schon vor über 25
Jahren beobachtet, daß jeder Reizserie verhaltensmäßig eine
Art Weck- und Wachstellungsreaktion (arousal reaction) zuge-
ordnet ist. Statt mit intrazerebralen Reizen kann man die Neurone der Substantia reticularis auch mit natürlichen Reizen er-
regen, was zu vergleichbarem Verhaltenserfolg führt. Im Elek-
troenzephalogramm (EEG) ist während der arousal reaction bekanntlich eine weitgehende Blockierung des α-Rhythmus zu beobachten. Nach der durch experimentelle Daten recht gut gestütz-
ten Synchronisationshypothese des EEG beruhen die zu beobach-
tenden EEG-Wellen auf der Synchronisierung der langsamen Poten-
tialschwankungen der neuronalen Membranen (synaptische Potentiale, Dentritenpotentiale, authochtone Schwankungen des Ruhe-
potentials). Man stellt sich nun vor, daß die Substantia reticularis in der Lage ist, durch Schwärme von aszendierenden synaptischen Impulsen die Tätigkeit der kortikalen Neurone zu de-
synchronisieren (Abb. 2). Umgekehrt gibt es aber auch Kernge-
biete im unspezifischen aszendierenden System, vor allem im
Thalamus und im Septum, von denen eine synchronisierende Wir-

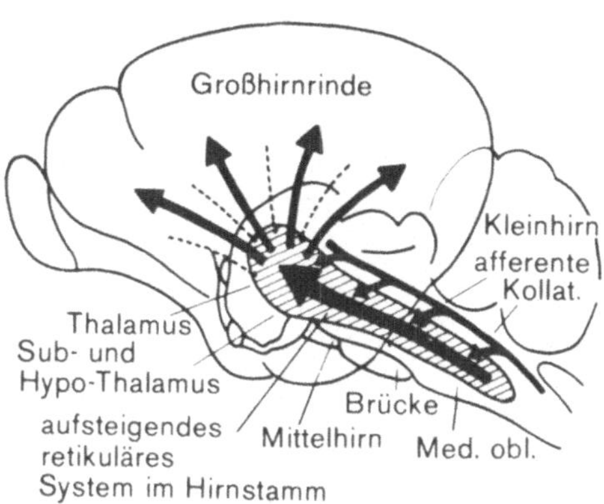

Abb. 2. Schema des aszendierenden vestibulären Systems (Aus 17)

kung, z. B. bei der sogenannten "recruiting response", ausgehen kann. Im übrigen tendieren aber außerdem benachbarte Neurone in einem Pool von Nervenzellen von sich aus zur "Selbstsynchronisierung". Dies geschieht dadurch, daß benachbarte Neurone sich durch die extrazellulären Felder ihrer langsamen Membranpotentiale abwechselnd gegenseitig "ephaptisch" in Kathoder Anelektrotonus, d. h. in erhöhte oder erniedrigte Entladungsbereitschaft, versetzen. Bei pathologisch erhöhter Entladungsbereitschaft oder verminderter desynchronisierender "Bremswirkung" der Substantia reticularis kann dies bis zum epileptischen Anfall führen.

Man kann sich nun als Arbeitshypothese vorstellen, daß solche Neurone, die zu irgendeiner Zeitperiode aufgrund ihrer Aktivität zum Bewußtsein beitragen, nicht einfach synchronisiert im Schritt und Tritt mit den anderen Neuronen entladen können, sondern ihre Entladungstermine von "sinnvollen" spezifischen synaptischen Zuflüssen, sei es aus den Sinnesorganen, sei es beim "Denken", aus den Erinnerungsspeichern vorgeschrieben bekommen. Umgekehrt sollten danach synchronisierte - z. B. im α-Rhythmus tätige - Neurone nicht zu komplexen Bewußtseinsleistungen beitragen. Zu dieser Hypothese paßt gut die Erfahrung, daß "gerichtetes helles Wachbewußtsein" mit weitgehender Desynchronisierung des EEG einhergeht, während einfaches "Dahindösen" mit α-Rhythmus verbunden ist. Bei Tiefschlaf und komatösen Zuständen treten sogar besonders hohe, langsame, synchronisierte Potentiale auf. Auch stimmt die Hypothese mit der Erfahrung überein, daß beim großen epileptischen Anfall mit seiner Hypersynchronisation das Bewußtsein erlischt, und daß beim Elektroschock, welcher alle zwischen den bitemporalen Elektroden liegenden Hirnzellen im selben Augenblick zwangssynchronisiert, schlagartig das Bewußtsein aussetzt.

Somit ist das EEG neben seinem sonstigen diagnostischen Wert auch eine einfache - und vielleicht die einzige - Methode, etwas über den Bewußtseinszustand eines Menschen aussagen zu können, ohne mit diesem in sprachlicher Verbindung zu stehen. Andererseits haben sich bekanntlich die anfänglichen Hoffnungen nicht erfüllt, daß aus dem EEG über den Geisteszustand, die Intelligenz oder andere komplexe Hirnfunktionen geschlossen wer-

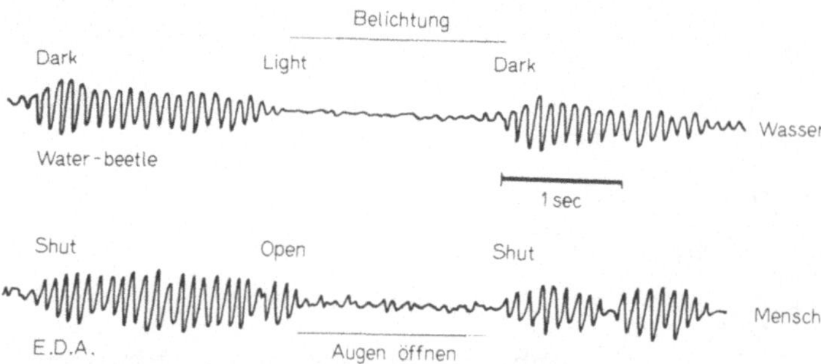

Abb. 3. Ähnlichkeit der Hirnstromkurven bei einem Wasserkäfer
und einem Menschen (Nobelpreisträger). Bei beiden Kurven bewirkt
Belichtung der Augen eine Blockierung der Rhythmen (Nach 1)

den kann. Das hatte vor mehr als 30 Jahren Lord ADRIAN (1) schon
erkannt, als er das EEG eines Nobelpreisträgers (sein eigenes)
dem eines Wasserkäfers gegenüberstellte (Abb. 3). Mittels von
außen an die Kopfhaut angelegten Ableiteelektroden kann man
ebensowenig erwarten, detaillierte Informationen über die neuronalen elektrischen Interaktionen bei intelligentem Denken zu
erhalten, als durch Anlegen von Elektroden an das Gehäuse eines
modernen Computers über dessen innere Vorgänge.

Nachdem anfänglich der Substantia reticularis nur eine sehr unspezifische allgemeine Wirkung zugeschrieben wurde, mehren sich
in den letzten Jahren die Stimmen, wonach auch hier die Erregung in sehr spezifische Bahnen kanalisiert werden kann. Dies
ist zunächst nur für die absteigenden Retikularisefferenzen erwiesen, die sicher spezifischere Leistungen erbringen, als nur
allgemein alle Motoneurone zu tonisieren oder zu hemmen. Wenn
es darüber hinaus zutreffen sollte, daß auch die aszendierenden Retikularisefferenzen spezifisch arbeiten, dann wäre es
denkbar, daß in einem bestimmten Zeitabschnitt durch Desynchronisierung nur jeweils sinnvoll ausgewählte Hirnareale wachge-
stellt werden, wodurch "das Fenster des Bewußtseins" sich zweck-
entsprechend verändern oder verschieben könnte.

Eine Einflußnahme deszendierender Impulse auf Art und Umfang
des Wahrgenommenen ist seit langem als "kortikofugale (besser
zentrifugale) Kontrolle der Afferenz" bekannt. Es handelt sich
um absteigende Erregungen, vorwiegend aus dem Kortex, aber auch
den Stammganglien, dem Kleinhirn und der Substantia reticularis,
welche in der Lage sind, afferente Meldungen aus der Umwelt auf
ihrem Weg zum Kortex abzufangen und in ihrer Weiterleitung zu
blockieren. Dieses Prinzip hat weitreichende Gültigkeit und
liegt z. B. der γ-Kontrolle der Muskelspindelempfindlichkeit
zugrunde oder auch der Verstellung der Hörempfindlichkeit durch
Innervierung des Musculus stapedius im Mittelohr. Die Wirkung
von Geruchsreizen kann schon im Bulbus olfactorius durch reti-
kulofugale Impulse verändert werden (13) und die in den Hinter-
strängen geleiteten sensiblen Informationen (z. B. Tiefensen-
sibilität) können in den Hinterstrangkernen der Medulla abge-
fangen werden. Schmerzreize können wahrscheinlich schon an der

ersten Synapse der Schmerzbahn im Nucleus proprius columnae
dorsalis blockiert werden. Vielleicht hat dieser auf präsynap-
tischer Hemmung (8) beruhende "gating-Effekt" auf die Schmerzbahn etwas zu tun mit der Schmerzunterdrückung bei starker psychischer Erregung, in Hypnose oder bei Akupunktur.

Falls die Auswahl der jeweils blockierten Systeme von angebo-
renen und erlernten Zweckmäßigkeiten abhängt, so ist es denkbar, daß zentrifugale Kontrolle der Afferenz auch der Mechanismus ist, welcher der Habituation (Gewöhnung an unbedeutende
oder unvermeidbare Reize, z. B. das Ticken eines Weckers) zugrunde liegt. Umgekehrt könnte aszendierende kortikopetale Auf-
merksamkeitskontrolle durch Desynchronisierung zu dem führen,
was als Vigilanz bezeichnet wird. Bei der Vigilanz lösen auch
schwächste Reize, wenn sie von erheblicher Bedeutung für das
Individuum sind, sofort eine starke arousal-Reaktion aus, z. B.
das nächtliche Weinen ihres Kindes bei der Mutter oder der Kol-
lisionskurs zweier Flugzeuge auf dem Radarschirm beim Flugkon-
trolleur.

Ein weiteres Feld der Interaktion zwischen Neurophysiologie
und Bewußtsein stellt das Gedächtnis oder - neurophysiologisch
ausgedrückt - die Informationsspeicherung im Nervensystem dar.
Bewußte Gedächtnisfunktionen hängen von der Intaktheit des Gehirns ab. Das gilt sowohl für die Speicherungsfähigkeit wie
für das sogenannte "read out" des Gedächtnisses. Demzufolge
können bekanntlich sowohl das Kurzgedächtnis als auch das Langzeitgedächtnis getrennt betroffen sein oder auch nur das read
out z. B. bei Konzentrationsschwäche oder bei Wortfindungsstö-
rungen. Zum optimalen Speichervorgang gehört der Wille oder ein
Befehl zu speichern, der wiederum von der Bedeutung des Umwelt-
ereignisses abhängt. So können z. B. ungewöhnlich viele Ameri-
kaner genau angeben, welchen Anzug, Krawatte und dergleichen
sie am 22. November 1963 trugen und in welchem Raum sie sich
aufhielten, als die Nachricht von der Ermordung Präsident Ken-
nedys sie erreichte. Für den folgenden oder vorhergehenden Tag
sind solche Angaben nicht zu eruieren. Bei starker allgemeiner
Erregung wird offenbar das Signal "print!" ausgegeben, wonach
zunächst sicherheitshalber alles (auch das Unbedeutende) gespeichert wird, was in der Umwelt geschieht. Die Intaktheit des
Amygdaloid-Komplexes im Gehirn scheint für dieses print-Signal
Voraussetzung zu sein.

Trotz intensiver Forschungsarbeit der letzten Jahrzehnte stellt
unsere Unkenntnis von der Art der Informationsspeicherung im
Nervensystem eine der größten Lücken in der Neurophysiologie
dar. Zu viele der verfolgten Möglichkeiten haben sich als Irr-
wege oder Sackgassen erwiesen. Die Versuche mit dem sogenannten "chemischen Gedächtnis", wonach kodierte Nukleinsäuremole-
küle beim erworbenen Gedächtnis eine Rolle als Gedächtnisträ-
ger spielen sollten, kranken an ungenügender Statistik oder
schlechter Reproduzierbarkeit. Das "synaptische Gedächtnis"
(10), bei welchem durch häufigen Gebrauch bestimmte "pathways"
dauerhaft gebahnt werden, ist zu unspezifisch, d. h. ungenügend
vom bedingten Reiz abhängig, und nimmt außerdem den betroffenen
Synapsen die Möglichkeit, in anderen Erregungskreisen unverän-

dert die Nervenzelle zu informieren. Das sogenannte "dynamische" Gedächtnis, welches auf in geschlossenen Erregungskreisen zirkulierenden Erregungen beruht, müßte durch Elektroschock
oder Hypothermie ausgelöscht werden, was bei dem Altgedächtnis
nicht der Fall ist. Eine dynamische Speicherung kommt also höchstens für das Kurzgedächtnis in Frage.

Eine andere, bisher sehr wenig untersuchte Möglichkeit scheint
mir die Informationsspeicherung in Form von Rhythmusänderungen
einzelner Neurone zu sein. Wie komplex auch immer ein Gedächtnisinhalt sein mag, wenn er überhaupt seine Ursache in Veränderungen der neuronalen Tätigkeit hat, so sind die Elementarände-
rungen des komplexen Geschehens im einzelnen beteiligten Neuron
zu suchen. Hier bieten sich vor allem die ungezählten Mikro-
neurone und Körnerzellen der Hirnrinde an (2), während den großen Pyramidenzellen, wie wir wissen, als Ursprung der efferenten Bahnen eine andere Funktion vorbehalten ist. Da Mikroablei-
tungen bei Körnerzellen aus technischen Gründen fast nicht möglich sind, wissen wir effektiv kaum, was für Potentiale über
90 % unserer Hirnzellen bilden. Immerhin ist es sehr wahrscheinlich, daß die Körnerzellen auch langsame Potentiale haben, die
moderierend auf andere Neurone einwirken können. Auch ist von
mehreren oszillierenden Systemen, z. B. den Atmungszentren (5),
den EEG-Generatoren (14) und gewissen Aplysianeuronen, bekannt,
daß durch Reizung eintrainierte Rhythmen in derselben Frequenz
noch nach Reizende weiterlaufen können. Ein durch Erfahrungen
an Mollusken teilweise gestütztes Schema, wie ein bedingter Reflex auf zellulärer Ebene durch rhythmische Selbstwiedererregung eines Neurons entstehen kann, zeigt Abb. 4.

Einige neue interessante Möglichkeiten zur Erforschung des Bewußtseins sind in den letzten 15 Jahren aufgetaucht. Hierzu gehören vor allem die Splitbrain-Experimente R. SPERRYs (17, 18),
bei denen im Tierexperiment und nach Hirnoperationen am Menschen das Corpus callosum und tiefere verbindende Strukturen
durchtrennt werden und mit ingeniöser Technik danach die ge-
trennten Hirnhemisphären auf ihre Leistung hin untersucht werden.

Auch die neuen Psychopharmaka und sogenannten "mind expending
drugs" sind ein wertvolles Mittel der Bewußtseinsforschung. Es
ist interessant, daß einige der durch Drogen erzielten psychischen Ausnahmezustände in ähnlicher Form ohne Drogen anscheinend auch durch die transzendentale Meditation erreicht werden.

Da, wie gesagt, das Bewußtsein selbst ein Erleben - und nichts
Stoffliches - ist, so ist auch die Frage noch völlig ungeklärt,
auf welche Weise Nervenzelltätigkeit und Bewußtsein miteinander gekoppelt sind. Als Dualismus wird seit DESCARTES die Möglichkeit bezeichnet, daß Gehirnaktivität und Individualbewußt-
sein zwei verschiedene Wirklichkeiten sind, die während des Le-
bens im Wachzustande irgendwie interagieren können, und zwar
ein Gehirn immer nur mit einem individuellen Bewußtsein. Der
Individualgeist (besser englisch: the mind) hört danach im Tiefschlaf, Koma oder Tode nicht zu existieren auf; er hat nur keine Möglichkeit mehr, mit dem Stofflichen zu interagieren. Auch

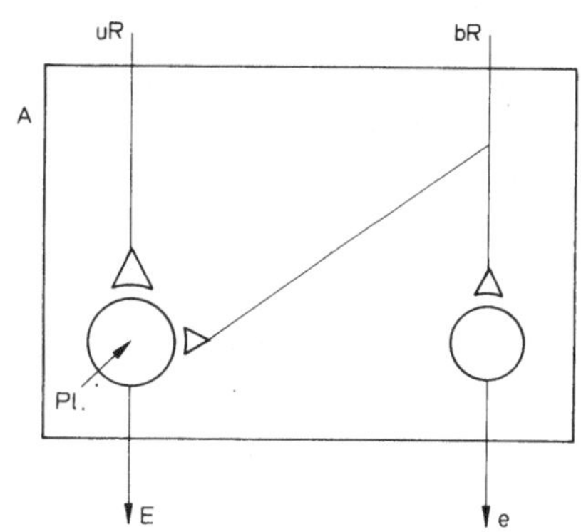

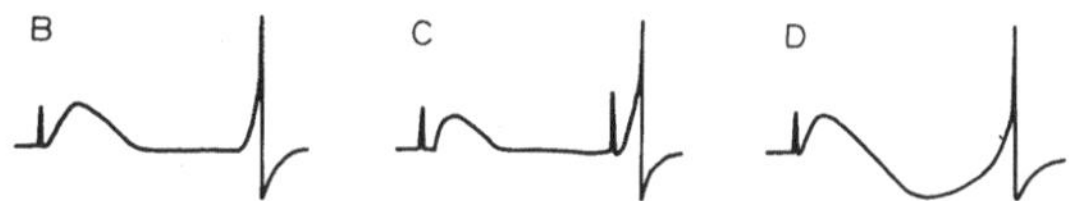

Abb. 4. Neuronales Schema des bedingten Reflexes durch reizbe-
dingte Selbstwiedererregung einzelner Nervenzellen.
A Der Ort der plastischen Änderung liegt im effektorischen Neuron.
B Vor dem Training reagiert das Neuron E auf synaptische Reizung
  von der Seite des bedingten Reizes nur mit einem exzitatori-
  schen postsynaptischen graduierten Potential (EPSP).
C Während des Trainings wird der bedingte Reiz mit einem nach-
  folgenden unbedingten Reiz gekoppelt, wobei letzterer die Ent-
  ladung eines Aktionspotentials bewirkt.
D Nach erfolgtem Training bildet die Zelle im Anschluß an das
  EPSP des bedingten Reizes eine Hyperpolarisation aus, welche
  in ein Schrittmacherpotential übergeht. Letzteres führt zu
  einem Aktionspotential der effektorischen Zelle (Aus 6)

sehr erfahrene Neurophysiologen, z. B. Sir JOHN ECCLES (10, 12),
schließen sich neuerdings dieser Auffassung eng an, wobei ECCLES
mit POPPER (15) als "Trialist" eine Interaktion des Bewußtseins
mit der physikalischen Welt und mit der "Welt des Wissens im
objektiven Sinn" annimmt (Abb. 5). Nach anderer Meinung ist die
neuronale Tätigkeit mit psychischen Vorgängen bzw. deren Vorstufen nicht nur im Zuge des psychophysischen Parallelismus reversibel gekoppelt, sondern sogar identisch. Wenn dem so ist,
kann man allerdings in letzter Konsequenz auch der als "tot"
betrachteten Materie nicht eine Vorstufe der "Beseeltheit" ab-
sprechen. Eine sinnreiche, sehr komplexe Kombination zahlreicher solcher Vorstufen, wie sie sich im wachen Gehirn vorfindet,
könnte dann zum bewußten Empfinden führen (7). Noch immer nicht
ist damit aber erklärt, warum Erregungen neuronaler Einzelele-
mente, die in den räumlich verschiedensten Teilen des Gehirns
liegen können, nur zum Erleben in einem einzigen kohärenten
Selbst führen.

<table>
<tr><td valign="top">

WELT 1

PHYSIKALISCHE GEGENSTÄNDE
UND ZUSTÄNDE

1. ANORGANISCH

Materie und Energie des Kosmos

2. BIOLOGIE

Struktur und Aktionen
aller Lebewesen
    – menschliche Gehirne

3. KÜNSTLICH GESCHAFFENE
GEGENSTÄNDE

Materielle Substrate
    der menschlichen Kreativität
    von Werkzeugen
    von Maschinen
    von Büchern
    von Kunstwerken
    von Musik

</td><td valign="top">

WELT 2

BEWUSSTSEINSZUSTÄNDE

Subjektives Wissen

Erfahrung von
    Wahrnehmung
    Denken
    Emotionen
    Plänen und Absichten
    Erinnerungen
    Träumen
    kreativer Imagination

</td><td valign="top">

WELT 3

WISSEN IM OBJEKTIVEN SINN

1. Aufzeichnungen intellektueller
Bemühungen

    philosophisch
    theologisch
    naturwissenschaftlich
    historisch
    literarisch
    künstlerisch
    technisch

2. Theoretische Systeme
    wissenschaftliche Probleme
    kritische Argumente

</td></tr>
</table>

Abb. 5. Interaktionen der Welt des Bewußtseins mit den Welten des physikalischen und des objektiven Wissens (Nach 10)

Die Frage nach dem Zusammenhang von Leib und Seele ist legitim. Sie stellt auch kein religiöses oder wissenschaftliches Tabu seriöser Forschung mehr dar. Zu oft in der Geschichte der Wissenschaft ist vorher als unerforschlich Geltendes schon aufgeklärt worden. "Das Gehirn, welches sich selbst verstehen will", hat damit die vorerst letzten Schritte auf dem langen Wege der Menschwerdung getan. Wir wissen noch nicht, wo sie hinführen werden, aber die auf diesem Gebiete arbeiten, sind bereits von der Erregung, die allem Neuen anhaftet, erfaßt.

Literatur

1. ADRIAN, E. D., MATTHEWS, G. H. C.: Brain Res. 54, 356 (1934)

2. ALTMANN, J.: The neurosciences. A study program (eds. G. L. QUARTON, T. MELNECHUK, F. O. SCHMITT), p. 723. New York: The Rockefeller University Press 1967

3. BAUMGARTEN, R. J. von, MOLLICA, A.: Pflügers Arch. 259, 79 (1954)

4. BAUMGARTEN, R. J. von, MOLLICA, A., MORUZZI, G.: Pflügers Arch. 259, 56 (1954)

5. BAUMGARTEN, R. J. von: The neurosciences: Second study program (ed. F. O. SCHMITT), p. 260. New York: The Rockefeller University Press 1970

6. BAUMGARTEN, R. J. von: Kybernetic und Bionik (ed. R. OL-
   DENBOURG), p. 103. München, Wien: 1974

7. BENESCH, H.: Der Ursprung des Geistes. Stuttgart: Deutsche
   Verlagsanstalt 1977

8. ECCLES, J. C.: Ergebn. Physiol. $\underline{51}$, 299 (1961)

9. ECCLES, J. C.: Facing reality. New York: Springer 1970

10. ECCLES, J. C.: Possible synaptic mechanisms subserving
    learning. In: Brain and human behavoir (eds. A. G. KARCZ-
    MAR, J. C. ECCLES). Berlin, Heidelberg, New York: Springer
    1972

11. ECCLES, J. C.: Das Gehirn des Menschen. Zürich: Piper & Co.

12. LIVANOV, M. N., POLIAKOV, K. L.: Izv. Akad. Nauk. USSR Ser.
    Biol. $\underline{3}$, 286 (1945)

13. MANCIA, M., GREEN, J. D., BAUMGARTEN, R. J. von: Arch. ital.
    Biolog. $\underline{100}$, 463 (1962)

14. MORUZZI, G., MAGOUN, H. W. Electroencephalogr. and clin.
    Neurophysiol. $\underline{1}$, 455 (1949)

15. POPPER, K. R.: Objective knowledge. An evolutionary approach.
    Oxford: Clarendon Press 1972

16. SPERRY, R.: Physiol. Rev. $\underline{76}$, 532 (1969)

17. STARZL, J.: Neurophysiol. $\underline{14}$, 479 (1951)

Zerebrale Durchblutung und zerebraler Sauerstoffverbrauch bei Bewußtseinsstörungen und Koma

Von A. Fenske

Hirndurchblutung und Sauerstoffverbrauch

Beim liegenden Menschen beträgt die globale Hirndurchblutung
(HDB) 50 - 55 ml/100 g Hirngewebe/min, dies entspricht einer
mittleren Gesamtdurchblutung des Gehirns von ca. 700 - 900 ml/
min, was ca. 15 % des Herzminutenvolumens ausmacht. Das mittlere zerebrale Blutvolumen des Gehirns beträgt ca. 130 ml (25).
Die durchschnittliche Sauerstoffverbrauchsrate beträgt 3,3 +
0,5 ml/100 g Hirngewebe/min, was ca. 20 % des Gesamtruhever-
brauchs des Körpers entspricht (23). Die höchsten Werte sowohl
der regionalen Durchblutung wie des regionalen Sauerstoffverbrauchs weist der Kortex auf, also das Gehirnkompartiment mit
dem höchsten Anteil an neuronalen Zellen: Die Durchblutung der
grauen Substanz einer Hemisphäre liegt etwa zwischen 61 und
113 ml/100 g/min, in der weißen Substanz dagegen nur bei 18 -
27 ml/100 g/min, entsprechend einem durchschnittlichen Wert von
ca. 22 ml/100 g/min (18). Der lokale Sauerstoffverbrauch der
Rinde dürfte etwa 8 - 12 ml/100 g/min betragen, derjenige der
weißen Substanz ca. ein Drittel des Rindenverbrauchs (3, 9).
In der Mehrzahl physiologisch bedingter Veränderungen der regionalen Hirndurchblutung, wie z. B. im Schlaf oder bei kortikaler Aktivierung, besteht eine Kopplung zum gleichgerichteten
Sauerstoffverbrauch (25).

Die Regulation der HDB zur Erfüllung der lokalen Nachfrage dürfte, soweit bis heute bekannt ist, weitgehend durch die lokalen
vasoaktiven Metaboliten, wie Laktat und CO_2, über die Veränderungen des perivaskulären pH erfolgen (3, 28). Über den Einfluß
weiterer Substanzen und Ionen (z. B. Histamin, Monamine, Adenosin,
Kalium- und Kalziumkonzentrationen im perivaskulären Raum) läßt
sich noch keine endgültige Aussage treffen. Auch Befunde, aus
denen Hinweise auf neurogene Mechanismen der HDB-Regulation abgeleitet werden, ergeben noch kein einheitliches Konzept (3, 24).

Hirndurchblutung und Sauerstoffverbrauch im Schlaf

Mit Hilfe der Stickoxydulmethode konnten MANGOLD et al. 1955
(29) am Menschen nur geringe Schwankungen der globalen Hirndurchblutung und des zerebralen Sauerstoffverbrauchs beim Menschen
feststellen. Die quantitative Untersuchung der regionalen Hirn-
durchblutungsveränderung mit Hilfe der 14C-Antipyrin-Methode
ergab im Tierexperiment eine geringe Zunahme der Gesamtdurchblutung von ca. 15 % beim normalen Schlaf, der mit einer Fre-
quenzverlangsamung im EEG einhergeht. Beim paradoxen Schlaf, dem
REM-Schlaf, stieg die globale Hirndurchblutung über 80 % an. Die
regionale Veränderung der Durchblutung wies für diejenigen Areale
die stärkste Zunahme auf, die im Hirnstamm und im Dienzephalon

lokalisiert sind. Die geringsten Zunahmen wurden kortikal und in der weißen Substanz beobachtet (38). In guter Übereinstimmung damit stehen die Befunde über eine Zunahme des zerebralen Blutvolumens im REM-Schlaf (39).

Hirndurchblutung und intrakranieller Druck

Bei Steigerung des Hirninnendruckes, z. B. durch Infusion eines künstlichen Liquors, bleibt die Hirndurchblutung konstant, solange der effektive zerebrale Perfusionsdruck - die Differenz zwischen mittlerem arteriellem Blutdruck und Schädelinnendruck - einen Wert von 45 - 50 mm Hg nicht unterschreitet. In einem Bereich von 50 - 150 mm Hg Perfusionsdruck vermag die Autoregulation die Durchblutung konstant zu halten. Auch die O_2-Verbrauchsrate bleibt hierbei unverändert (32, 43). Beim generalisierten Hirnödem, z. B. nach Wasserintoxikation, weist die Hirndurchblutung einen zweiphasigen Verlauf auf: Unabhängig vom zerebralen Perfusionsdruck nimmt die Durchblutung entsprechend dem lokalen Wassergehalt des Gewebes ab. Bei weiterer Steigerung des Schädelinnendruckes mit den klinischen Zeichen der Einklemmung kommt es dann zum Absinken des zerebralen Perfusionsdruckes und schließlich zum Durchblutungsstopp (31).

Wichtiger als die globale Hirndrucksteigerung ist für die meisten pathologischen Zustände, die mit Störungen des Bewußtseins einhergehen, die primär lokale Volumenvermehrung des Gewebes, z. B. beim extra- und intrazellulären Ödem. Die hier herrschenden regionalen Gewebsdrucke und die resultierenden Druckgradienten sind diejenigen Größen, die die regionale Hirndurchblutung am nachhaltigsten beeinflussen. So sind neben der Minderung der regionalen Durchblutung beim Hirnödem auch meist die Autoregulation sowie die CO_2-Reaktivität der Gefäße gestört. Die Senkung der Durchblutung wird mit der ödembedingten Erhöhung des Widerstandes erklärt. In der Peripherie dieser Region mit erhöhtem Gewebsdruck kommt es dagegen durch die Ansammlung saurer Metaboliten zur Hyperämie und Luxusdurchblutung des Gewebes (27, 30, 33). Die Störung der Regulationsmechanismen führt dann zur Ausbreitung des lokalen Ödems und zum weiteren Anstieg des Gewebsdruckes mit Durchblutungsminderung und Zunahme der Gewebsazidose (12).

Es existiert also ein breites Spektrum der Interaktionsmöglichkeiten von regionaler Durchblutungsänderung und - hier als Resultante der lokalen Gewebsdrucke aufgefaßt - der Hirndrucksteigerung.

Hirndurchblutung und Schädel-Hirn-Trauma

Die Antwort des Gehirns auf eine Verletzung ist ziemlich stereotyp und scheint nur wenig von der Art der Verletzung bestimmt. Akute Verletzungen führen rasch zu:
- Depression neuronaler Funktionen und Abnahme des O_2-Verbrauchs,
- Gewebsazidose,
- Hirnödem,
- Hirndrucksteigerung sowie
- Störungen der Hirndurchblutung mit Schädigungen der Regulationsmechanismen.

Mit der Depression der neuronalen Funktionen kommt es zu einer
Bewußtseinsstörung, die im allgemeinen mit einer Abnahme der
Hirndurchblutung verbunden ist.

Das Verhalten der Hirndurchblutung und des zerebralen Sauerstoffverbrauchs als Ausdruck der Hirnstoffwechseländerungen
scheinen entscheidend bestimmt zu sein
a) durch die Lokalisation der primären Läsion, z. B. kortikal
   oder im Hirnstamm, und
b) durch die Entwicklung sekundärer Veränderungen, die oben angesprochen wurden.

In der akuten Phase haben diese Werte aber nur eine beschränkte
Aussagekraft, wenn man die Ergebnisse von BRUCE et al. (7) betrachtet: Beim Vergleich von Schwere der traumatischen Schädigung, Hirninnendruck, O_2-Verbrauchsrate sowie Durchblutungswer-
te für graue und weiße Substanz zeigt lediglich die O_2-Verbrauchs-
rate eine fast signifikante Veränderung, während die übrigen Parameter relativ stabil bleiben. Hinsichtlich der Prognose läßt
sich aus dem stark verminderten Sauerstoffverbrauch jedoch keine Aussage treffen, die verstorbenen Patienten weisen am ehesten
eine Beziehung zur Höhe des intrakraniellen Druckes auf. Interessant ist jedoch die Berechnung der arteriovenösen Sauerstoffdifferenz: Betrifft die Schädigung vornehmlich den Hirnstamm
oder mittelliniennahe Strukturen, sinkt dieser Quotient aus Hirndurchblutung und O_2-Verbrauch nicht unter 50 % der Norm ab, während ausgedehnte kortikale Läsionen eine $avDO_2$ von weniger als
30 % ergaben. Im Gegensatz zu Patienten mit traumatisch beding-
tem Koma, bei denen eine Reduktion der HDB auf 39,6 ml/100 g/min
mit einer nahezu entsprechenden O_2-Verbrauchsminderung des Gehirns einherging, änderte sich bei Patienten mit den klinischen
Zeichen einer Hirnstammschädigung die Hirndurchblutung nur gering (36,7 ml/100 g/min), während die zerebrale O_2-Verbrauchs-
rate deutlich auf 1,36 ml/100 g/min absank. Diese Dissoziation
zwischen Hirndurchblutungsminderung und überproportionaler O_2-
Verbrauchsreduktion bei Hirnstammbeteiligung, wie man sie nicht
nur bei traumatisierten Patienten kennt, wird mit der Beeinflussung des kortikalen Stoffwechsels durch die Formatio reticularis
erklärt. Ein direkter Einfluß des Hirnstammes auf die kortikale
Durchblutung läßt sich jedoch daraus nicht ableiten (15).

Mit Hilfe der atraumatischen bilateralen Hirndurchblutungsmessung mittels ^{133}Xenon-Inhalation fanden OBRIST et al. (35) eine
Hyperämie bei komatösen Patienten, die eine diffuse Hirnschwellung aufwiesen. Aus der hier deutlich erniedrigten Sauerstoffverbrauchsrate ergab sich ebenfalls eine Dissoziation zwischen
O_2-Verbrauch und Hirndurchblutung. Letztere dürfte wohl die Ursache der Schwellung darstellen. Im Gegensatz dazu wiesen alle
Patienten ohne generalisierte Hirnschwellung bzw. mit nur fokalen Hirnprozessen (computertomographisch nachgewiesen) ausgeprägte generalisierte bzw. fokale Durchblutungsminderungen auf,
die den neurologischen und elektroenzephalographischen Herdbe-
funden entsprachen. Patienten mit mittelliniennahen Läsionen
zeigten darüber hinaus ein symmetrisches Verhalten der Hirn-
durchblutungsänderungen.

Einige prognostische Hinweise im akuten Stadium lassen sich aus den Untersuchungen von OVERGAARD ableiten, der bei leichten kortikalen Schädigungen und reversiblen Hirnstammläsionen initial passagere Hyperämien fand. Diese Patienten haben sich alle wieder erholt. Bei einer initialen Hemisphärendurchblutung von weniger als 20 ml/100 g/min ist mit einer Erholung der kortikalen Funktionen jedoch nicht wieder zu rechnen (36). Messungen des O_2-Verbrauchs, einige Tage nach dem Trauma bei weitgehend normalisiertem Hirndruck durchgeführt, ergaben eine gewisse Beziehung zwischen Höhe des O_2-Verbrauchs und Mortalität: Patienten mit einem O_2-Verbrauch unter 1,2 ml/100 g/min verstarben, ohne das Bewußtsein wiedererlangt zu haben, in nahezu 100 %, bei einem Sauerstoffverbrauch zwischen 2,2 - 2,7 ml/100 g/min betrug die Mortalität noch 20 %. Patienten mit einem O_2-Verbrauchswert über 2,7 ml/100 g/min überlebten alle (14).

Zur Abgrenzung tiefer Komaformen vom Hirntod lassen sich neben dem klinischen Befund und dem EEG auch die Hirndurchblutung und der zerebrale Sauerstoffverbrauch als Parameter heranziehen. So fand SHALIT die klinischen Zeichen des Hirntodes, wenn die O_2-Verbrauchsrate unter ein Drittel der Norm abfällt (40). BES et al. halten eine arteriovenöse Sauerstoffdifferenz von weniger als 2 % für nicht überlebensmöglich, während für BRODERSEN et al. eine O_2-Verbrauchsrate unter 10 % des Normalwertes den Hirntod bedeutet (2, 5). Hinsichtlich der Hirndurchblutung sei auf die Untersuchungen von BROCK et al. (4) hingewiesen, die das Ausbleiben der Xenonauswaschung aus dem Gehirn nach intraarterieller Injektion, entsprechend der zerebralen Stopp-Angiographie, als Zeichen des Hirntodes angeben.

Nach Abklingen des akuten Stadiums lassen sich gewisse prognostische Kriterien mit Hilfe der Hirndurchblutungsmessung aufstellen. In einem Gesamtpatientengut aus Schädel-Hirn-Traumen, postanoxisch-ischämischen Schädigungen des Gehirns nach Herzstillstand, Hirnstammthrombosen und anderem mehr zeigen alle Parameter eine Reduktion um ca. 50 %. In diesen mehr chronischen Fällen besteht eine lockere Korrelation zwischen der globalen metabolischen Situation und der Hirndurchblutung, wobei die niedrigsten Werte bei Patienten mit apallischem Syndrom gefunden wurden (20). Eine geringe Durchblutungsminderung bzw. eine fokal begrenzte und geringgradige Sauerstoffverbrauchsminderung weisen auf leichtgradige, diffuse oder lokalisierte kortikale Läsionen hin. Fast pathognomonisch dürfte der relativ große Anteil der grauen Substanz an der Durchblutungsminderung bei Patienten mit ausgedehnten kortikalen Substanzdefekten sein (19). Nach Untersuchungen von HEISS et al. (16) wiesen apallische Patienten im Gegensatz zu posttraumatisch-nichtapallischen Fällen eine persistierende generalisierte Durchblutungsreduktion auf, während letztere meist nur eine fokale Minderung erkennen ließen.

Hirndurchblutungs- und Stoffwechselveränderungen beim metabolischen Koma

1948 publizierten KETY und Mitarb. eine Untersuchung des zerebralen Sauerstoffverbrauchs beim diabetischen, azidotischen Koma.

Während die globale Hirndurchblutung nahezu unverändert blieb, hatte der O_2-Verbrauch um ca. 25 % abgenommen (22). Später konnten diese Befunde auch an Patienten mit urämischem und hepatischem Koma bestätigt werden (13), wobei sich neben dem Absinken des O_2-Verbrauchs auf 2,4 ml/100 g/min eine entsprechende Glukoseverbrauchsminderung bei erhaltener Durchblutung ergab. Beim therapeutisch induzierten Insulinkoma (9) wurde sogar über eine signifikante Zunahme der Gesamtgehirndurchblutung berichtet, die mit einer starken Reduktion des zerebralen Glukoseverbrauchs bei fast unverändertem Sauerstoffverbrauch einherging. Diese Dissoziation zwischen Metabolismus und Hirndurchblutung konnten auch FIESCHI et al. (11) bestätigen, die bei bewußtlosen Patienten einen Anstieg der Hirndurchblutung bei gleichzeitiger Liquorazidose messen konnten. Besteht bei diesen Patienten jedoch gleichzeitig eine intrakranielle Drucksteigerung, kann die Hirndurchblutung trotz zunehmender Liquorazidose sinken, in diesen Fällen tritt eine Entkopplung zwischen Liquor-pH und Hirndurchblutung auf. In dieser Phase lassen demnach weder die Bestimmungen des Liquor-pH bzw. des Liquorlaktats noch die Messung der HDB allein eine sichere Aussage zu.

Bei Patienten mit schwerer Barbituratintoxikation ließ sich dagegen keine Abnahme der arteriovenösen O_2-Differenz nachweisen; dies entspricht dem meist günstigen Verlauf dieser Komaformen (2).

Hirndurchblutung und Sauerstoffverbrauch bei vaskulär bedingtem Koma

Die häufigste Form des vaskulär bedingten zerebralen Komas dürfte die intrazerebrale Blutung, z. B. die hypertonische Massenblutung oder eine Blutung infolge eines geplatzten Aneurysmas, sein. Besonders das frühzeitige Auftreten eines tiefen Komas mit entsprechenden Zeichen der Mittelhirn- oder Bulbärhirnsymptomatik sprechen für einen Einbruch der Blutung in das Ventrikelsystem mit rascher Schädelinnendrucksteigerung. Auch bei primär pontinen Blutungen sind die Patienten initial meist bewußtlos und sterben zu über 80 % innerhalb der ersten 36 - 48 h (41).

Die Hirndurchblutung ist bei den meisten Formen der intrazerebralen Blutung primär durch die Dynamik des Prozesses und die hirndruckerzeugende Raumforderung der Blutung verändert. Bei den Messungen der Hirndurchblutung und des zerebralen Sauerstoffverbrauchs und bei der Überprüfung ihres prognostischen Wertes ergeben sich beim intrazerebralen Hämatom ähnliche Probleme, wie sie beim Schädel-Hirn-Trauma aufgezeigt wurden.

Die zerebrovaskulären ischämischen Erkrankungen, die häufig mit akuten Bewußtseinsstörungen einhergehen, können einmal generalisiert ischämisch-anoxisch, z. B. bei einem Narkosezwischenfall oder bei einem Kreislaufstillstand, auftreten oder lokal ischämisch bei akuten Verschlüssen einzelner Gehirnarterienäste, besonders der A. carotis interna, der A. cerebri media und der A. basilaris.

Im Gegensatz zu anderen Organen ist es dem ZNS nur sehr begrenzt möglich, nach Unterbrechung der O_2-Zufuhr auf kompensatorische Mechanismen umzuschalten. Als Antwort auf einen akuten O_2-Mangel reduziert das Gehirn zuerst die kortikale Aktivität ("shut down") und versucht außerdem die geringen Energiereserven zu mobilisieren (17).

Nach kompletter Ischämie, also kurzzeitiger Unterbrechung des Gesamthirnkreislaufs, kommt es innerhalb von 5 - 10 s zur tiefen Bewußtlosigkeit mit Amplitudenminderung und Frequenzrarifizierung im EEG. Der Versuch einer Wiederherstellung eines vollständigen Hirnkreislaufs gelingt meist nur unvollkommen, es kommt zur unvollständigen Rezirkulation einiger Hirnareale (sogenanntes no-reflow-Phänomen), was seltener nach Zuständen mit minimal erhaltener Restdurchblutung aufzutreten scheint (10). Eine mangelhafte Wiederdurchblutung betrifft besonders den Hirnstamm. Das Ausmaß dieser Rezirkulationsstörung - und damit das Auftreten irreversibler Schädigungen - scheint auch von der Höhe des postischämischen Blutdruckes abhängig zu sein: Bei postischämisch niedrigem Blutdruck fanden sich ausgeprägte Hirngewebsnekrosen mit Betonung der Hirnrinde (34). Für diese mangelhafte Wiederdurchblutung werden intra- und extravaskuläre Faktoren verantwortlich gemacht. Intravaskulär soll es nach akuter Ischämie zu einer Erhöhung der Viskosität, zu zellulären Aggregationen und zu lokaler Hämokonzentration kommen. Schwellungen der Endothel- und perikapillären Gliazellen sowie ödematöse Wandverquellungen führen zu einer weiteren Verlangsamung des Blutflow. Zusätzlich kann das postischämische Ödem zu einer Kompression der Venülen und Kapillaren führen. In den anderen Hirnarealen kommt es zu einem langsamen Anstieg der O_2-Verbrauchsrate, bei oft gleichzeitiger Hyperämie (17).

Bei der fokalen Ischämie nach akutem arteriellem Gefäßverschluß im Gehirn kommt es innerhalb der ersten Minuten zu einer erheblichen Abnahme der regionalen Hirndurchblutung in dem dem Verschluß nachgeschalteten Versorgungsgebiet und einer entsprechenden Minderung des Sauerstoffverbrauchs und des O_2-Gewebsdruckes. Während sich in dem primär von dem Gefäß versorgten Hirngewebe ein fokales Ödem mit einer Gewebsazidose entwickelt, läßt sich im Randbezirk dieses ischämischen Fokus oft eine Hyperämie mit verminderter Sauerstoffausschöpfung nachweisen (42). Bei Patienten mit Carotis interna-Verschluß fanden sich Reduktionen der Durchblutung in den betroffenen Hirnarealen von über 42 % (1), nach Verschluß der A. cerebri media eine Reduktion der Hemisphärendurchblutung der betroffenen Seite um 30 - 50 % (21). Bei Patienten mit kleineren fokalen Ischämien, aber auch gelegentlich in der Frühphase nach einem Mediaverschluß lassen sich Hyperämien als Ausdruck einer Durchblutungsregulationsstörung im Sinne einer druckpassiven Durchblutung finden, die angiographisch als sogenanntes "Blush-Phänomen" imponieren und sich eher ungünstig auf den weiteren Verlauf und den resultierenden Gewebsdefekt auszuwirken scheinen (37). Bei Koma nach thrombotischem Verschluß der A. basilaris, der zu ausgeprägten Hirnstammläsionen führt, sind sowohl die Durchblutung als auch die Sauerstoffaufnahme des Gehirns stark reduziert (20). Nach kutaner elektrischer Stimulation stieg zwar der O_2-Verbrauch um 25 % an, die mittlere Hemisphärendurchblutung blieb jedoch konstant.

Zusammenfassung

Zwischen dem Funktionszustand des Gehirns und der Hirndurchblutung läßt sich eher eine Bindung an die Tiefe des Komas als an
die Art der Läsion finden. Einen entscheidenden Einfluß auf die
Veränderungen von Hirndurchblutung, zerebralem Sauerstoffverbrauch und neuronaler Aktivität und damit entsprechend auf das
klinische Bild scheint auch die primäre Lokalisation der Läsion
zu haben.

In den ersten Stunden bis Tagen nach einer zerebralen Läsion
können Stoffwechsel und Durchblutung häufig und uncharakteristisch verändert sein, so daß sich daraus nur selten eine sichere Prognose ableiten läßt. Persistierende Hyper- und auch Hypo-
ämien scheinen eher mit einem ungünstigen Verlauf zu korrelieren. Das typische initiale Bild besteht in einer relativen Hirn-
durchblutungszunahme, der Liquor-pH ist im Sinne einer Azidose
verändert, der Hirndruck erhöht, der Sauerstoffverbrauch ist
herabgesetzt, das EEG verlangsamt und der Patient komatös.

Die Entkopplung der metabolischen Aktivität - also zerebraler
Sauerstoff- und Glukoseverbrauch - von der Hirndurchblutung ist
ein häufiger Befund bei komatösen Patienten sowohl traumatischer,
metabolischer als auch vaskulärer Genese.

In der postakuten Phase nach Abklingen der akuten Begleitprozes-
se, wie Hirnödem, Gewebsazidose, intrakranielle Drucksteigerung,
die in der initialen Phase die regionale Hirndurchblutung erheblich beeinflussen, lassen sich mit den bis heute angewendeten
Techniken der Durchblutungsmessung und des O_2-Verbrauchs gewisse
prognostische Aussagen treffen.

Literatur

1. AGNOLI, A., FIESCHI, C., PRENCIPE, M. und Mitarb.: rCBF studies during carotid surgery. In: Brain and blood flow (ed.
   R. RUSSEL), p. 346. London: Pitmann Medical 1971

2. BES, A., ARBUS, L., LAZORTHES, Y. und Mitarb.: Hemodynamic
   and metabolic studies in "coma dépassé". A search for a biological test of death of the brain. In: Cerebral blood flow
   (eds. M. BROCK, C. SCHÜRMANN), p. 213. Berlin, Heidelberg,
   New York: Springer 1969

3. BETZ, E.: Pharmakologie des Gehirnkreislaufes. In: Der Hirnkreislauf (ed. H. GÄNSHIRT), p. 411. Stuttgart: Thieme 1972

4. BROCK, M., SCHÜRMANN, K., HADJIDIMOS, A. A.: Cerebral blood
   flow and cerebral death. Acta neurochir. Wien 20, 195 (1969)

5. BRODERSEN, P., JÖRGENSEN, E.: Cerebral blood flow and oxygen
   uptake and cerebrospinal fluid biochemistry in severe coma.
   J. Neurol. Neurosurg. Psychiatr. 37, 384 (1974)

6. BRUCE, D. A., LANGFITT, T. W., MILLER, J. D. und Mitarb.:
   Regional cerebral blood flow, intracranial pressure, and
   brain metabolism in comatose patients. J. Neurosurg. $\underline{38}$, 131
   (1973)

7. BRUCE, D. A., LANGFITT, T. W.: The prognostic value of ICP,
   CPP, CBF and CMR O_2. In: Head injuries (ed. R. L. McLAURIN),
   p. 23. New York, San Francisco, London: Grune & Stratton 1975

8. DELLA-PORTA, P., MARIOLO, A. T., NEGRI, V. U. und Mitarb.:
   Cerebral blood flow and metabolism in therapeutic insulin
   coma. Metabolism $\underline{13}$, 131 (1964)

9. ELLIOTT, A. C., HELLER, I. H.: Metabolism of neurons and glia.
   In: Metabolism of the nervous system (ed. D. RICHTER), p. 286.
   London: Pergamon 1957

10. FISCHER, E. G. und Mitarb.: Reassessment of cerebral capil-
    lary changes in acute global ischemia and their relationship
    to the "no-reflow phenomenon". Stroke $\underline{8}$, 36 (1977)

11. FIESCHI, C., AGNOLI, A., BATTISTINI, N. und Mitarb.: Cerebral
    vasomotor control and CSF pH in metabolic and respiratory
    coma. In: Cerebral blood flow (eds. M. BROCK, C. FIESCHI,
    D. H. INGVAR, N. A. LASSEN, K. SCHÜRMANN), p. 222. Berlin,
    Heidelberg, New York: Springer 1969

12. FREI, H. J., WALLENFANG, T., PÖLL, W. und Mitarb.: Regional
    cerebral blood flow and regional metabolism in cold induced
    edema. Acta neurochir. $\underline{29}$, 15 (1973)

13. GOTTSTEIN, U., HELD, K., BERGHOFF, W.: CBF and metabolism
    in uremic and hepatic precomatose states. In: Cerebral blood
    flow (eds. M. BROCK, C. FIESCHI, D. H. INGVAR, N. A. LASSEN,
    K. SCHÜRMANN), p. 227. Berlin, Heidelberg, New York: Sprin-
    ger 1969

14. HASS, W. K.: Prognostic value of cerebral oxidative metabolism
    in head trauma. In: Head injuries (ed. R. McLAURIN), p. 35.
    New York, San Francisco, London: Grune & Stratton 1975

15. HASS, W. K., HOBAYASHI, M., HOCHWALD, G. M. und Mitarb.: Re-
    lationship of cerebral metabolic rate to brain stem injury.
    In: Brain and blood flow (eds. A. M. HARPER und Mitarb.).
    1975

16. HEISS, W. D., GERSTENBRAND, F., PROSENZ, P. und Mitarb.: The
    prognostic value of cerebral blood flow measurement in pa-
    tients with the appalic syndrome. J. neurol. Sci. $\underline{16}$, 382
    (1972)

17. HOSSMANN, K. A.: Hirnstoffwechsel bei Ischämie. Vortrag Work-
    shop "Der bewußtlose Patient". Reisensburg, 15. - 18.2.1978

18. INGVAR, D. H., LASSEN, N. A.: Regional cerebral blood flow.
    Acta neurol. scand. $\underline{41}$, Suppl. 14 (1965-b)

19. INGVAR, D. H.: Cerebral blood flow and metabolism in complete apallic syndroms in states of severe dementia, and in akinetic mutism. Acta neurol. scand. 49, 233 (1973)

20. INGVAR, D. H., CIRIA, M. G.: Assessment of severe damage to the brain by multiregional measurements of cerebral blood flow. In: Outcome of severe damage to the central nervous system (eds. R. PORTER, D. W. FITZSIMONS), p. 97. Amsterdam, Oxford, New York: Elsevier 1975

21. JAFFE, W. E., McHENRY, L. C., GOLDBERG, H. J.: Regional cerebral blood flow studies in middle cerebral artery occlusion and stenosis. Circulation 38, Suppl. 6, 106 (1968)

22. KETY, S. S., POLIS, B. D., NADLER, C. S. und Mitarb.: The blood flow and oxygen consumption of the human brain in diabetic acidosis and coma. J. clin. Invest. 27. 500 (1948)

23. KETY, S. S., SCHMIDT, C. F.: The nitrous oxide method for the quantitative determination of cerebral blood flow in man: theory, procedure and normal values. J. clin. Invest. 27, 476 1948

24. KUSCHINSKY, W., WAHL, M.: Alpha-receptor stimulation by endogenous and exogenous norepinephrine and blockade by phentolamine in pial arteries of cats. Circ. Res. 37, 168 (1975)

25. LASSEN, N. A., MUNK, O., TOTTEY, E. R.: Mental function and cerebral oxygen consumption in organic dementia. Arch. Neurol. Psychiat. 77, 126 (1957)

26. LASSEN, N. A.: Cerebral blood flow and oxygen consumption in man. Physiol. Rev. 39, 183 (1959)

27. LASSEN, N. A.: The luxury-perfusion syndrome and its possible relation to acute metabolic acidosis localised within the brain. Lancet 1966 II, 1113

28. LASSEN, N. A.: Brain extracellular pH: The main factor controlling cerebral blood flow. Scand. J. clin. Lab. Invest. 22, 247 (1968)

29. MANGOLD, R., SOKOLOFF, L., CONNER, E. und Mitarb.: The effects of sleep and lack of sleep on the cerebral circulation and metabolism of normal young man. J. Clin. Invest. 34, 1092 (1955)

30. MARMAROU, H., PÖLL, W., SHAPIRO, K. und Mitarb.: The influence of brain tissue pressure upon local cerebral blood flow in vasogenic edema. In: Intracranial pressure III (eds. J. F. BEKS, D. A. BOSCH, M. BROCK), p. 10. Berlin, Heidelberg, New York: Springer 1976

31. MEINIG, G., REULEN, H.-J., MAGAVLY, C. und Mitarb.: Changes of cerebral hemodynamics and energy metabolism during increased CSF pressure (eds. M. BROCK, H. DIETZ), p. 79. Berlin, Heidelberg, New York: Springer 1972

32. MILLER, J. D., STANEK, A. E., LANGFITT, T. W.: A comparison
    of autoregulation to changes in intracranial and arterial
    pressure in the same preparation. Europ. Neurol. 6, 34 (1972)

33. MILLER, J. D., GARIBI, J., NORTH, J.: False autoregulation
    after cold injury to the cerebral cortex. In: Cerebral cir-
    culation and metabolism (eds. T. W. LANGFITT, L. C. McHENRY
    jr.), p. 95. Heidelberg, Berlin, New York: Springer 1975

34. NEMOTO, E. M. und Mitarb.: Global ischemia in dogs: Cerebro-
    vascular CO_2 reactivity and autoregulation. Stroke 6, 425
    (1975)

35. OBRIST, W. D., LANGFITT, T. W., ter WEEME, C. A. und Mitarb.:
    Non-invasive, long terme, serial studies of rCBF in acute
    head injury. In: Cerebral function, metabolism and circula-
    tion (eds. D. H. INGVAR, N. A. LASSEN), p. 9. 2. Copenhagen:
    Munksgaard 1977

36. OVERGAARD, J.: Reflections on prognostic determinants in
    acute severe head injury. In: Head injuries (ed. R. McLAURIN),
    p. 11. New York, San Francisco, London: Grune & Stratton 1975

37. PAULSON, O. B.: Regional cerebral blood flow in apoplexy due
    to occlusion of the middle cerebral artery. Neurology 20, 63
    (1970)

38. REIVICH, M., ISAACS, G., EVARTS, E. und Mitarb.: The effect
    of slow wave sleep and rem sleep on regional cerebral blood
    flow in cats. J. Neurochem. 15, 301 (1968)

39. RISBERG, J. L., GUSTAVSON, L., INGVAR, D. H.: Regional cerebral
    blood volume during paradoxical sleep. In: Cerebral blood flow
    (eds. M. BROCK, C. FIESCHI, D. H. INGVAR, N. A. LASSEN, K.
    SCHÜRMANN), p. 101. Berlin, Heidelberg, New York: Springer 1969

40. SHALIT, M. N., BELLER, A. J., FEINSOD, M. und Mitarb.: The
    blood flow and oxygen consumption of the dying brain. Neu-
    rology, Minneap., 20, 740 (1970)

41. SILVERSTEIN, A.: Primary pontile hemorrhage. Contin. neurol.
    (Basel) 29, 33 (1967)

42. WALTZ, A. G.: Effect of blood pressure on blood flow in
    ischemic and nonischemic cerebral cortex. Neurology, Minneap.,
    18, 613 (1968)

43. ZWETNOW, N.: Cerebral blood flow autoregulation to blood
    pressure and intracranial pressure variations. Scand. J. Lab.
    clin. Invest., Suppl. 102 V:A (1968)

Stoffaustausch zwischen Blut und Gehirn bei Bewußtseinsstörungen und Koma

Von R. Stock

Mit 1.400 g beträgt die Masse des Gehirns eines erwachsenen Menschen etwa 2 % der gesamten Körpermasse. Unter Ruhebedingungen entnimmt es dem Blut ca. 50 ml Sauerstoff (O_2)/min und beansprucht somit rund 20 % der gesamten O_2-Aufnahme des Organismus. Diese Zahlen verdeutlichen bereits, daß das Gehirn, neben Herz, Nieren und Leber, zu den stoffwechselaktivsten Organen des Körpers zählt. Da andererseits seine Kapazität, essentielle Stoffwechselsubstrate bzw. anfallende Metabolite zu speichern sehr bescheiden ist, muß ein kontinuierlicher und intensiver Stoffaustausch mit dem Blut stattfinden können.

Orte des Stoffaustauschs

Die umfangreiche Vaskularisierung des Gehirns mit einer geschätzten Kapillaroberfläche von 30 - 50 m² und einer maximalen Diffusionsstrecke zwischen Kapillarlumen und zerebraler Extrazellulärflüssigkeit von 100 µm sollten hierfür günstige anatomische Voraussetzungen bieten. Man konnte jedoch schon frühzeitig beobachten, daß sich die Kapillarpermeabilität und damit der Stoffaustausch an Gefäßen des Gehirns wesentlich von dem an anderen Kapillaren unterscheidet; die außerordentlich niedrige Austauschquote für eine ganze Reihe von Substanzen führte schließlich zur Annahme einer Blut-Hirn-Schranke (BHS) bzw. Blut-Liquor-Schranke (BLS) zwischen dem Plasmakompartiment und der Interstitialflüssigkeit des Gehirns bzw. dem Liquor cerebrospinalis.

Die Blut-Hirn-Schranke

Anatomische Besonderheiten im Bereich der Zerebralgefäße dürften die wesentlichen morphologischen Anhaltspunkte für die Lokalisation der BHS darstellen: Die Endothelzellen der Kapillarwand sind ungefenstert und ebenso wie die Epithelzellen der Plexus choroidei und die Arachnoideazellen durch Ringe von tight junctions lückenlos miteinander verbunden, so daß kontinuierliche Plasmamembranbarrieren zwischen Blut und Extrazellulärraum entstehen (10). Ob die die Kapillaren umgebende dicke Basalmembran sowie die eng aufliegenden Astrozytenfortsätze ebenfalls Barrierenfunktionen haben, ist noch ungeklärt, wenngleich elektronenmikroskopische Befunde dagegen sprechen. Stoffbewegungen durch die BHS können sich demnach weniger durch interzelluläre Spalten des Endothels vollziehen, sondern müssen transzellulär über die Zell- und Plasmamembranen der Endothelien erfolgen.

Mechanismen des Stoffaustauschs

Der hohe Lipidanteil dieser Membranen macht es hinreichend lipophilen Substanzen leicht möglich, die Kapillarwand und auch andere Membransysteme des ZNS zu passieren. CO_2 und O_2, aber auch die meisten zentral wirksamen Pharmaka betreten und verlassen das ZNS durch freie Diffusion. Mit zunehmender Polarität von Substanzen nimmt deren Lipidlöslichkeit und damit deren Diffusionsrate ab, so daß ionisierte Moleküle kaum in das ZNS eindringen könnten. Spezielle Transportsysteme in den Zellmembranen sorgen jedoch dafür, daß auch diverse stark hydrophile Substanzen schnell zwischen Blut und Gehirn ausgetauscht werden. Diese carriervermittelten Transporte zeigen Sättigungscharakteristiken, sind mehr oder weniger stereospezifisch und operieren entweder passiv und reversibel entlang eines Konzentrationsgradienten (erleichterte Diffusion) oder aktiv und energieabhängig entgegen einem Konzentrationsgradienten (aktiver Transport). Passive Transporte konnten bislang nachgewiesen werden für Monosaccharide, Monokarbonsäuren, neutrale, basische und saure Aminosäuren, Purine, Nukleoside und Amine (8). Daneben werden aktive Mechanismen zur Entfernung von Elektrolyten, Hexosen, Aminosäuren und Karbonsäuren aus der Extrazellulärflüssigkeit bzw. dem Liquor ins Blut diskutiert (10). Die BHS ist also weniger als einfache Diffusionsbarriere zu sehen, sondern eher als komplexes System zu betrachten, das selektiv den Einstrom essentieller Substrate in das Gehirn bzw. den Abfluß überflüssiger Substanzen vermittelt und somit neben den üblichen Homöostasemechanismen als zusätzlicher Sicherungsmechanismus für die Aufrechterhaltung eines konstanten Milieus für die Neurone des ZNS dient.

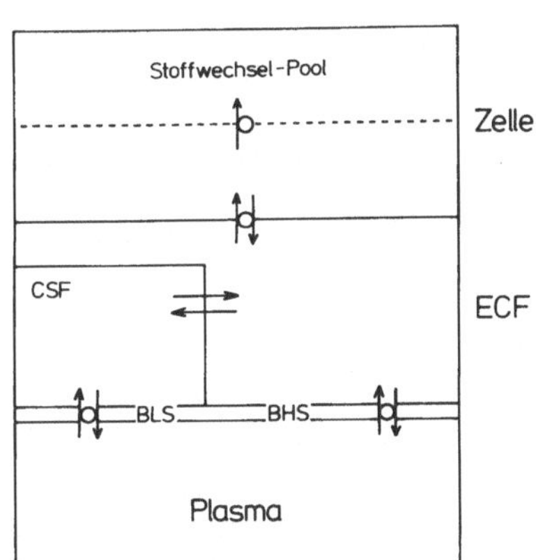

Abb. 1. Verteilungskompartimente im Gehirn
BHS: Blut-Hirn-Schranke
BLS: Blut-Liquor-Schranke
CSF: Liquor cerebrospinalis
ECF: Extrazellulärflüssigkeit

Der Stoffaustausch zwischen Plasma und Neuron läßt sich gemäß Abb. 1 in folgende Teilprozesse zerlegen:

1. Austausch zwischen Vasalraum und Interstitium bzw. Liquor über die BHS bzw. BLS,
2. Austausch zwischen Interstitium und Gehirnzellen über die Zellmembran (passive und aktive Prozesse),

3. Einschleusung in den Stoffwechselpool der Zelle (durch enzy-
   matische Schritte).

Stoffaustausch unter physiologischen Bedingungen

Informationen über den Stoffaustausch zwischen Blut und Gehirn
lassen sich bei bekannter Durchblutung des Gehirns aus den arteriovenösen Konzentrationsdifferenzen der interessierenden
Stoffe gewinnen. Die wichtigsten Größen zur Utilisation und Produktion von Substanzen durch das Gehirn des erwachsenen Menschen
sind in Tabelle 1 zusammengestellt. Sie dokumentieren, daß unter physiologischen Bedingungen fast ausschließlich Glukose als
Substrat für den zerebralen Energiestoffwechsel herangezogen
wird. Aus den aufgenommenen O_2-Mengen läßt sich kalkulieren,
daß über 90 % der Glukose oxidativ zu CO_2 abgebaut werden, während weniger als 10 % zu Milchsäure und Brenztraubensäure anaerob verstoffwechselt werden, die ins venöse Blut abgegeben
werden (2). Daraus resultiert schließlich ein respiratorischer
Quotient, der geringfügig unter 1 liegt. Aminosäuren werden intensiv ausgetauscht zwischen Blut und Gehirn; besonders essentielle Aminosäuren wie Leucin, Valin, Phenylalanin etc. werden
vom Gehirn aufgenommen, andere aus dem Eiweißkatabolismus stam-
mende abgegeben, so daß eine ausgeglichene Stickstoffbilanz, bezogen auf Aminosäuren, entsteht (10).

Tabelle 1. Utilisation und Produktion von Substanzen durch das
Gehirn des erwachsenen Menschen (2)

	Aufnahme (+) oder Abgabe (−) pro 100 g Gehirn/min			
Sauerstoff	+ 3,8	ml	= 169	µmol
Glukose	+ 5,6	mg	= 31	µmol
Kohlendioxid	− 3,7	ml	= 165	µmol
Milchsäure	− 0,4	mg	= 4	µmol
Brenztraubensäure	− 0,05	mg	= 0,6	µmol

Stoffaustausch bei verändertem Substratangebot

Eine Reduktion des O_2-Partialdruckes im arteriellen Blut führt
bereits bei milden Hypoxiegraden (PaO_2 50 − 40 mm Hg) zu menta-
len Störungen, bei Werten unter 30 mm Hg zu Bewußtseinsverlust.
Die zerebrale O_2-Aufnahme bleibt über weite Bereiche unverändert von den Normalwerten, hingegen ist eine deutliche Zunahme
im Glukoseverbrauch und auch in der Laktatproduktion festzustellen, d. h. es findet trotz konstanter O_2-Aufnahme eine gesteigerte anaerobe Glykolyse statt (1, 6). Tierversuche zeigten,
daß unter Hypoxie die energiereichen Phosphate im Gehirn unverändert bleiben, also kein genereller Energiemangel besteht, während schon frühzeitig Veränderungen im Transmitterstoffwechsel

auftreten. Diese könnten möglicherweise für die zentralnervösen
Symptome verantwortlich sein (11).

Wird die Glukosekonzentration im Blut, die normal 4 - 6 mmol/l
beträgt, durch Insulin, Hepatektomie oder ausgeprägtes Fasten
auf 2 - 3 mmol/l erniedrigt, so führt diese leichte Hypoglykämie
schnell zu Störungen im Sensorium und Bewußtsein. Im EEG läßt
sich gleichzeitig eine kontinuierliche Zunahme langsamer Wellen
im δ-Bereich beobachten (6). Die zerebrale Glukoseaufnahme ist
unter diesen Bedingungen um bereits ca. 40 % reduziert, hingegen bleiben O_2-Aufnahme und CO_2-Abgabe wie auch Laktat- und Py-
ruvatproduktion im Normbereich (4). Diese Befunde lassen auf einen oxidativen Abbau endogener Substrate (Kohlenhydratreserven,
Aminosäuren etc.) schließen. Sind die Blutzuckerwerte auf 1 mmol/l
oder darunter gesenkt, dann werden zunehmend deutlich zentrale
Störungen manifest; Symptome wie Stupor, myoklonische Zuckungen
und klonische Krämpfe treten auf, und schließlich fällt der Patient in ein tiefes Koma. In dieser Phase sind Glukoseaufnahme
und O_2-Verbrauch stark beeinträchtigt, um im Koma nur noch weniger als 20 % der Normalwerte zu betragen (6, 10). Durch Glukoseinfusion können die zentralen Funktionen und auch die Stoff-
wechselgrößen rasch und vollständig wieder normalisiert werden,
doch nach längeren schweren Hypoglykämien ist auch mit irreversiblen neurologischen Defekten mit im pathologischen Bereich
verbleibenden Stoffwechselwerten zu rechnen, vergleichbar den
Veränderungen nach Anoxie.

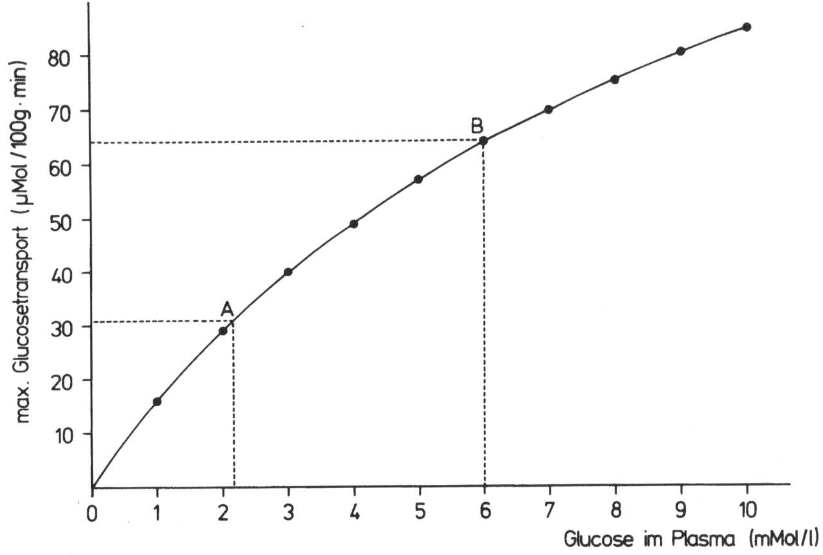

Abb. 2. Theoretisch-maximale zerebrale Glukoseaufnahme aus dem
Blut. Die Glukoseaufnahme (v) bei verschiedenen Glukosekonzentrationen (S) im Plasma wurde ermittelt aus der Michaelis-Men-
ten-Beziehung $v = V_{max}/(1 + K_M/S)$; K_M = 9 mmol, V_{max} = 1,6 µmol/
g/min (8). A: normaler Glukoseverbrauch des Gehirns
B: normale Glukosekonzentration im Plasma

34

Berechnet man aus den kinetischen Daten des Glukosetransports
(8) über die BHS den theoretisch maximalen Glukoseeinstrom ins
Gehirn, so erhält man die in Abb. 2 gezeigte Kurve. Bei Annahme
eines normalen Glukosebedarfes des Gehirns von ca. 30 µmol/100 g/
min wird demnach der Transport in das Gehirn bei Plasmakonzen-
trationen um 2 mmol/l und darunter zum limitierenden Schritt für
die Glukoseverwertung (Abb. 2, Punkt A). Intrazellulär ist hier
keine freie Glukose mehr zu finden. Das Auftreten der klinischen
Symptome deckt sich mit den theoretischen Betrachtungen. Damit
erhebt sich die Frage nach der Aufnahme und Verstoffwechslung
anderer Substrate aus dem Blut. Milchsäure und Brenztraubensäure scheinen hier keine nennenswerte Rolle zu spielen (6). Sobald
jedoch Ketonkörper wie Acetessigsäure und 3-Hydroxybuttersäure
im Blut vermehrt auftreten - in der Regel infolge eines gesteigerten Fettsäurenabbaus in der Leber im Rahmen von Fasten, Diabetes, Hyperlipidämie usw. -, werden diese auch vom Gehirn aufgenommen und in den Zitratzyklus eingeschleust (3, 6, 7). Die
Glukoseaufnahme wird entsprechend reduziert, auch bei Normoglyk-
ämie. Ketonkörpertransport und enzymatischer Abbau weisen nach
längerer Hyperketonämie deutlich gesteigerte Aktivitäten auf,
so daß nach wochenlangem Fasten nur noch ein Drittel des aufgenommenen O_2 für den Abbau der Glukose, der Rest aber für den der
Ketonkörper herangezogen wird; die CO_2-Abgabe ist unter diesen
Umständen merklich geringer (7). Da trotz herabgesetzter Glukoseaufnahme die Laktatabgabe eher über den Normalwerten liegt,
wird hier eine wesentlich größere Glukosefraktion (mehr als 40 %)
anaerob abgebaut. Korrelationen zwischen Ketonkörperaufnahme und
anaerobem Glukoseabbau, möglicherweise infolge einer gehemmten
Pyruvatoxidation, werden diskutiert (12). Im Gegensatz zur Hypoglykämie findet man unter hyperglykämischen Blutzuckerwerten keine wesentlichen Veränderungen im Stoffaustausch. Obwohl die Glukose im Gehirn ebenfalls zunimmt, bleibt der Stoffwechsel unbe-
einflußt (2, 5).

Stoffaustausch bei verändertem Energiebedarf des Gehirns

Zentral depressiv wirkende Pharmaka setzen die Aktivität des ZNS
herab und können Symptome wie Schlaf, Somnolenz oder Narkose
hervorrufen. Der zerebrale Energiestoffwechsel ist unter diesen
Substanzen gebremst und energiereiche Verbindungen wie Glykogen,
Glukose und Kreatinphosphat sind im Gewebe erhöht (5, 6). Dies
führt zu einer Senkung der O_2- und Glukoseaufnahme um 20 - 50 %
sowie zu verminderter Laktatabgabe ins Blut. Wir haben hierzu
auch Versuche mit dem isoliert perfundierten Rattenhirn durchgeführt und den Effekt eines Narkotikums (Thiopental) auf den
Hirnstoffwechsel bei verschiedenen Glukosekonzentrationen im
Blut untersucht (Abb. 3). Die unter Thiopental registrierte Glu-
koseerhöhung im Gehirn war in allen Versuchen gleich und damit
unabhängig von der bereits intrazellulär vorliegenden Glukose-
menge (5).

Im Krampfanfall ist der Energiebedarf des Gehirns wesentlich gesteigert; der intrazelluläre Glukoseabbau kann bis auf das Zehn-
fache anwachsen, wenngleich der Glukosetransport über die BHS
allenfalls auf das Dreifache ansteigen kann (Abb. 2, Punkt B)

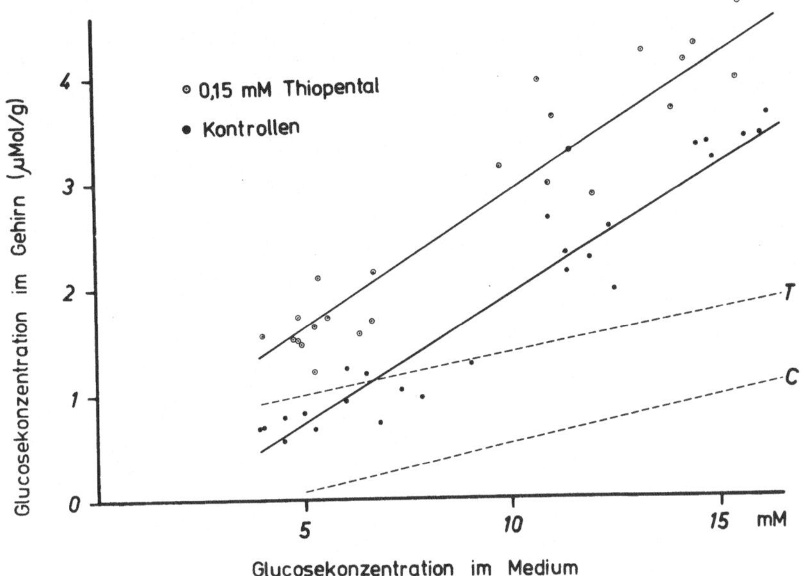

Abb. 3. Abhängigkeit der Glukosekonzentration im isolierten Rattenhirn von der Glukosekonzentration im Perfusionsmedium: Einfluß einer Thiopental-Narkose (5).
Dargestellt sind sowohl die unkorrigierten Glukosewerte (durchgezogene Linien) als auch die für einen Extrazellulärraum von 15 % korrigierten Werte (gestrichelte Linien) im Gehirn.
C: Kontrollversuche, n = 25   T: Versuche mit Thiopental, n = 25

und somit zum limitierenden Schritt werden muß, falls nicht deren Funktion ebenfalls verändert ist. Trotz einer auf ein Vielfaches der Norm erhöhten O_2-Aufnahme und einer relativ dazu noch größeren Steigerung der CO_2-Produktion kommt es zu einer Laktazidose mit länger nachhaltender forcierter Laktatabgabe ins Venenblut. Während der postiktalen Paralyse sind O_2- und Glukoseverbrauch und besonders die CO_2-Abgabe unterhalb der Normalwerte (9).

Stoffaustausch im Koma

Das Bewußtsein ist Resultat einer komplizierten integrativen Tätigkeit des ZNS und kann durch eine Reihe von Noxen gestört bzw. ausgeschaltet werden. Doch ähnlich wie zum Narkosemechanismus fehlen bislang genaue Kenntnisse über die pathophysiologischen Kausalitäten der Komagenese, d. h. sind beobachtete Veränderungen Ursache oder Wirkung eines Komas? Bei allen Komaformen sind ZNS-Funktion und zerebraler Stoffwechsel stark herabgesetzt. Der Stoffaustausch mit dem Blut ist entsprechend beeinträchtigt und weist in allen Fällen eine gewisse Uniformität auf. Die fehlende Spezifität für die auslösende Noxe spricht dafür, daß hier nur mehr generalisiert der dramatische Zustand des ZNS zum Ausdruck kommt. Beim Diabetiker sind, trotz exzessiver Glukose im Blut, die zerebrale Glukose- und O_2-Aufnahme allenfalls leicht

reduziert (2, 4). Kommt es aber zur Stoffwechselentgleisung im
Stadium des Präkomas und Coma diabeticum, so betragen diese Wer-
te nur mehr 20 - 40 % der Norm. Infolge der eingehenden schweren
Azidose und meist auch Ketose werden organische Säuren wie Milchsäure, Acetessigsäure und 3-Hydroxybuttersäure vermehrt aus dem
Blut aufgenommen und zum Teil auch oxidativ verstoffwechselt.
Möglicherweise spielen hier auch infolge der Hyperosmolarität
des Blutes veränderte Permeabilitätseigenschaften der BHS eine
Rolle (10). Die Situation im urämischen Koma ist der vorgenann-
ten sehr ähnlich: Auch hier liegen Glukose- und O_2-Verbrauch
unter 50 % der Norm und auch hier herrscht eine ausgeprägte Azidose in Gewebe und Liquor. Bei beiden Komaformen konnte nach erfolgreicher Behandlung der Azidose eine Normalisierung der zerebralen Funktion und des Stoffwechsels beobachtet werden (3).
Schwere Leberfunktionsstörungen führen zum gehäuften Auftreten
von potentiell toxischen Substanzen wie Ammoniak, Aminen, Phenol-
körpern usw. im Blut, die teilweise auch ins ZNS aufgenommen werden und für die auftretenden Enzephalopathien bis hin zum Coma
hepaticum verantwortlich gemacht werden. Erst im Präkoma und
Koma treten auch drastische Verminderungen im Stoffaustausch zu-
tage. Zerebrale Glukoseaufnahme und CO_2-Abgabe sind auf die Hälfte abgefallen, während der O_2-Verbrauch nicht in diesem Umfang
dezimiert ist.

Die enge Wechselbeziehung zwischen der Funktionslage des Gehirns
und seinem Stoffaustausch mit dem Blut sollte in dieser Darstellung skizziert werden. Die Betonung des Energiestoffwechsels mag
einseitig erscheinen, sie soll jedoch die unmittelbare Abhängigkeit dieses kontinuierlich stoffwechselaktiven Organs von der ad-
äquaten Versorgung durch das Blut unterstreichen und andererseits auch erkennen lassen, daß über den Austausch diverser anderer physiologisch wichtiger Stoffe, z. B. Aminosäuren, nur
spärliche Informationen vorliegen.

Literatur

1. COHEN, P. J., ALEXANDER, S. C., SMITH, T. C., REIVICH, M.,
   WOLLMAN, H.: Effects of hypoxia and normocarbia on cerebral
   blood flow and metabolism in conscious man. J. appl. Physiol.
   23, 183 (1967)

2. GOTTSTEIN, U.: The effect of insulin on cerebral glucose uptake in normal and diabetic human subjects. In: Brain work
   (eds. D. H. INGVAR, N. A. LASSEN). Kopenhagen: Munksgaard
   1975

3. GOTTSTEIN, U.: Diabetic and uremic coma. In: Brain work (eds.
   D. H. INGVAR, N. A. LASSEN). Kopenhagen: Munksgaard 1975

4. GOTTSTEIN, U., HELD, K.: Insulinwirkung auf den Hirnmetabo-
   lismus von Stoffwechselgesunden und Diabetikern. Klin. Wschr.
   45, 18 (1967)

5. HEIN, H., KRIEGLSTEIN, J., STOCK, R.: The effects of increased glucose supply and thiopental anesthesia on energy metabolism of the isolated perfused rat brain. Naunyn-Schmiedebergs Arch. Pharmacol. 289, 399 (1975)

6. McILWAIN, H., BACHELARD, H. S.: Biochemistry and the central nervous system. Edinburgh, London: Churchill Livingstone 1971

7. OWEN, O. E., MORGAN, A. P., KEMP, H. G., SULLIVAN, J. M., HERRERA, M. G., CAHILL, G. F.: Brain metabolism during fasting. J. clin. Invest. 46, 1589 (1967)

8. PARDRIDGE, W. M., OLDENDORF, W. H.: Transport of metabolic substrates through the blood-brain barrier. J. Neurochem. 28, 5 (1977)

9. PLUM, F., DUFFY, T. E.: The couple between cerebral metabolism and blood flow during seizures. In: Brain work (eds. D. H. INGVAR, N. A. LASSEN). Kopenhagen: Munksgaard 1975

10. RAPOPORT, S. I.: Blood-brain barrier in physiology and medicine. New York: Raven Press 1976

11. SIESJÖ, B. K., JOHANNSSON, H., NORBERG, K., SALFORD, L.: Brain function, metabolism and blood flow in moderate and severe arterial hypoxia. In: Brain work (eds. D. H. INGVAR, N. A. LASSEN). Kopenhagen: Munksgaard 1975

12. WILLIAMSON, D. H.: Measurements of arteriovenous differences in the study of substrate supply to the brain. Biochem. Soc. Trans. 4, 26 (1976)

Stoffwechselstörungen beim ischämischen Koma[1]

Von K. A. Hossmann

Das Gehirn reagiert auf eine Unterbrechung seiner Durchblutung
fast augenblicklich mit Bewußtseinsverlust (20); innerhalb von
weniger als 15 s wird das EEG isoelektrisch, und nach etwa 4 -
6 min depolarisieren die Zellmembranen der Neurone, wodurch jeg-
liche elektrische oder synaptische Erregbarkeit erlischt (14).
So rasch die Schädigung eintritt, so langsam bildet sie sich zurück, selbst wenn die Durchblutungsunterbrechung nur wenige Minuten beträgt. Aus experimenteller Sicht ist dies zunächst schwer
verständlich, da selbst nach sehr lang dauernder Ischämie spezifische Funktionen von Nervenzellen zurückkehren können. So läßt
sich beispielsweise nachweisen, daß bereits 15 min nach einem
einstündigen totalen Durchblutungsstillstand die Zellmembranen
repolarisiert sind und 1 h später EEG-Aktivitäten zurückkehren
können (14).

Die Ursachen für die Diskrepanz zwischen der relativ raschen Erholung neuronaler Grundfunktionen und der verzögerten - bei langen Ischämiezeiten ausbleibenden - Rückkehr höherer integrativer
Leistungen des Gehirns sind äußerst komplex und bisher nur un-
vollständig bekannt. Eine wesentliche, wenn auch nicht ausschließ-
liche Rolle spielen Stoffwechselstörungen, die wiederum häufig
von anderen Faktoren, wie z. B. sekundären Durchblutungsstörungen, abhängen (1). In der vorliegenden Übersicht werden einige
dieser Störungen dargestellt, die in den vergangenen Jahren tier-
experimentell nach totaler Durchblutungsunterbrechung des Gehirns
untersucht wurden und die für die Interpretation des ischämischen
Komas von Bedeutung sein dürften.

Energiestoffwechsel

Das Gehirn bezieht seinen Energiebedarf fast ausschließlich aus
dem oxydativen Abbau von Glukose. Dabei werden bei vollständiger Oxydation von 1 mol Glukose 38 mol ATP gebildet.

$$\text{Glukose} + 6\ O_2 + 38\ ADP + 38\ Pi \rightarrow 6\ CO_2 + 38\ ATP + 44\ H_2O \quad (1)$$

Der Sauerstoffbedarf des Hirns schwankt je nach Tierart und Bewußtseinslage etwa zwischen 1,5 und 3 µmol/g/min, d. h. der Energieverbrauch des Hirns, ausgedrückt als energiereiche Phosphatbindungen, liegt etwa zwischen 10 und 20 µmol/g/min (6). Die für
die Energieversorgung notwendige Glukose und Sauerstoff werden
dem Hirn kontinuierlich über das Blut zugeführt, wobei weniger

---

[1]Unterstützt durch die Deutsche Forschungsgemeinschaft

als 5 % des verfügbaren Blutzuckers, aber fast die Hälfte des
im Blut gebundenen Sauerstoffs in das Hirn aufgenommen werden.
Das im Vergleich zum Blutzucker wesentlich geringere Angebot an
Sauerstoff ist von großer pathophysiologischer Bedeutung. Da bei
allmählicher Drosselung der Durchblutung die Sauerstoffzufuhr
eher als die Glukosezufuhr kritische Werte erreicht, muß das
Hirn die weiterhin verfügbare Glukose anaerob abbauen. Bei un-
vollständiger Ischämie können somit Stoffwechselbedingungen eintreten, die jener der respiratorischen Anoxie ähneln (21).

Wird die Durchblutung vollständig unterbrochen, so ist das Hirn
auf die im Gewebe gespeicherten Energievorräte angewiesen. Als
primäre Energieträger dienen die energiereichen Phosphate, als
sekundäre Reserven die im Gewebe gespeicherte Glukose und Glykogen. Letztere müssen jedoch anaerob abgebaut werden, wobei die
Energieausbeute bei der Verstoffwechselung der Glukose von 38
auf 2 und des Glykogens auf 3 µmol ATP zurückgeht.

Glukose + 2 ADP + 2 Pi $\longrightarrow$ 2 Milchsäure + 2 ATP (2)

Bei einem ungefähren Substratgehalt von 4 µmol Kreatinphosphat,
3 µmol ATP, 5 µmol Glukose und 4 µmol Glykogen pro g Hirngewebe
stehen insgesamt nur etwa 25 µmol energiereiche Phosphatbindungen
zur Verfügung, die bei uneingeschränkter Funktion des Hirns innerhalb von weniger als 2 min aufgebraucht sein würden. In Wirk-
lichkeit erfolgt der Zusammenbruch des Energiestoffwechsels später, da bereits 20 s nach Beginn der Ischämie das EEG abflacht
und damit der Energiebedarf des Hirns drastisch gesenkt wird.
Aber trotz dieses von BITO und MYERS (3) als shut-down bezeich-
neten Schutzmechanismus bricht der Energiestoffwechsel spätestens
nach 5 min vollständig zusammen. Damit kommen auch die energie-
abhängigen Ionenaustauschpumpen zum Stillstand, die Zellmembranen
depolarisieren, und die Erregbarkeit der Neurone erlischt (termi-
nale Depolarisation) (5, 11).

Im Gegensatz zu der früher vertretenen Ansicht ist dieser Vorgang jedoch nicht irreversibel (11). Innerhalb weniger als 30 min
werden selbst nach einer einstündigen vollständigen Durchblutungsunterbrechung mehr als 60 % der energiereichen Phosphate resynthetisiert (13). Die während der Ischämie vollständig erschöpf-
ten Glukose- und Glykogenvorräte werden in der gleichen Zeit auf-
gefüllt und steigen später sogar über den Ausgangswert an. Die
im Gewebe angereicherte Milchsäure wird abgebaut oder ausgeschie-
den, und der in Abhängigkeit vom zytoplasmatischen Redox-Poten-
tial angestiegene Laktat-Pyruvat-Quotient normalisiert sich
(Abb. 1).

Der zunächst noch verminderte Gehalt an ATP beruht darauf, daß
ein Teil der Adeninnukleotide während der Ischämie abgebaut wird
und de novo resynthetisiert werden muß (17). Durch Applikation
von markiertem Natriumformiat läßt sich nachweisen, daß in der
frühen Erholungsphase die Purin-de novo-Synthese im Vergleich
zu Kontrolltieren über die Norm aktiviert ist (Abb. 2). Wegen
der insgesamt langsamen Syntheseleistung ist jedoch die vollständige Auffüllung der ATP-Reserven erst nach längeren Zeit-
räumen zu erwarten (17).

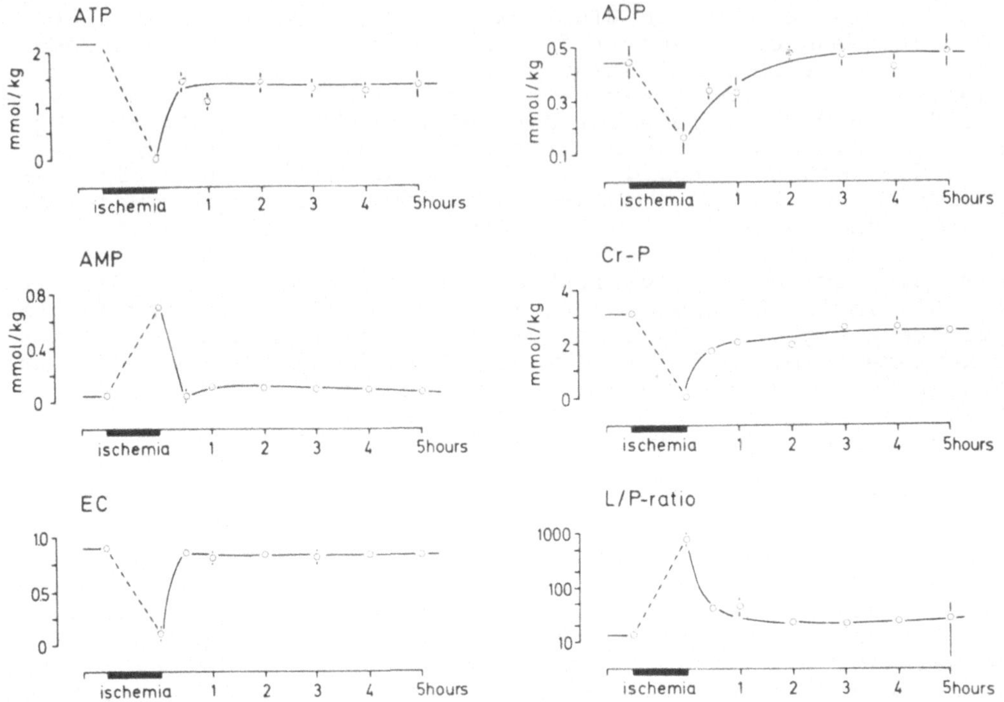

Abb. 1. Gewebekonzentrationen verschiedener Substrate des Energiestoffwechsels vor, während und zu verschiedenen Zeiten im Anschluß an eine einstündige totale Ischämie des Katzenhirns. ATP: Adenosintriphosphat, ADP: Adenosindiphosphat, AMP: Adenosinmonophosphat, CrP: Kreatinphosphat, EC: Energiepotential der Adeninnukleotide, L/P-ratio: Laktat-Pyruvat-Quotient (Nach 13)

Trotz der verminderten Konzentration an ATP und Kreatinphosphat besteht selbst während der frühen Erholungsphase kein Energiedefizit. Einen Hinweis hierauf gibt das von ATKINSON beschriebene Energiepotential der Adeninnukleotide (2):

$$EC = \frac{ATP + 0,5 \cdot ADP}{ATP + ADP + AMP} \qquad (3)$$

Das Energiepotential liegt beim intakten Hirn über 0,9 und sinkt ab, sobald ein Mißverhältnis zwischen Energieerzeugung und Energieverbrauch des Hirns auftritt (2). Im Anschluß an eine einstündige Ischämie kehrt das Energiepotential trotz niedriger ATP-Werte innerhalb von 30 min auf seinen Ausgangswert zurück (Abb. 1). Daraus kann geschlossen werden, daß in der Erholungsphase nach lang dauernder Ischämie trotz erniedrigtem ATP-Gehalt kein Energiedefizit vorliegt.

Ein hohes Energiepotential bedeutet allerdings nicht, daß auch der Energieumsatz des Hirns im Normbereich liegt, da bei vermindertem Energiebedarf auch eine stark gedrosselte oxydative Phosphorylierung die Auffüllung der Energiereserven ermöglichen wür-

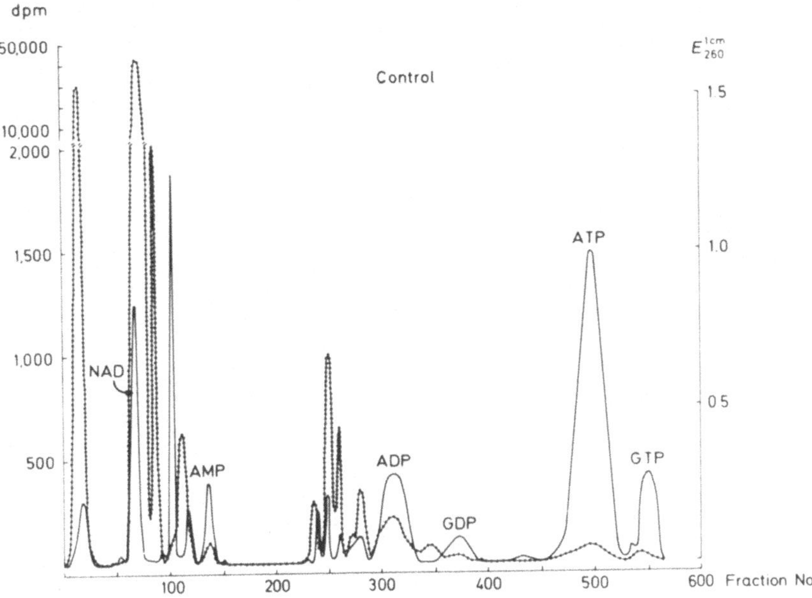

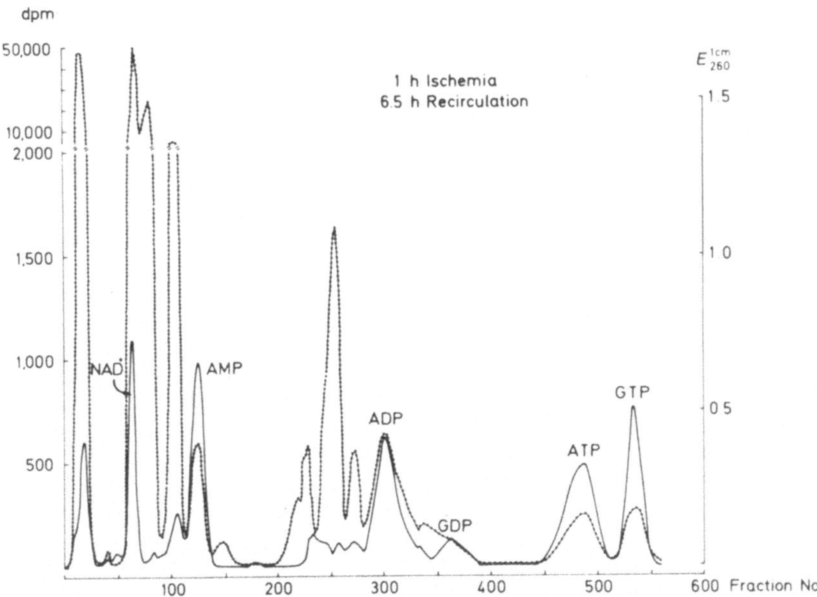

Abb. 2. Chromatographische Darstellung der zerebralen Purinnukleotide vor und 6,5 h nach einer einstündigen totalen Ischämie des Katzenhirns. Die Tiere erhielten 1 h vor Entnahme des Hirns eine intravenöse Injektion von Natrium-(^{14}C)-Formiat (100 µCi/kg) (Nach 17)

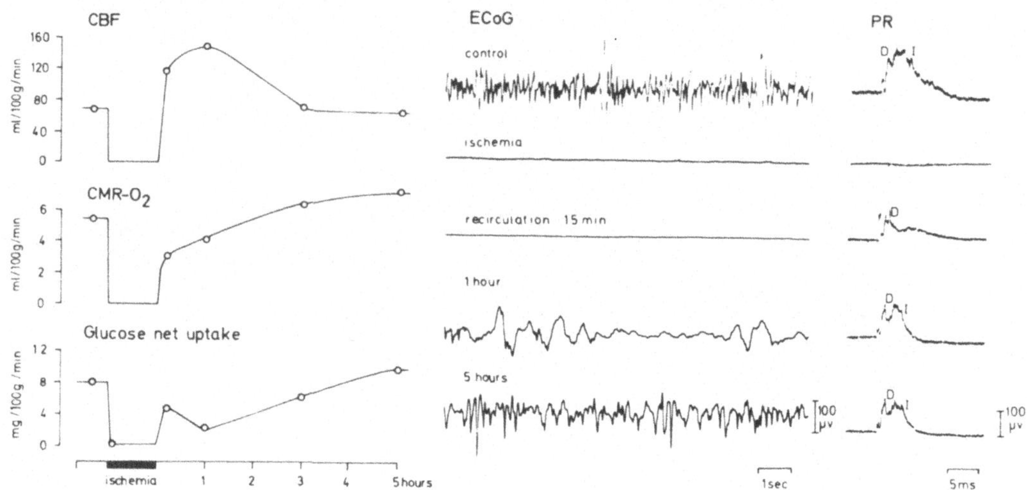

Abb. 3. Beziehung zwischen der Erholung elektrophysiologischer
Funktionen und Sauerstoff- und Glukoseverbrauch des Hirns während
der Erholung nach einstündiger totaler Ischämie des Katzenhirns.
ECoG: Elektrokortikogramm, PR: Pyramidale Reizantwort nach elektrischer Aktivation des motorischen Kortex; CBF: Hirndurchblutung; Glucose uptake: Glukoseverbrauch des Hirns; CMRO2: Sauerstoffverbrauch des Hirns (HOSSMANN, SAKAKI, KIMOTO: Unveröffentlichte Ergebnisse)

de (13). Wird der Sauerstoffverbrauch als Indikator des Energie-
verbrauchs herangezogen, so stellt sich heraus, daß in der frühen Erholungsphase, während derer das EEG isoelektrisch ist, der
Sauerstoffverbrauch tatsächlich weniger als die Hälfte seines
Ausgangswertes beträgt (Abb. 3). Erst mit beginnender Erholung
des EEG steigt der Sauerstoffverbrauch und parallel dazu der Glukoseverbrauch allmählich an.

Im weiteren Verlauf der Erholung kommt es zu einer erheblichen
Zunahme der metabolischen Aktivität, die den Ausgangswert weit
übersteigen kann (postischämischer Hypermetabolismus). Dies ist
besonders deutlich nach relativ kurz dauernden Ischämien, bei
denen keine Rezirkulationsstörungen auftreten und bei denen das
Sauerstoffangebot genügend hoch ist, um den erhöhten Sauerstoffbedarf decken zu können (Abb. 4). Nach längeren Ischämien von
30 - 60 min Dauer ist jedoch als Folge der postischämischen Hypo-
perfusion (19) das Sauerstoffangebot erniedrigt, so daß selbst
bei fast vollständiger Ausschöpfung des Blutsauerstoffs der Sauerstoffverbrauch nur geringfügig über den Ausgangswert ansteigen
kann. Statt dessen kommt es zu einer Steigerung des Glukoseverbrauchs
brauchs bis auf das Dreifache und damit zu einer Stimulation
der anaeroben Glykolyse (Abb. 5). Es ist anzunehmen, daß derartige sekundäre relative Hypoxien die Erholung des Hirns ungünstig
beeinflussen, da nicht nur die anaerobe Energieausbeute vermindert ist, sondern auch durch die dabei auftretende Laktazidose
die Osmolalität des Hirns ansteigt und somit eine sekundäre Hirnschwellung provoziert werden kann (12). Aus therapeutischer Sicht

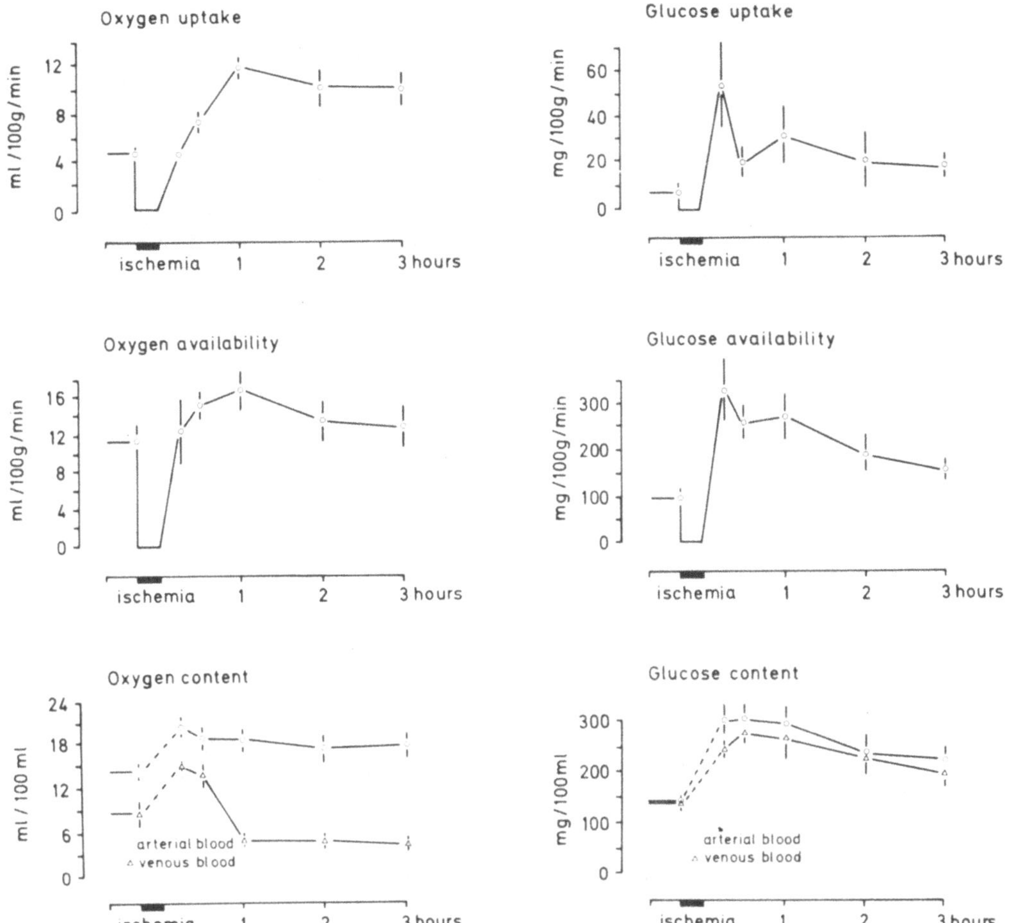

Abb. 4. Postischämischer Hypermetabolismus nach 15minütiger totaler Ischämie des Katzengehirns. Oxygen uptake: Sauerstoffverbrauch des Hirns; oxygen availability: Sauerstoffverfügbarkeit; oxygen content: Sauerstoffgehalt des arteriellen Blutes (Kreise) und des zerebralvenösen Blutes (Dreiecke). Darstellung des Glukoseverbrauchs entsprechend (HOSSMANN, NEMOTO: Unveröffentlichte Ergebnisse)

ist es deshalb sinnvoll, den postischämischen Hypermetabolismus - etwa durch Barbiturate oder Hypothermie - während der Erholungsphase zu drosseln.

Eiweißstoffwechsel

Während der Ischämie wird die Proteinbiosynthese, die ein stark endergener Prozeß ist, vollständig inhibiert (15). Die Inhibition erfolgt so plötzlich, daß die verschiedenen metabolischen Schritte im Verlauf eines Translationszyklus (Ketteninitiierung,

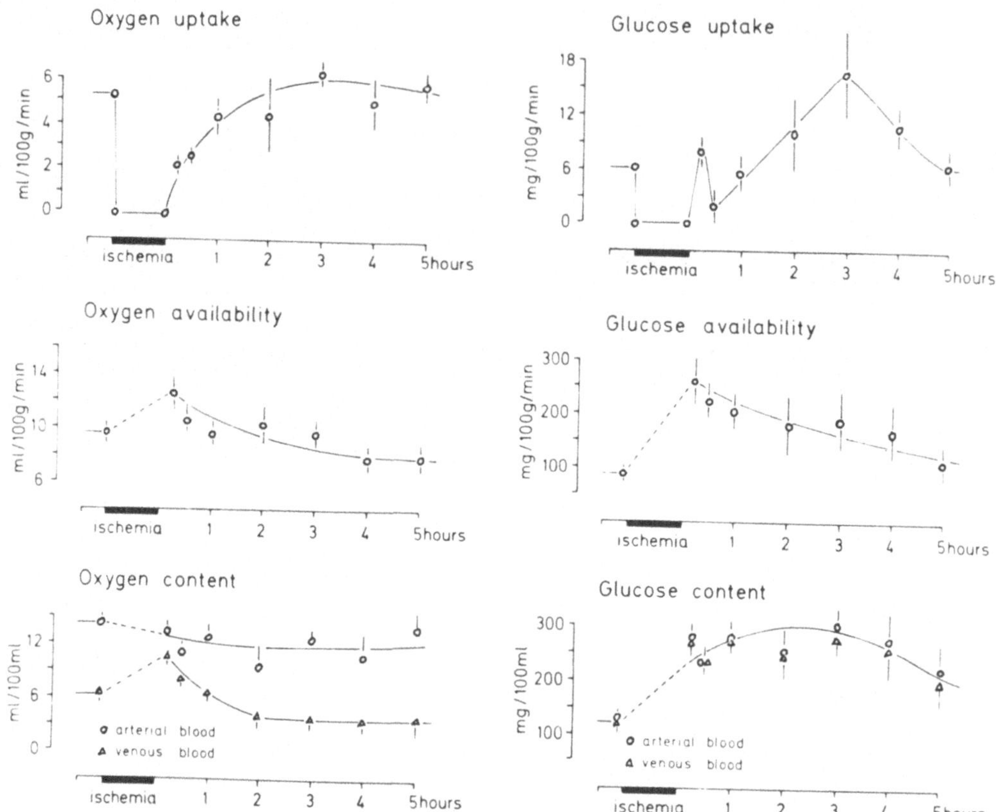

Abb. 5. Sauerstoff- und Glukoseverbrauch nach 60minütiger totaler Ischämie des Katzenhirns. Gleiche Darstellung wie in Abb. 4 (Aus 13)

-elongation und -termination) gleichzeitig blockiert werden und die Ribosomen in ihrer jeweiligen Anordnung zur messenger-RNS verharren. Sobald jedoch das Hirn im Anschluß an eine Ischämie mit Blut rezirkuliert wird und energiereiche Phosphate erneut zur Verfügung stehen, erholen sich die metabolischen Prozesse, die für die Kettenelongation und -termination verantwortlich sind, rascher als jene, die dieKetteninitiierung bewirken. Die Folge ist eine Desaggregation der Polyribosomen, die sich nur sehr langsam zurückbildet und die begleitet wird von einer entsprechenden Inhibition der Proteinbiosynthese (15) (Abb. 6).

Interessanterweise sind jene Faktoren, die für die Inhibition der Ketteninitiierung verantwortlich sind, nicht während, sondern erst im Anschluß an die Ischämie - nach Beginn der Rezirkulation - nachzuweisen. Werden Ribosomen am Ende einer Ischämie isoliert und ihre Synthesekapazität in vitro gemessen, so unterscheiden sie sich nicht von normalen Ribosomen. Eine deutliche Inhibition der Proteinbiosynthese tritt jedoch immer dann auf, wenn das ischämische Hirn für eine kurze Zeit mit Blut rezirkuliert wurde (7) (Abb. 7).

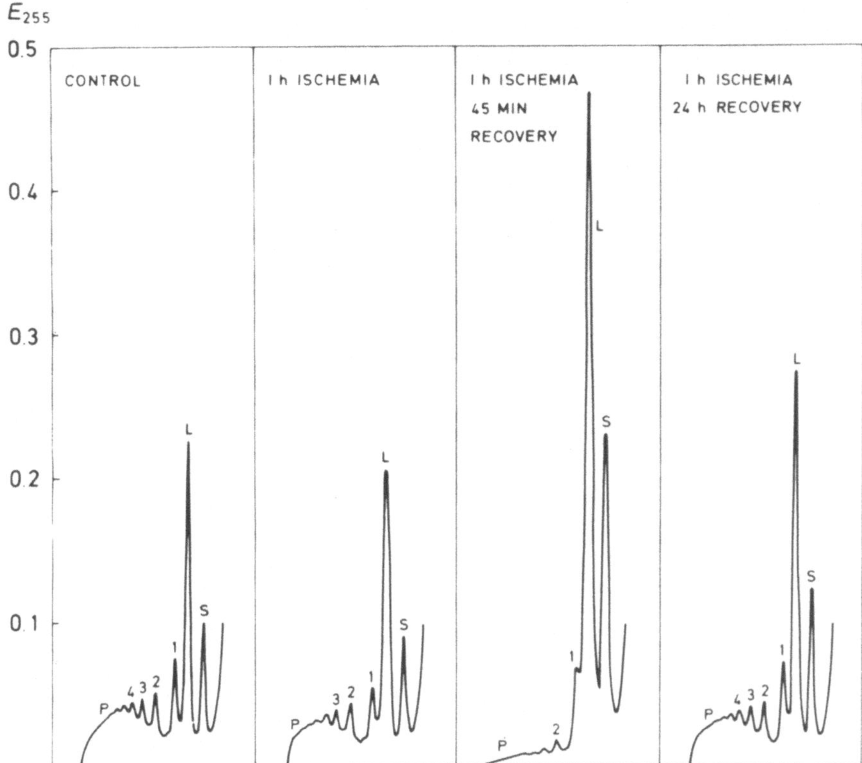

Abb. 6. Polysomenprofile vor und zu verschiedenen Zeiten nach
einer einstündigen totalen Ischämie des Affenhirns. Die Polyribosomen (P), Oligoribosomen (2 - 4), Monoribosomen (1), große
(L) und kleine (S) ribosomale Untereinheiten wurden auf expo-
nentiellen Glukosegradienten getrennt. Die Sedimentationsrich-
tung ist durch den Pfeil angedeutet (Nach KLEIHUES et al.: Brain
Res. 95, 61 (1975))

Die Inhibition der Proteinbiosynthese im Anschluß an die Ischämie
betrifft alle Gewebselemente in gleichem Maße, eine selektive
Schädigung der Neurone liegt nicht vor. Dies läßt sich autora-
diographisch nach Applikation von markierten Aminosäuren nachweisen, die in die Hirnproteine eingebaut werden (16). Derartige Autoradiogramme unterscheiden sich qualitativ nicht von normalen Bildern, so daß aus biochemischer Sicht keine Hinweise für
eine selektive Schädigung bestimmter Zellelemente bestehen.

Stoffwechsel der Aminosäuren, Monoamine und Phospholipide

Der Aminosäurenstoffwechsel wird während der Ischämie stark in
Mitleidenschaft gezogen und kann sich während der Rezirkulation
nach Ischämie weiter verschlechtern (Abb. 8). Alanin, GABA, Glutamin, Asparagin und Valin steigen in ihrer Konzentration an,
während Glutamat und Aspartat absinken. Serin, Glycin und Threonin

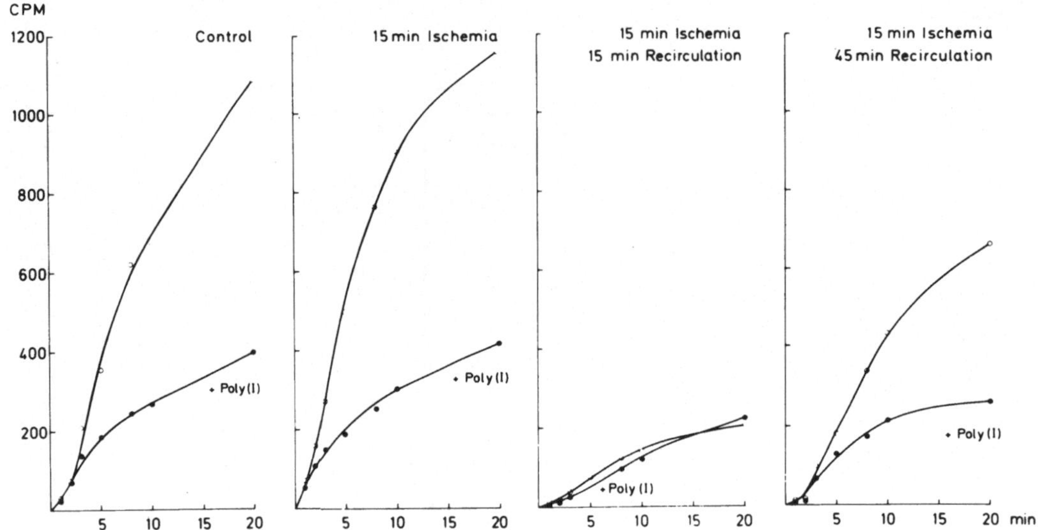

Abb. 7. In vitro-Proteinsynthese vor und zu verschiedenen Re-
zirkulationszeiten nach einer 15minütigen totalen Kompressions-
ischämie des Rattenhirns. Die Synthesekapazität der Ribosomen
wurde im postmitochondrialen Überstand nach Zugabe von L-(^{14}C)-
Phenylalanin bestimmt. Die Zugabe von Poly (I) bewirkte nach
15minütiger Rezirkulation keine weitere Inhibition der Proteinsynthese, woraus geschlossen wird, daß die postischämische Inhibition der Proteinsynthese auf einer Inhibition der Ketteninitiierung beruht (Nach 7)

bleiben während der Ischämie unverändert, steigen in ihrer Konzentration aber mit beginnender Rezirkulation allmählich an (9,
18). Die Ursachen für diese Veränderungen sind bisher nur wenig
untersucht worden. Prozesse, die hierbei eine Rolle spielen
dürften, sind katabole Veränderungen der Proteine, Konzentra-
tionsänderungen in Abhängigkeit von Störungen des Zitronensäurezyklus sowie Änderungen des Aminosäurentransportes in das Hirn
(9, 18).

Eine interessante Beziehung besteht zwischen den Gewebekonzentrationen der Aminosäuren und der Erholung der elektrischen Aktivität des Hirns. Aminosäuren, die einen erregenden Einfluß auf
die kortikalen Neurone ausüben, wie Glutamat und Aspartat, sind
nach der Ischämie vermindert, während GABA, das eine Inhibition
bewirkt, stark vermehrt ist. Besonders deutlich wird diese Verschiebung, wenn der GABA-Glutamat-Quotient gebildet wird. Im
Anschluß an die Ischämie ist dieser Quotient bis auf das Vier-
fache erhöht, sobald das EEG sich zu erholen beginnt, sinkt er
jedoch auf den Ausgangswert zurück (Abb. 8).

Biochemische Veränderungen, die ebenfalls einen unmittelbaren
Einfluß auf die elektrophysiologischen Funktionen des Hirns ausüben, betreffen die Monoamine. Insbesondere Noradrenalin und
5-Hydroxytryptamin sinken im Verlauf der Ischämie erheblich ab,

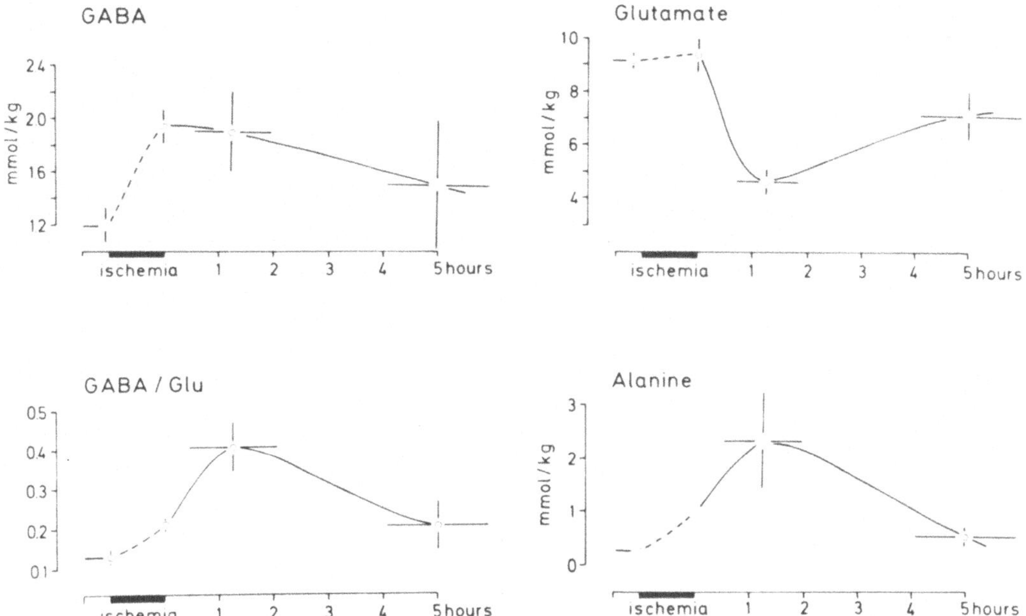

Abb. 8. Konzentration von Glutaminsäure, Alanin und GABA sowie
des GABA-Glutaminsäure-Quotienten vor und zu verschiedenen Zeiten nach einer einstündigen totalen Ischämie des Katzenhirns
(Nach KOBAYASHI et al.: In: Blood flow and metabolism in the
brain (eds. M. HARPER et al.). Edinburgh: Churchill Livingstone
1975

so daß daraus ein Defizit an Neurotransmittern entstehen kann
(transmitter failure) (4).

Von indirekter Bedeutung für die Erholung dürften weiterhin katabole Veränderungen der Phospholipide sein. Während einer 30mi-
nütigen Ischämie sinkt der Gesamtgehalt an Phospholipiden um
fast 20 % ab und der der freien Fettsäuren steigt entsprechend
an, so daß dadurch eine hemmende Rückwirkung auf die mitochondrialen Funktionen entstehen kann (10). In neuerer Zeit sind als
auslösendes Moment Reaktionen mit freien Radikalen diskutiert
worden. Bei plötzlichem Sauerstoffentzug während der Ischämie
können natürlich vorkommende freie Radikale wie FAD oder Koen-
zym Q außer Kontrolle geraten, wodurch es zur Peroxydation von
Membranlipiden und damit zu einer Schädigung der Mitochondrien-
membranen kommen kann (8). Die erstaunlichen therapeutischen Erfolge, die in den vergangenen Jahren durch postischämische Applikation von Barbituraten erzielt wurden, sind möglicherweise darauf zurückzuführen, daß diese in der Lage sind, freie Radikale
abzufangen und damit die hierdurch ausgelösten Störungen zu verhindern (21).

Schlußfolgerung

Die dargestellten Stoffwechselstörungen stützen sich auf Beobachtungen, die im Tierexperiment nach vollständiger Durchblutungsunterbrechung bis zu 1 h Dauer und nachfolgender Rezirkulation, also unter extremen Versuchsbedingungen, gewonnen wurden. Unter derartigen Bedingungen ist das durch die Ischämie bedingte Koma außerordentlich lang, wenn nicht sogar irreversibel. Überraschend ist, daß hierbei Energiedefizite keine entscheidende Rolle spielen, was gut in Übereinstimmung steht zu Beobachtungen an anderen Formen des metabolisch bedingten experimentellen Komas. Obwohl kein Zweifel daran besteht, daß der vorübergehende Zusammenbruch des Energiestoffwechsels in der Pathogenese der initialen ischämischen Schädigung und damit des ischämischen Komas von zentraler Bedeutung ist, scheint dennoch festzustehen, daß die Folgeerscheinungen der energetischen Störungen für den pathologischen Prozeß von weitreichenderer Bedeutung sind, als das auslösende Moment selbst. Der Nachweis eines funktionsfähigen Energiestoffwechsels nach Ischämie ist deshalb noch kein ausreichender Hinweis dafür, daß ein ischämisches Koma reversibel ist.

Literatur

1. AMES III, A., WRIGHT, R. L., KOWADA, M., THURSTON, J. M., MAJNO, G.: Cerebral ischemia. II. The no-reflow phenomenon. Amer. J. Path. <u>52</u>, 437 (1968)

2. ATKINSON, D. E.: The energy charge of the adenylate pool as a regulatory parameter: Interaction with feedback modifiers. Biochemistry <u>7</u>, 4030 (1968)

3. BITO, L. Z., MYERS, R. E.: On the physiological response of the cerebral cortex to acute stress (reversible asphyxia). J. Physiol., Lond., <u>221</u>, 349 (1972)

4. BROWN, R. M., CARLSSON, A., LJUNGGREN, B., SIESJÖ, B. K., SNIDER, S. R.: Effect of ischemia on monoamine metabolism in the brain. Acta physiol. scand. <u>90</u>, 789 (1974)

5. BURES, J., BURESOVA, O.: Die anoxische Terminaldepolarisation als Indicator der Vulnerabilität der Großhirnrinde bei Anoxie und Ischämie. Pflügers Arch. <u>264</u>, 325 (1957)

6. COHEN, M. M.: Biochemistry of cerebral anoxia, hypoxia and ischemia. Monogr. Neural. Sci. <u>1</u>, 1 (1973)

7. COOPER, H. K., ZALEWSKA, T., KAWAKAMI, S., HOSSMANN, K.-A., KLEINHUES, P.: The effect of ischaemia and recirculation on protein synthesis in the rat brain. J. Neurochem. <u>28</u>, 929, (1977)

8. FLAMM, E. S., DEMOPOULOUS, H. B., SELIGMAN, M. L., RANSOHOFF, J.: Possible molecular mechanisms of barbiturate-mediated protection in regional cerebral ischemia. Acta neurol. scand. <u>56</u>, Suppl. 64, 150 (1977)

9. FOLGERGROVA, J., LJUNGGREN, B., NORBERG, K., SIESJÖ, B. K.: Influence of complete ischemia on glycolytic metabolites, citric acid cycle intermediates, and associated amino acids in the rat cerebral cortex. Brain Res. $\underline{80}$, 265 (1974)

10. HINZEN, D. H., ISSELHARD, W., FÜSGEN, I., MÜLLER, U.: Phospholipid-Stoffwechsel und Funktion des Säugergehirns in vivo. I. Katabole Veränderungen der Phospholipide in verschiedenen Anteilen des Kaninchengehirns während Ischämie. Pflügers Arch. $\underline{318}$, 117 (1970)

11. HOSSMANN, K.-A.: Cortical steady potential, impedance and excitability changes during and after total ischemia of cat brain. Exp. Neurol. $\underline{32}$, 163 (1971)

12. HOSSMANN, K.-A.: Development and resolution of ischemic brain swelling. In: Dynamics of brain edema (eds. H. PAPPIUS, W. FEINDEL), p. 219. Berlin, Heidelberg, New York: Springer 1976

13. HOSSMANN, K.-A., SAKAKI, S., KIMOTO, K.: Cerebral uptake of glucose and oxygen in the cat brain after prolonged ischemia. Stroke $\underline{7}$, 301 (1976)

14. HOSSMANN, K.-A., SATO, K.: Effect of ischaemia on the function of the sensorimotor cortex in cat. Electroenceph. clin. Neurophysiol. $\underline{30}$, 535 (1971)

15. KLEIHUES, P., HOSSMANN, K.-A.: Protein synthesis in the cat brain after prolonged cerebral ischemia. Brain Res. $\underline{35}$, 409 (1971)

16. KLEINHUES, P., HOSSMANN, K.-A.: Regional incorporation of L-(3-^{3}H)-tyrosine into cat brain proteins after 1 hour of complete ischemia. Acta neuropath. $\underline{25}$, 313 (1973)

17. KLEINHUES, P., KOBAYASHI, K., HOSSMANN, K.-A.: Purine nucleotide metabolism in the cat brain after one hour of complete ischemia. J. Neurochem. $\underline{23}$, 417 (1974)

18. KOBAYASHI, K., KAWAKAMI, S., HOSSMANN, K.-A., KLEIHUES, P.: Free amino acids in the cat brain during cerebral ischemia and subsequent recirculation. In: Blood flow and metabolism in the brain (eds. M. HARPER et al.), p. 10.3.. Edinburgh: Churchill Livingstone 1975

19. NEMOTO, E. M., SNYDER, J. V., CARROLL, R. G., MORITA, H.: Global ischemia in dogs: Cerebrovascular CO_2 reactivity and autoregulation. Stroke $\underline{6}$, 425 (1975)

20. OPITZ, E., SCHNEIDER, M.: Über die Sauerstoffversorgung des Gehirnes und den Mechanismus der Mangelwirkungen. Ergebn. Physiol. $\underline{46}$, 126 (1950)

21. SIESJÖ, B. K., CARLSSON, C., HÄGERDAL, M., NORDSTRÖM, C.-H.: Brain metabolism in the critically ill. Crit. Care Med. $\underline{4}$, 283 (1976)

Zum Einfluß von Pharmaka auf den Bewußtseinszustand

Von R. Krebs

Unter dem Gesichtspunkt, daß der Bewußtseinsgestörte oder bewußtlose Patient in der Klinik zur Sicherung seiner Vitalfunktionen therapeutischen Interventionen unterworfen werden muß,
die zunächst unabhängig von der Frage seiner Bewußtseinslage
sind, steht bei der Betrachtung dieses Themas nicht die Bewußtseinsaufhellung, sondern die Wirkung von Pharmaka im Vordergrund,
die potentiell den Bewußtseinszustand verschlechtern könnten.
Kausal verknüpft sind beide therapeutischen Ansätze - die Sicherung der Vitalfunktion und die erwünschte Bewußtseinsaufhellung -
bei einigen Erkrankungen, die durch Korrektur eines in der Peripherie sich abspielenden pathologischen Prozesses behoben werden können, z. B. die Wirkung von Insulin beim diabetischen Koma oder die Applikation von Glukose bei Hypoglykämien.

Prinzipien der Änderungen im Bewußtsein durch Pharmaka

Änderungen im Bewußtsein sind nur zwischen Normallage und Minus-
bereich bzw. umgekehrt möglich. Qualitative Aspekte der Bewußt-
seinserweiterung werden daher heute als Möglichkeit eines pharmakologischen Ansatzpunktes weitgehend abgelehnt. Man kann die
Wirkung der Psychostimulanzien mit dem Auftreten optischer,
akustischer, taktiler und eventuell sogar halluzinatorischer
Phänomene eher als eine Enthemmung höherer, inhibitorisch wir-
kender Zentren verstehen.

Unter Einbeziehung der bereits vorgetragenen physiologischen
und pathophysiologischen Erkenntnisse, insbesondere der Abhängigkeit des Gehirns von der Zufuhr an Nährstoffen und Sauerstoff,
ergeben sich für die Wirkung von Pharmaka auf den Bewußtseinszustand zwei prinzipielle Ansatzpunkte:
1. Direkter Angriff am zentralen Nervensystem.
2. Indirekte Veränderungen der Bewußtseinslage durch Variation
   der Substratzufuhr.

Unterstützend für die Wertungsmöglichkeit der im folgenden zu
besprechenden Wirkung einzelner Pharmaka muß vorweg festgestellt
werden, daß diese nicht dem "alles oder nichts"-Gesetz folgen.
Sowohl quantitativ als auch qualitativ ist die Wirkung aller
Pharmaka durch eine Reihe von Einflußgrößen relativiert. Diese
Einflußgrößen hängen mit der bestehenden Grundkrankheit zusammen. Wesentlichste Größen sind die Ausgangslage vor Applikation
des Pharmakons sowie Einflüsse der Krankheit auf die Pharmakokinetik der Substanz. Leider sind jedoch bisher für die meisten
Substanzen die Ursachen für beobachtbare Wirkungsänderungen nicht
eindeutig bekannt. Als Beispiel sei die exzessive Zunahme der
Sensibilität von Patienten mit Leberinsuffizienz gegenüber Opiaten genannt. Der Versuch, diesen Effekt auf eine Änderung der

Metabolisierung dieser Substanz in der Leber zurückzuführen, ergab ein negatives Ergebnis (1). Dies bestätigt die auch aus Untersuchungen anderer Pharmaka gewonnene Erkenntnis, daß eine Änderung der Metabolisierung von Pharmaka für die Veränderung ihrer Wirkung, soweit es den Abbau in der Leber betrifft, nur unter der Bedingung einer extrem pathologisch veränderten Leberfunktion bedeutsam wird. Im Vergleich dazu spielt die Nierenfunktion für quantitative Änderungen der meisten Pharmakawirkungen eine ungleich bedeutungsvollere Rolle. In dieser Hinsicht muß berücksichtigt werden, daß eine Einschränkung der glomerulären Filtration von Pharmaka bereits beobachtet werden kann, wenn die Werte für das Serumkreatinin bzw. den Serumharnstoff noch normal sind. Dementsprechend wird eine durch Eliminationseinschränkung hervorgerufene Steigerung der Wirkung von Pharmaka mit zunehmendem Lebensalter auch bei nicht pathologisch veränderter Nierenfunktion gefunden. Die Ursache dafür wird aus einer Untersuchung von KRISTENSEN et al. (3) deutlich, in der Patienten zwischen dem 20. und 90. Lebensjahr, bei denen ein im Normbereich liegendes Serumkreatinin festgestellt wurde, eine um mehr als 50 % in den Extremaltern differierende glomeruläre Filtrationsrate aufwiesen (Tabelle 1).

Tabelle 1. Veränderung der renalen Eliminationsvorgänge bei nierengesunden Menschen in Abhängigkeit vom Lebensalter (Modifiziert nach KRISTENSEN et al., 1974)

Alter (Jahre)	Endogene Kreatininclearance (ml/min)	Serumkreatinin (mg%)
20 - 50	94	0,97
50 - 70	75	0,95
70 - 90	43	0,98

<u>Einschränkung des Bewußtseinszustandes durch Pharmaka</u>

Aus zahlreichen Substanzklassen sind Bewußtseinsverluste aufgrund indirekter Wirkungen bekannt. Sie lassen sich auf eine Unterbrechung der Substratzufuhr zum Gehirn aufgrund von Blutdruckabfällen unterschiedlichster Ursache zurückführen:

Periphere Gefäßerweiterung:	Nitrate, Papaverin, Antihypertensiva, Morphin bei begleitender Hypovolämie, anaphylaktische Reaktionen unter verschiedenen Pharmaka.
Negativ inotrope Wirkung:	Antiarrhythmika, ß-Rezeptorenblocker bei latenter Herzinsuffizienz.
Rhythmusstörungen und AV-Überleitungsstörungen:	Antiarrhythmika, Herzglykoside, ß-Sympathikomimetika.

52

Von den qualitativen Veränderungen des Bewußtseins seien Angst-
zustände (ß-Sympathikomimetika), Psychosen (besonders Reserpin,
α-Methyldopa, Glukokortikoide, Chinidinintoxikation), euphorische
Zustände (Morphinderivate, Glukokortikoide) und komatöse Zustände (wie z. B. nach lokal wirksamen α-Sympathikomimetika bei
Kleinkindern) genannt. Wesentlichste Bedeutung hinsichtlich der
Einschränkung des Bewußtseinszustandes haben jedoch diejenigen
Pharmaka, die direkt am Zentralnervensystem angreifen und in der
Therapie relativ häufig Verwendung finden. Die meisten Vertre-
ter derjenigen Arzneimittelgruppen, die am bewußtseinseingeschränkten Patienten, insbesondere zur symptomatischen Behandlung von Krämpfen, Erbrechen oder starken Schmerzzuständen eingesetzt werden, besitzen mehr oder weniger stark ausgeprägte sedative Wirkungen. Dies gilt uneingeschränkt selbstverständlich
für Hypnotika, darüber hinaus aber auch für Opiat-Analgetika,
Neuroleptika und in geringerem Maße auch Tranquillanzien. Daneben können sedative Wirkungen aber auch bei Applikation verschiedener ß-Rezeptorenblocker und sogar nach Herzglykosiden auftreten. Andererseits können die beiden letztgenannten Substanzgrup-
pen aber auch zu Unruhezuständen und Schlafstörungen führen.
Hinsichtlich der Wirkung von Neuroleptika ist zu bedenken, daß
eine umgekehrt proportionale Beziehung zwischen der neurolepti-
schen Potenz und der sedativen Wirkung dieser Substanzen besteht.

Substanzen zur Aufhellung des Bewußtseins

Abgesehen von den indirekt über eine Erhöhung des Blutdruckes
von erniedrigter Ausgangslage und damit eine Anhebung des Ge-
hirnperfusionsdruckes wirkenden Pharmaka, wie z. B. Sympathiko-
mimetika, Herzglykoside und Volumenersatzmittel, gibt es zwei
prinzipielle, therapeutisch aber nur begrenzt einsetzbare Möglichkeiten. Klar bewußtseinserweiternd durch Veränderung der
Grundstimmung wirken Antidepressiva. Ihre Wirkung ist allerdings an eine entsprechende Ausgangslage geknüpft und beim psychisch Normalen nicht in gleicher Weise auslösbar. Dies beruht
offenbar darauf, daß Antidepressiva ihre therapeutische Wirkung
nur bei verminderten Transmitterkonzentrationen - Noradrenalin
und Serotonin - im Gehirn entfalten.

Unabhängig vom psychischen Funktionszustand wirken die Psycho-
analeptika. Ihre Wirkung ist um so größer, je stärker die Verminderung im Wachheitsgrad ist. Die am stärksten wirksamen Substanzen dieser pharmakologischen Gruppe, die Weckamine (Pervitin,
Preludin, Benzedrin, Ritalin, Tradon, Eventin, Metrotonin), besitzen eine erregende Wirkung auf das gesamte zentrale Nervensystem mit starker Erhöhung des zentralen Sympathikotonus, weshalb ihr Einsatz nur dann erlaubt ist, wenn zweifelsfrei eine
Erkrankung des Kreislaufs oder der Koronarien, eine Hypertonie
oder eine Hyperthyreose ausgeschlossen werden können.

Konsequenzen für die Verwendung von Pharmaka bei einigen ausge-
wählten pathologischen Zuständen

1. Behandlung von Schmerzen:
Alle zentral wirkenden Analgetika besitzen sedative Begleiter-
scheinungen, die in Abhängigkeit von der Höhe der Dosierung und
der Bewußtseinslage vor Gabe der Substanz bis zum Auftreten von
hypnotischen Effekten reichen können. Dies gilt auch für Tili-
din und insbesondere für Pentazocin, bei dem das Auftreten sedativer Wirkungen im Vergleich zu Opiat-Analgetika sogar häufiger gefunden wird. Das Auftreten zentraler Wirkungen kann jedoch durch Verwendung von Pyrazolderivaten (z. B. Novalgin) oder
injizierbarer Acetylsalicylsäure (Aspisol) zur Schmerzstillung
umgangen werden. Darüber hinaus ist bei der Verwendung von Pentazocin zu berücksichtigen, daß zwar ein normaler Hirndruck nicht
beeinflußt wird, jedoch bei erhöhtem Hirndruck eine weitere Steigerung eintreten kann.

2. Aufhebung von Krämpfen:
Da zur Unterdrückung von Krampfzuständen durch Barbiturate praktisch immer hypnotisch bis narkotisch wirkende Konzentrationen
erforderlich sind, bedeutet die Einführung der Tranquillanzien
vom Typ der Benzodiazepinderivate einen großen praktischen Fort-
schritt. Die meisten dieser Substanzen besitzen eine starke Wirkung in Hinsicht auf die Unterdrückung polysynaptischer Reflexe
im Rückenmark. In ihrer quantitativen Beteiligung noch nicht
klar abschätzbar ist die zentrale Hemmung motorischer Entladungen. Nach den vorliegenden Untersuchungen besitzen Clonazepam
(Rivotril) und Diazepam (Valium) die stärksten Wirkungen auf motorische Entladungen. Prazepam (Demetrin) hat offenbar die
schwächste Wirkung aus der Reihe der Benzodiazepine. Obwohl
Tranquillanzien, verglichen mit Barbituraten oder vielen Neuroleptika, wohl aufgrund ihres relativ selektiven Angriffspunktes
im Gehirn die geringste sedative Begleitwirkung aufweisen, ist
doch bei der zur Aufhebung bestehender Krämpfe notwendigen parenteralen Applikation höherer Dosen mit einer Verminderung der
Bewußtseinslage zu rechnen. Wegen der z. B. im Vergleich zu kurz
wirksamen Barbituraten sehr viel längeren Halbwertszeit der Benzodiazepine können sedative Effekte mehrere Stunden andauern. Besonders zu beachten ist die Erhöhung des Atemwegswiderstandes,
die unter Diazepam klinisch nachgewiesen wurde.

3. Hypertensive Krisen:
Alle Antihypertonika mit zentraler Wirkkomponente, wie α-Methyl-
dopa, Clonidin und Reserpin, besitzen sedative Nebenwirkungen.
Blutdrucksenkungen bei Patienten mit eingeschränktem Bewußtsein
können jedoch ohne zusätzliche zentrale Beeinflussung durch Substanzen wie Diazoxid, Dihydralazin, Nitroprussidnatrium, Guane-
thidin oder adrenerge Neuronenblocker vorgenommen werden. Die
Anwendung aller dieser Substanzen muß wegen der notwendigen intensiven Kontrolle des Patienten der Klinik vorbehalten bleiben.

4. Anaphylaktische Reaktionen:
Obwohl die im Gefolge anaphylaktischer Reaktionen auftretenden
Symptome in enger Beziehung zur Freisetzung von Histamin gese-
hen werden, stellt deren Behandlung mit Antihistaminika keine

sicher wirksame Therapie dar. Eine Erklärung für diese Tatsache wird im kinetischen Verhalten der Antihistaminika vermutet. Bei Patienten mit eingeschränktem Bewußtsein sollte die Zufuhr von Antihistaminika auch deshalb unterbleiben, weil alle im Handel befindlichen Substanzen mehr oder weniger starke sedative Wirkungen entfalten. Akut sollte daher den Katecholaminen in einer Infusion, zur längerfristigen Absicherung den Glukokortikoiden der Vorzug gegeben werden.

5. Behandlung starken Erbrechens:

Unabhängig von der Ursache kann ein therapiebedürftiges Erbrechen am effektivsten durch Neuroleptika unterbrochen werden. Neuroleptika führen in jedem Falle zu einer Veränderung der Bewußtseinslage. Verbietet sich das Inkaufnehmen sedativer Wirkungen, so müssen die stark neuroleptisch wirkenden piperazinsubstituierten Phenothiazinderivate oder Neuroleptika vom Typ der Butyrophenonderivate Anwendung finden. Allerdings ist auch dabei das Auftreten sedativer Wirkungen nicht völlig auszuschließen, doch sind diese weniger stark ausgeprägt im Vergleich zu den schwächer neuroleptisch wirkenden Chlorpromazin-Verwandten. Bei parenteraler Applikation kann, insbesondere bei gestörter zentraler Blutdruckregulation oder Hypovolämie, aufgrund der α-sympathikolytischen Wirkung dieser Substanzen ein Blutdruckabfall zur Verminderung der Gehirnperfusion und damit Verstärkung der sedativen Wirkung dieser Substanzen führen.

6. Hirnödem:

Jede Maßnahme zur Ausschwemmung pathologischer Wasseransammlungen im Gehirn, gleichgültig ob stark wirkende Diuretika (z. B. Furosemid), Glukokortikoide oder hyperosmolare Lösungen (z. B. Mannit) verwendet werden, wird zur Aufhebung eines möglicherweise reduzierten Bewußtseinszustandes führen können. Dies gilt allerdings dann nicht, wenn ein erhöhter Hirndruck aufgrund einer Blutung besteht, weil bei Verminderung des intrakraniellen Druckes durch Mobilisierung extrazellulärer Flüssigkeit eine Nachblutung den therapeutischen Effekt antagonisieren kann.

7. Vorbereitung zur Operation:

Bei Patienten mit eingeschränktem Bewußtsein sollte in jedem Falle von einer schematischen Prämedikation - Parasympathikolytikum, Sedativum und Analgetikum - abgesehen werden. Hinsichtlich einer entweder durch die Grundkrankheit oder das beabsichtigte Anästhesieverfahren notwendigen Blockade der kardialen Auswirkungen von Funktionssteigerungen des parasympathischen Nervensystems ist der Verwendung von Atropin der Vorzug zu geben. Abgesehen von dem auch therapeutisch unsicheren Effekt von Scopolamin am Herzen muß besonders dessen relativ starke sedative Wirkung beachtet werden.

Wechselwirkungen:

Die sedativen Wirkungen aller genannten Substanzen werden durch Applikation eines Pharmakons mit gleicher Wirkung verstärkt im Sinne der Addition der Effekte. Darüber hinaus ist zu beachten, daß bei Sedation durch Barbiturate, Alkohol, Neuroleptika, und zum Teil auch Tranquillanzien auch Vitalfunktionen direkt verschlechtert werden können, indem z. B. die atemdepressive Wir-

kung zentral angreifender Analgetika und die Beeinträchtigung
der zentralen Blutdruckregulation unter Reserpin, α-Methyldopa
und Clonidin weiter verstärkt werden. Dies spricht dafür, daß
das Symptom "Sedation" nur eine klinisch relativ gut erkennba-
re Manifestation einer breiteren Beeinflussung der Funktion des
Zentralnervensystems unter vielen Substanzen darstellt.

Weiterführende Literatur

1. BRIANT, R. H.: Drug treatment in the elderly: problems and
   prescribing rules. Drugs 13, 225 (1977)

2. FÜLGRAFF, G., PALM, D.: Pharmakotherapie - Klinische Pharmakologie, 2. Aufl.. Stuttgart, New York: Fischer 1977

3. KRISTENSEN, J., MOLHOLM-HANSEN, J., KAMPMANN, J., LUMHOLTY,
   B., SIERSBAK-NIELSEN, K.: Drug elimination and renal function.
   J. Clin. Pharmacol. 14, 307 (1974)

4. KUSCHINSKY, G.: Taschenbuch der modernen Arzneibehandlung,
   7. Aufl.. Stuttgart: Thieme 1975

5. KUSCHINSKY, G., LÜLLMANN, H.: Kurzes Lehrbuch der Pharmakologie, 7. Aufl.. Stuttgart: Thieme 1976

6. WOLFF, H. P., WEIHRAUCH, T. R.: Internistische Therapie.
   München, Berlin, Wien: Urban & Schwarzenberg 1975

Das Hirnödem mechanischer, zirkulatorischer, osmotischer, metabolischer und toxischer Genese

Von A. Baethmann

Obgleich experimentell wie klinisch viele Ursachen für das Hirnödem bekannt sind, ist dessen Phänomenologie relativ einförmig.
Es lassen sich nach KLATZO zwei, nach FISHMAN drei Prototypen
differenzieren: das vasogene und das zytotoxische Hirnödem (16,
22).

FISHMAN will davon das interstitielle Hirnödem im ventrikelna-
hen Hirngewebe beim Hydrozephalus besonders betrachtet wissen.
Die von Martin REICHARDT zu Beginn des Jahrhunderts empfohlene
Differenzierung von "Hirnödem" und "Hirnschwellung" hat bei uns
weiterhin Anhänger. Eigentlich hat jedoch nur der Begriff Hirnödem im Sinne einer extrazellulären Flüssigkeitsansammlung eine
Berechtigung, während Hirnschwellung wörtlich genommen ein ma-
kroskopisches Phänomen beschreibt, dem ein vasogenes oder zytotoxisches Ödem und/oder eine massive Dilatation zerebraler Hirn-
gefäße zugrunde liegen kann.

Tabelle 1. Hirnödem - Eigenschaften (Nach KLATZO, 1967)

	vasogen	zytotoxisch
1. Entstehung	Blut-Hirn-Schrankendefekt	toxischer Parenchym-schaden
2. Gefäßpermeabilität	erhöht	primär unverändert
3. Ödemflüssigkeit	plasmaähnlich, enthält Proteine	kein Plasmafiltrat
4. Morphologie	Erweiterung des EZR in der weißen Substanz, sekundäre Astro-zytenschwellung	EZR reduziert, Schwellung zellulärer Elemente in Abhängig-keit vom toxischen Agens

Die wesentlichen Charakteristika des vasogenen und zytotoxischen Hirnödems sind in Tabelle 1 angeführt. Die Voraussetzung
zur Entstehung und Ausbreitung des vasogenen Hirnödems ist eine
zumeist grobe Schädigung des Kapillarendothels und eventuell
anderer Gefäßstrukturen, die zum Verlust der Schrankenfunktion
führt. Folglich können kleine und große Moleküle, wie Plasmaproteine, aus den Gefäßsegmenten in das Hirnparenchym eindringen. Die Ödemflüssigkeit entspricht in ihrer Beschaffenheit einem Plasmafiltrat. Sowohl die Elektrolytkonzentrationen als auch
der Proteingehalt sind ähnlich wie im Plasma. Das geht aus Be-

Tabelle 2. Elektrolyt- und Proteinkonzentrationen in der vasogenen Ödemflüssigkeit (Nach CLASEN et al., 1967)

	Edema Fluid (measured)	Serum	E/S	Edema Fluid* (computed)
Na^+ (mmol)	123,4	143,0	0,86	148,5
K^+ (mmol)	15,0	4,5	3,33	14,2
Cl^- (mmol)	86,7	110,0	0,79	–
Albumin	1,9 g%	2,1 g%	0,87	–
Evans Blue	16,4 mg%	31,8 mg%	0,52	–

*According to H. M. PAPPIUS, D. R. GULATI, 1963

rechnungen der Ionenkonzentrationen hervor, die bei verschiedenen vasogenen Hirnödemen angestellt wurden, und aus direkten Untersuchungen beim vasogenen Ödem nach lokalem Gewebstrauma (11,
30, 32).

Tabelle 2 zeigt die Ergebnisse, die durch Messungen der Elektro-
lyt- und Proteinkonzentrationen in der Ödemflüssigkeit erhalten
worden sind. Die Autoren haben die ödematöse weiße Substanz der
Versuchstiere zentrifugiert und im Überstand die in Tabelle 2
gezeigten Größen gemessen. Zum Vergleich ist die aktuelle Konzentration im Serum angeführt. In der Ödemflüssigkeit ist die
Na^+-, Cl^-- und Albuminkonzentration niedriger, die K^+-Konzen-
tration dagegen höher als im Serum. Zum Vergleich sind Elektrolytkonzentrationen der Ödemflüssigkeit angegeben, die aus Versuchen von PAPPIUS und GULATI bei Katzen mit Kälteläsion errech-
net worden sind (11, 30). Die Übereinstimmung mit den tatsächlich gemessenen Konzentrationen ist beachtlich.

Auf zwei Punkte möchte ich aufmerksam machen, die mit dem Thema
des Workshop im Zusammenhang stehen. Die Einschwemmung einer
plasmaähnlichen Flüssigkeit in das Hirnparenchym, die unter Umständen die ganze Hemisphäre betreffen kann, ist nicht nur wegen der Raumforderung bedeutsam, sondern auch, weil die Zellen
und Nervenfasern des Parenchyms einem ungewohnten Milieu expo-
niert werden. Die interstitielle Flüssigkeit des Gehirns ist im
Normalzustand praktisch eiweißfrei, die Konzentration vieler
Elektrolyte von der im Plasma unterschieden. Wenngleich die in
Tabelle 2 gezeigte K^+-Konzentration von 15 mmol wahrscheinlich
zu hoch ist, kann doch angenommen werden, daß das extrazelluläre Kalium im ödematösen Parenchym vom Normalzustand abweicht.
Ebenso ist anzunehmen, daß andere Elektrolyte wie Ca^{++}, Mg^{++}
oder Substanzen wie Aminosäuren in der Ödemflüssigkeit in Konzentrationen vorliegen, die von der normalen interstitiellen
Konzentration abweichen. Ein Vergleich der Liquor- und Plasma-
konzentrationen verschiedener Elektrolyte und Aminosäuren mag

Tabelle 3. Elektrolyt-, Protein- und Fettsäurenkonzentration
im Liquor und Plasma von Erwachsenen (Nach KATZMAN, R., PAPPIUS,
H. M.: Brain electrolytes and fluid metabolism. Williams and
Wilkins, 1973) *Nach Documenta Geigy, 7. Aufl., 1968

Substanz	Liquor	Plasma	L/P
Na^+	148,5	150,0	0,99
K^+	2,9	4,6	0,63
Ca_{ges}	2,65	4,89	0,54
Ca^{++}*	2,28	2,90	0,79
Mg^{++}	2,38	1,83	1,30
Cl^-	113	99	1,44
Protein (mg/100 ml)*	17 - 25	7300	0,003
$Fettsäuren_{ges}$*	0,07	3,6 - 17,9	0,007

diese Annahme erhärten (siehe Tabellen 3 und 4). Es kann dabei
davon ausgegangen werden, daß im Normalzustand Liquor und interstitielle Flüssigkeit sich im Gleichgewicht befinden.

Die sich aufdrängende Frage ist, welche pathogene Bedeutung eine abnorme interstitielle Flüssigkeit beim vasogenen Hirnödem
für die Zellen des Parenchyms hat. Es muß daran erinnert werden,
daß von den Plasmaproteinen z. B. hochwirksame Peptide, wie Bradykinin oder Angiotensin, abgespalten werden können, deren Wirkung auf Nerven- und Gliazellen noch gar nicht abzuschätzen ist.
Weiterhin sind die freien Fettsäuren zu erwähnen, die im Plasma,
somit wahrscheinlich auch in der Ödemflüssigkeit, in wesentlich
höheren Konzentrationen vorliegen als in der normalen interstitiellen Flüssigkeit (Tabelle 3). Auch Fettsäuren sind Substanzen mit potentiell neurotoxischer Wirkung, wie experimentelle
Beobachtungen zeigen (23). Unsere Hypothese ist, daß solche Substanzen, wie pharmakologisch aktive Peptide, Aminosäuren oder
Fettsäuren, nicht nur die Funktion von Nervenzellen stören, sondern auch zur Schwellung von Zellelementen führen (7).

Damit komme ich zum letzten Punkt der Tabelle 1, daß beim vasogenen Hirnödem neben der Erweiterung des Extrazellulärraumes
praktisch immer eine Schwellung von Zellfortsätzen (Glia) gefunden wird. Dafür sprechen alle ultrastrukturellen Untersuchungen bei dieser Ödemform. Das bedeutet, daß das primär vasogene
Hirnödem eine sekundär zytotoxische Komponente hat.

Im Gegensatz zum vasogenen Hirnödem ist der Mechanismus des zytotoxischen Ödems weitgehend unbekannt. Es darf jedoch angenommen werden, daß im Prinzip zwei Faktoren beteiligt sein müssen.
Zum einen führt das toxische Agens direkt zur Erhöhung der Mem-

Tabelle 4. Aminosäurenkonzentrationen (mg/100 ml) im Liquor und Plasma von Erwachsenen. Bemerkenswert ist der Unterschied in beiden Kompartimenten bei den neuropharmakologisch aktiven Aminosäuren wie Glutamat, Aspartat, Glycin, Prolin und Taurin (Nach PERRY, T. L., JONES, R. T.: J. clin. Invest. <u>40</u>, 1363 (1961))

Aminosäure	Liquor	Plasma
Alanin	0,29	3,41
Arginin	0,17	1,51
Aspartat	0,04	0,03
Cystein	–	0,40
Glutamat	0,11	0,70
Glutamin	3,25	8,30
Glycin	0,11	1,54
Prolin	0,01	2,36
Taurin	0,07	0,55
Tryptophan	0,03	1,11

branpermeabilität für Na^+-Ionen, ohne daß zunächst der Energiestoffwechsel oder aktive Pumpen in Mitleidenschaft gezogen sein müssen. Der erhöhte Einstrom von Na^+-Ionen und Wasser in den intrazellulären Raum wird jedoch die Pumpen aktivieren, um das Zellvolumen konstant zu halten. Das geht einher mit einer Steigerung des metabolischen Umsatzes. Das Verhältnis von passivem Na^+-Influx zu aktivem Na^+-Efflux bestimmt schließlich, ob es zur Schwellung kommt oder nicht. Bleibt die durch das toxische Agens bedingte Permeabilitätssteigerung der Zellmembranen fortbestehen, wird selbst eine maximale Steigerung der Pumparbeit den Netto-Influx von Na^+ und Wasser nicht verhindern, so daß eine Schwellung unvermeidlich ist. Es spricht einiges dafür, daß die Aminosäure Glutamat über diesen Mechanismus Zellschwellungen im Gehirn hervorruft (<u>7</u>, <u>42</u>). Als zweiter zytotoxischer Mechanismus ist

a) eine direkte Schädigung der metabolischen Energieproduktion denkbar, die sekundär ein Versagen des aktiven Ionentransportes bewirkt, oder
b) eine unmittelbare Hemmung der Pumpen, wie z. B. durch Ouabain (<u>12</u>).

Hier kann die Permeabilität der Zellmembranen unverändert sein. Ein Beispiel für Hemmung des Energiestoffwechsels ist die Vergiftung mit 2,4 Dinitrophenol, 6-Aminonikotinamid und Triäthylzinn, welche zur Entwicklung eines zytotoxischen Ödems führen (<u>1</u>, <u>4</u>, <u>5</u>, <u>6</u>). Es ist natürlich denkbar, daß ein zytotoxisches Agens gleichzeitig die Erhöhung der Membranpermeabilität und eine Schädigung des Energiestoffwechsels bewirkt. Im Gegensatz zum vasogenen Ödem ist beim zytotoxischen Ödem die Schrankenfunktion gegenüber großen Molekülen, aber auch für kleine Indikatoren zumeist erhalten. Aus klinischen Gründen ist dies ein nicht zu un-

Tabelle 5. Hirnödem - Ursachen

Ursache	vasogen	zytotoxisch	Ursache	vasogen	zytotoxisch
Mechanisch			**Metabolisch**		
z. B. Trauma	primär	sekundär	z. B. O_2-Mangel	–	primär
Hypertension			tiefe Hypothermie	?	
			6-Aminonikotinamid	–	
			2,4 DNP	–	
			NNR-Insuffizienz	–	
Zirkulatorisch			**Toxisch**		
z. B. globale Ischämie	sekundär	primär	z. B. Coma hepaticum		primär
Infarkt			→ Reye-Syndrom		
			Hg, Pb		
			Hexachlorophen	–	
			Triäthylzinn	–	
Osmotisch			**Entzündlich**		
z. B. Hyponatriämie			z. B. Abszeß	primär	sekundär
inad. ADH-Syndrom			Enzephalitis		
hyperosmolare Dehydratation					
→ Coma diabeticum					
Dialyse - Disäquilibrium					

terschätzender Vorteil, weil dehydrierende Maßnahmen, wie z. B. die Infusion hypertoner Lösungen, bei intakter Schranke wesentlich effektiver operieren.

In Tabelle 5 sind verschiedene Ursachen angeführt, welche zum Hirnödem führen. Dabei ist versucht worden, nicht nur eine dem Titel der Übersicht entsprechende Gliederung in mechanische, zirkulatorische, osmotische usw. Mechanismen vorzunehmen, sondern sie auch dem vasogenen oder zytotoxischen Ödemtyp zuzuordnen. Das Dilemma einer pauschalen Klassifizierung des Hirnödems in zwei Typen wird aus dieser Tabelle ersichtlich. Abgesehen von dem klinisch relativ seltenen "rein" zytotoxischen Hirnödem, z. B. nach Hexachlorophenvergiftung, ist bei den klinisch wichtigen Ödemformen fast immer eine vasogene und zytotoxische Komponente vertreten.

Bei den als "mechanisch" etikettierten Ursachen wie Trauma, Hypertension entwickelt sich das Ödem vasogen auf dem Boden der Blut-Hirn-Schrankenstörung. Sekundär treten Zellschwellungen in den ödematösen Arealen hinzu.

Genau umgekehrt sind die Verhältnisse beim Ödem zirkulatorischer Genese. Initial ist das Ödem zytotoxisch, die Schranke ist undurchlässig für Proteine. Nach einer gewissen Zeit, die beim Infarkt ca. 4 h dauert, wird die Schranke durchlässig. Plasmaproteine können in das Parenchym eindringen (29). Der Verlust der Schrankenfunktion ist bei der zerebralen Ischämie jedoch nicht obligatorisch. Es spricht einiges dafür, daß beim Hirnödem nach globaler zerebraler Ischämie die Schranke intakt bleibt.

HOSSMANN und OLSSON haben bei Katzen während und nach 3 h globaler zerebraler Ischämie die Passage von Proteinmarkern wie Evans Blue oder Peroxidase in das Hirnparenchym studiert, fanden jedoch keine Penetration der Schranke (20).

Der Verlust der Schrankenfunktion beim Infarkt ist differenziert. Abb. 1 zeigt die Verteilung von Albumin, Technetium und Na^+ zwischen Gehirn und Blut von Katzen, denen transorbital die A. cerebri media durch Koagulation verschlossen wurde (43). Drei verschiedene Gewebsareale wurden miteinander verglichen: die Infarktzone, das umgebende ischämische Gewebe und die kontralaterale Hemisphäre. Die größte Aufnahmebereitschaft für Indikatoren zeigt erwartungsgemäß die Infarktzone, wobei die kleinen Na^+-Ionen offenbar weitaus besser in das Gewebe eindringen als Technetium oder Albumin. Mit Bezug zum Thema sei darauf hingewiesen, daß infarziertes Gewebe nekrotisch ist, damit autolytisch zerfällt. Dieser Umstand kann ebenfalls mit Freisetzung von potentiell toxischen Gewebsfaktoren, wie z. B. Glutamat, Fettsäuren usw., einhergehen. Das kann zur Entwicklung eines zytotoxischen Ödems im umgebenden, nicht infarzierten Parenchym führen. Es ist anzunehmen, daß der endgültige Verlauf eines Insults entscheidend von solchen Sekundärprozessen wie kollaterale Ödembildung und Ausbreitung nekrobiotischer Vorgänge beeinflußt wird. Dieser Aspekt mag auch unter dem Gesichtspunkt von Bewußtseinsstörungen beim Schlaganfall von Bedeutung sein. Ganz entscheidend ist dabei das Tempo, mit dem sich solche Prozesse

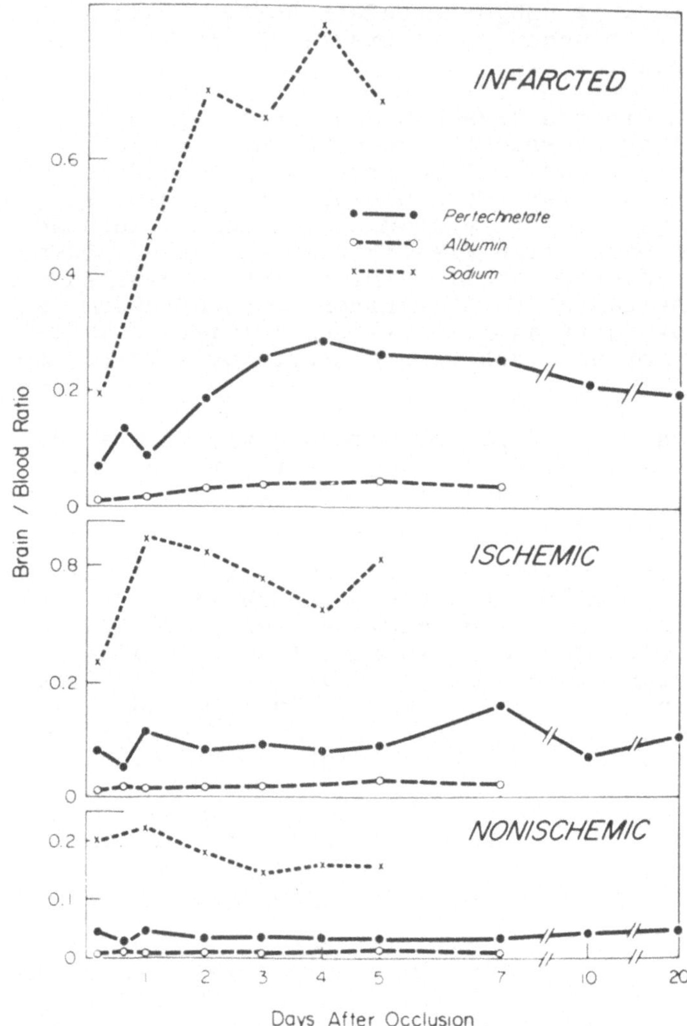

Abb. 1. Hirn-Blut-Verteilungsquotient von radioaktivem Technetium, Albumin und Natrium nach einseitigem Verschluß der A. cerebri media von Katzen. Die Infarktzone zeigt die größte Aufnahmebereitschaft für Indikatoren. In ischämischen Randzonen ist
die Penetration gegenüber der Infarktzone vermindert. Die Durch-
lässigkeitszunahme der Blut-Hirn-Schranke hinkt der Wasseraufnahme nach (Nach 43)

entwickeln, ob Klärmechanismen des intakten, benachbarten Parenchyms Zeit finden, potentiell toxisches Material zu eliminieren oder nicht.

Die osmotisch bedingten Hirnödeme lassen sich nicht ohne weiteres in ein vasogenes oder zytotoxisches Schema einordnen. Weder
eine Störung der Blut-Hirn-Schranke noch ein spezifischer toxischer Mechanismus muß bemüht werden, um die Entstehung dieser

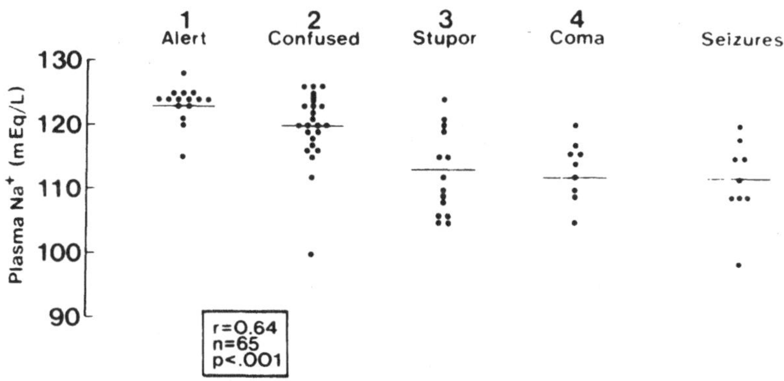

Abb. 2. Bewußtseinslage von internistischen und chirurgischen
Patienten in Abhängigkeit von der Plasma-Na$^+$-Konzentration. Die
Beziehung zwischen beiden Parametern ist signifikant. Koma und
Krämpfe traten bei Patienten mit den niedrigsten Plasma-Na$^+$-Kon-
zentrationen auf (Nach 3)

Ödemform zu erklären. Dies trifft vor allem für das Ödem nach
Wasserintoxikation mit und ohne ADH-Exzeß zu. Etwas komplizierter sind die Verhältnisse beim hyperosmolaren Zustand, z. B. im
Coma diabeticum oder bei Dialyse-Disäquilibrium. Abb. 2 zeigt
den Bewußtseinszustand von 65 Patienten mit Hyponatriämie in Abhängigkeit von der Plasma-Na$^+$-Konzentration (3). 14 dieser Patienten entwickelten die Hyponatriämie akut, zwei Drittel davon
durch Überinfusion, also iatrogen, ein Drittel als inadäquates
ADH-Syndrom. Grundkrankheiten waren Herz- und Niereninsuffizenz,
oder es lag ein größerer chirurgischer Eingriff vor. Die Beziehung von Verschlechterung der Bewußtseinslage und Ausmaß der
Hyponatriämie ist offensichtlich. Erste Störungen wie Verwirrt-
heit treten bei Serum-Na$^+$-Konzentration unter 125 mmol/l auf.
Die mittlere Serum-Na$^+$-Konzentration bei Patienten, die Krämpfe
entwickelten, war signifikant niedriger (112 + 2 mmol/l) als
die Na$^+$-Konzentration der Patienten ohne Krämpfe (119 + 1 mmol/l,
p <0,01). Die Bedeutung der Hyponatriämie ist in der Abnahme der
extrazellulären Osmolarität zu sehen. Vor allem ein rascher Abfall der Plasmaosmolarität ist bedrohlich, weil das Gehirn nicht
genug Zeit findet, sich an den Gewebe-Plasma-Osmogradienten zu
adaptieren. Folglich war die Mortalität in der Patientengruppe
mit akuter Hyponatriämie am höchsten. Die Mortalität war deutlich niedriger, wenn sich die Hyponatriämie langsamer entwickelte. Das zeigt, daß das Gehirn wie kein anderes Organ über Schutz-
mechanismen verfügt, sein Volumen trotz Abnahme der extrazellulären Osmolarität lange Zeit konstant zu halten. Dafür sprechen
Versuche mit intravenöser Injektion von destilliertem Wasser,
bei denen Organe wie der Muskel deutlich früher schwellen als
das Gehirn (14, 37, 44).

Zur Klärung des Mechanismus der zerebralen Funktionsstörung haben ARIEFF und Mitarbeiter Tierversuche durchgeführt zur Imita-
tion der vorliegenden klinischen Situation (3). Abb. 3 zeigt den
Hirnwassergehalt in drei Versuchsgruppen. Die rasche Verminderung der Plasmaosmolarität auf 246 mosmol/kg Plasmawasser führte

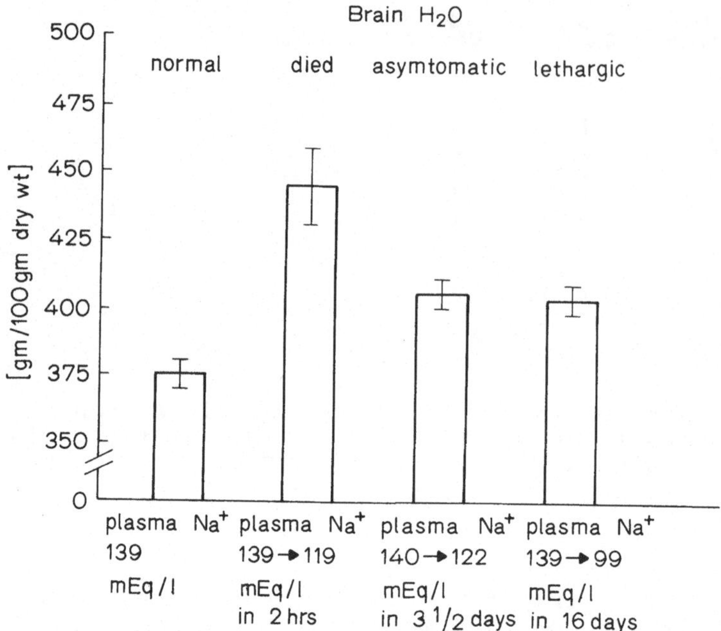

Abb. 3. Hirnwassergehalt (von links nach rechts) von Kontrolltieren (normal), nach akuter Verminderung der Plasma-Na$^+$-Konzen-
tration auf 119 mmol/l innerhalb von 2 h, nach Verminderung auf
122 mmol/l in 3,5 Tagen sowie nach Verminderung auf 99 mmol/l
in 16 Tagen. Die akute Hyponatriämie wurde nicht überlebt (Nach
3)

nach 3 - 4 h zu Grand mal-Anfällen und schließlich zum Tod der
Tiere. Alle Tiere hatten ein massives Ödem. Die zerebralen Symptome lassen sich unter diesen Bedingungen durch den raschen
Einstrom des Ödems hinreichend erklären. In diesem Zusammenhang
möchte ich auf Beobachtungen von MEINIG und REULEN hinweisen,
daß die Wasserintoxikation ziemlich rasch zur Verminderung der
Hirndurchblutung führt, ohne daß der Perfusionsdruck verändert
ist (26). Etwas komplexer ist die Situation bei der chronischen
Hyponatriämie. In einer Gruppe wurde die Serum-Na$^+$-Konzentration
auf nahezu gleiche Werte gesenkt wie in der Gruppe mit akuter
Hyponatriämie mit dem Unterschied, daß die Senkung des Serum-
Na$^+$-Spiegels über einen Zeitraum von drei Tagen vorgenommen wurde. Aus Abb. 3 geht hervor, daß diese Tiere neurologisch unauf-
fällig blieben, obgleich der zerebrale Wassergehalt ebenfalls
erhöht war, wenn auch weniger als bei akuter Hyponatriämie. Tiere, bei denen über 16 Tage die Serum-Na$^+$-Konzentration auf 99
mmol/l gesenkt wurde, zeigten ein abnormes neurologisches Verhalten wie Lethargie, Nahrungsverweigerung und Lähmungen der
hinteren Extremitäten, obwohl der Hirnwassergehalt in diesem
Kollektiv nicht höher war als bei den neurologisch asymptoma-
tischen Tieren. Nach diesem relativ langen Zeitraum von 16 Tagen befand sich das Hirngewebe mit dem Plasma im osmotischen
Gleichgewicht. Die Gewebsosmolalität betrug 218, die Osmolalität im Plasma 215 mosmol/kg. Die nahezu aufrechterhaltene Volu-

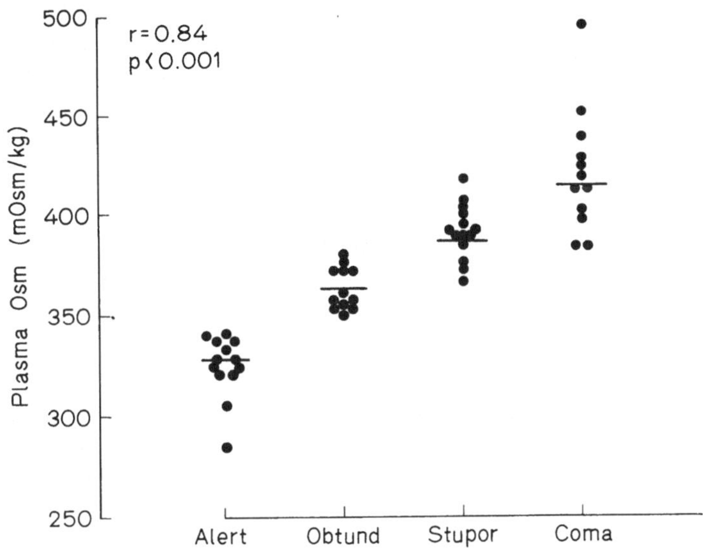

Abb. 4. Bewußtseinszustand in Abhängigkeit von der Plasmaosmolalität bei Patienten mit Hyperglykämie (Blutglukose >600 mg%) ohne Ketoazidose. Störungen der Bewußtseinslage traten auf, wenn die Plasmaosmolalität 350 mosmol/kg H_2O überstieg (Nach ARIEFF, A. I., CARROLL, H. J.: Diabetes 23, 525 (1974))

menkonstanz des Gehirns wurde durch einen erheblichen Verlust von Na^+, K^+ und Chlorid aus dem Gewebe erkauft, wie Gewebsanalysen zeigen. Die Autoren sehen in dem Elektrolytverlust aus dem Hirngewebe die Ursache für die neurologischen Störungen, weniger in der geringen Zunahme des Hirnwassergehaltes (3).

Ebenso wie Hyponatriämie führen hyperosmolare Zustände zu Störungen der Bewußtseinslage in Abhängigkeit von der Plasmaosmolalität (Abb. 4). Als Ursache kommt jedoch ein Hirnödem nicht in Betracht. Im Gegenteil, akut wird dem Gehirn unter hyperosmolaren Bedingungen Wasser entzogen, solange ein Osmogradient vom Plasma zum Gehirn besteht. Nun zeigen Versuche mit kontinuierlicher i.v. Glukoseinfusion, daß die osmotische Schrumpfung des Gehirns im Gegensatz zum Muskel nur vorübergehender Natur ist, bedingt durch die Fähigkeit des Gehirns, seine Osmolarität der Plasmaosmolarität anzupassen. Dies geschieht durch Vermehrung des Elektrolytgehaltes im Gewebe sowie durch die Aufnahme bzw. Bildung sogenannter idiogener Osmole (2). Idiogene Osmole sind osmotisch aktive Solute unbekannter Natur. Die osmotische Aktivität des Hirngewebes steigt folglich, bis das ursprüngliche Volumen hergestellt ist. FISHMAN hat dieses Prinzip treffend mit der Bemerkung charakterisiert, daß das Gehirn bereit ist, die Osmohomöostase für die Volumenhomöostase zu opfern (17). Die Adaptationsfähigkeit des Gehirns, die evolutionär gesehen, z. B. in Zeiten großen Wassermangels, sicher einen Selektionsvorteil bedeutet hat, wurde für das Gehirn in dem Augenblick zur Gefahr, als die moderne Medizin sich anschickte, hyperosmolare Zustände durch Infusion hypotoner oder isotoner Lösungen rasch zu norma-

lisieren. Solche Empfehlungen finden sich in der Tat immer wieder in den medizinischen Gazetten (25). Dadurch wird das erreichte delikate Osmogleichgewicht zwischen dem Extrazellulärraum und dem Gehirn gestört. Osmogradienten zwischen Gehirn und
Plasma treten jetzt in umgekehrter Richtung auf, führen zur Was-
serbewegung in das Gehirn. Das Gehirn schwillt. Patienten mit
diabetischer Ketoazidose sind z. B. Kandidaten, die das Opfer
einer zu rasch betriebenen Korrektur ihres hyperosmolaren Zustandes werden können, ebenso Patienten mit Hypernatriämie, nach
exzessivem Wasserverlust bei Diarrhö oder nach massiven Infusionen mit 1molaren Natriumbikarbonatlösungen im Rahmen von Wieder-
belebungsmanövern. Hiermit soll jedoch die Gefahr, die der hyperosmolare Zustand selbst bedeutet, nicht heruntergespielt werden. Das Dilemma ist, daß nicht nur die Hyperosmolarität gefährlich ist, sondern auch die Therapie. Erfahrungen von EMMRICH und
STECHELE (1975) zeigen jedoch, daß eine behutsam betriebene Re-
hydrierung über mehrere Tage die Gefahr des Hirnödems weitgehend
bannt. Inwieweit Steroide wie Dexamethason dabei eine Rolle spielen, sei dahingestellt. Wenngleich die Erfahrungen dieser Autoren
für ihren Einsatz sprechen, lassen experimentelle Untersuchung-
gen mit Wasserintoxikation einen Effekt von Dexamethason vermis-
sen (37). Der Mechanismus des Hirnödems beim Dialyse-Disäquili-
brium-Syndrom bei akutem Nierenversagen ist grundsätzlich gleich.
Die zu rasche Entfernung harnpflichtiger Substanzen aus dem Plasma durch Dialyse führt ebenfalls zum Aufbau eines Osmogradienten mit Wasserbewegungen zwischen Gehirn und Plasma. Das kann
zu neurologischen Störungen bis zu Grand mal-Anfällen führen
(31).

Als nächster Punkt ist das Hirnödem metabolischer Genese zu behandeln. Eine Abgrenzung gegenüber dem Ödem zirkulatorischer
oder toxischer Genese ist gelegentlich problematisch. Dies trifft
z. B. zu für den Sauerstoffmangel, der zweifellos eine metabolische Mangelbedingung darstellt. Es ist oft diskutiert worden,
ob der reine Sauerstoffmangel des Gehirns, nota bene ohne ischämische Komponente, zur Induktion eines Hirnödems ausreicht. Es
seien hier nur neuere Untersuchungen von GILBOE et al. (18) erwähnt, die isolierte Gehirne von Hunden anoxisch perfundierten
und nach 2 h Perfusion in der Tat ein Hirnödem fanden. Klarer
zuordnen lassen sich metabolische Hirnödem-Modelle mit spezifischen Stoffwechselgiften wie dem Nikotinsäureantagonisten 6-Ami-
nonikotinamid (6-AN) oder 2,4 DNP. Ein wichtiges Kriterium für
die Spezifität des Antimetaboliten, damit für die Qualität des
Modells, ist die Reversibilität durch Agonisten. BAETHMANN und
Mitarbeiter haben die Entwicklung eines zytotoxischen Hirnödems
nach Vergiftung mit 6-AN beobachtet, das durch gleichzeitige
Applikation von Nikotinsäure verhindert werden konnte (4). Damit kann ausgeschlossen werden, daß andere, unspezifische Effekte des Inhibitors für das Ödem verantwortlich zu machen sind.
Weitere metabolische Hirnödemmodelle sind die Thiamin-Mangeler-
nährung oder die tiefe Hypothermie (27, 35, 36, 41). Bei der
tiefen Hypothermie kommt es zur Verlangsamung des metabolischen
Umsatzes in Abhängigkeit von der Temperatur. Die Stoffwechsel-
verlangsamung ist wegen des hohen Temperaturkoeffizienten wesentlich stärker als die Verlangsamung passiver Diffusionspro-
zesse. Es kommt zur Abnahme der intra-extrazellulären Ionengra-

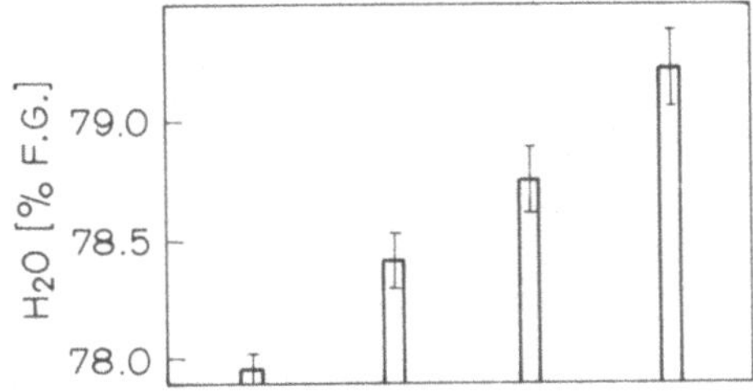

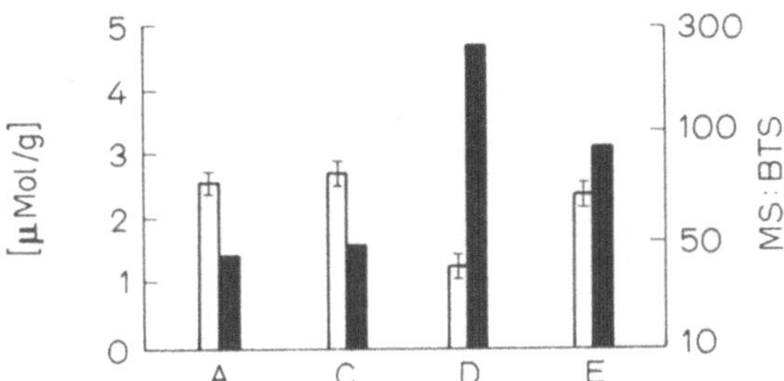

Abb. 5. Hirnwassergehalt von Ratten (oben) in g H_2O/100 g FG sowie ATP-Konzentration (µmol/g FG, weiße Säulen) des Gehirns und Laktat-Pyruvat-Quotient (MS:BTS, schwarze Säulen, unten) im Gehirn von Kontrolltieren (A), nach akuter Kühlung auf 4°C in 20 min (C), nach 60 min Kreislaufstillstand bei 4 - 2°C (D), nach 60 min Perfusion bei 4 - 2°C (E). Nach akuter Auskühlung (C) ist der Hirnwassergehalt bereits angestiegen bei normalem Metabolitstatus (Nach 27)

dienten. REULEN und Mitarbeiter sowie MENDLER haben in Hypothermieversuchen an Ratten die Entwicklung eines Hirnödems in Abhängigkeit vom Auskühlungsgrad anschaulich demonstriert (27, 35). Die wichtige Frage nach der Bedeutung möglicher hypoxischer Begleitumstände in Hypothermie hat MENDLER durch Versuche mit Perfusionshypothermie beantwortet. Die rasche Kühlung auf 4°C innerhalb von 20 min führt zur mäßigen Wasser- und Na^+-Einlagerung und K^+-Verlusten des Gehirns, obgleich der Status energiereicher Metabolite im Gewebe fast normal ist, d. h. hypoxische Bedingungen ausgeschlossen werden konnten. Anschließende Perfusion der Tiere mit einer Herz-Lungen-Maschine bei 4 - 2°C veränderte die Parameter der Energetik kaum, die Glykolyse nahm jedoch zu. Dennoch kam es zur weiteren Wasser- und Na^+-Aufnahme in das Gehirn (Abb. 5). In Abb. 5 ist der Hirnwassergehalt gegen den Metabolitstatus von Kontrolltieren nach akuter Kühlung, einstündiger Ischämie bei 4 - 2°C sowie nach Perfusion bei 4 - 2°C wiedergegeben. Interessant ist, daß nach Ischämie der Hirnwassergehalt weniger angestiegen ist als bei den Tieren, welche bei gleicher Temperatur perfundiert wurden.

Die intrazelluläre, also zytotoxische Natur der metabolischen Hirnödeme belegen Abb. 6 und 7. Messungen des Extrazellulärrau-

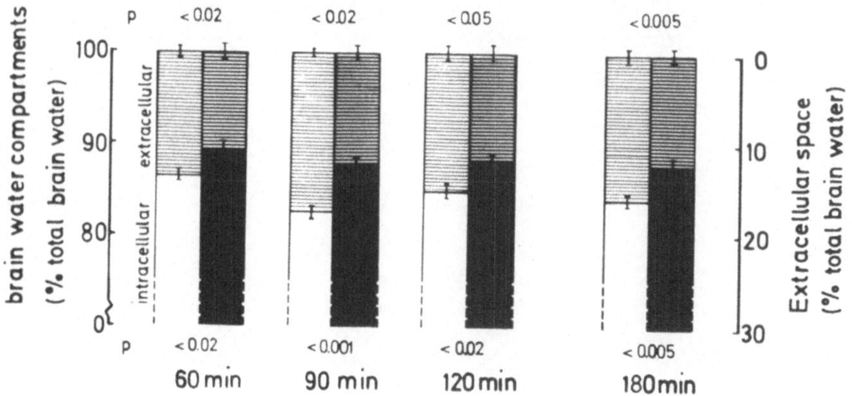

Abb. 6. Intra- und extrazelluläre Flüssigkeitsräume des Gehirns
(ml/100 ml Hirnwasser) von Kontrolltieren (Ratten, helle Säulen)
und Tieren mit zytotoxischem Hirnödem durch 2,4 DNP (dunkle Säulen). Der Extrazellulärraum wurde durch Verteilung von Natrium-
thiosulfat-^{35}S nach ventrikulo-zisternaler Perfusion ermittelt.
Die Zeitangaben beziehen sich auf die Perfusionsdauer. Beim DNP-
Ödem expandiert der Intrazellulärraum auf Kosten des EZR (Nach 6)

mes (EZR) beim Hirnödem durch Injektion von 6-Aminonikotinamid
und Infusion in die A. carotis von 2,4 DNP wurden mit zwei verschiedenen Methoden vorgenommen. In Abb. 6 ist der Thiosulfat-
Verteilungsraum des Gehirns von Ratten mit DNP-Ödem wiedergegeben. Der Indikator wurde durch ventrikulo-zisternale Perfusion
appliziert. Tiere mit Hirnödem haben zu allen Perfusionszeiten
ein signifikant erniedrigtes extrazelluläres Volumen (Abb. 6).
Das eingelagerte Wasser akkumuliert demzufolge im intrazellulären Kompartiment. Der EZR verminderte sich um ein Viertel. Dies
ist in guter Übereinstimmung mit Impedanzmessungen beim Hirnödem nach 6-AN. Abb. 7 zeigt die mittlere elektrische Leitfähigkeit, den Kehrwert der Impedanz, der Hirnrinde von Ratten, die
mit 6-AN injiziert wurden. Zwei Tage nach Injektion des Antago-
nisten ist die Leitfähigkeit um 25 % vom Ausgangswert gefallen,
was eine Schrumpfung des EZR dieser Größenordnung reflektiert.
HOSSMANN findet beim kompletten zerebralen Kreislaufstillstand
eine Verminderung des EZR um die Hälfte (21). Dies stimmt gut
überein mit unseren Beobachtungen bei allgemeinem Kreislaufstillstand durch Entbluten, wonach die elektrische Leitfähigkeit der
Hirnrinde um 50 % fällt (Abb. 7) (5). Der Vollständigkeit halber
möchte ich die experimentelle Nebenniereninsuffizienz durch
Adrenalektomie erwähnen, die vermutlich metabolisch zur Na$^+$-
und Wassereinlagerung im Gehirn führt. Dieses Modell ist für
uns deshalb von Interesse, weil der Pathomechanismus eventuell
Aufschluß über den Mechanismus der Steroidwirkung beim Hirnödem
geben kann. Untersuchungen des Hirnstoffwechsels bei adrenal-
ektomierten Tieren zeigen eine Abnahme der Hirndurchblutung und
des zerebralen Glukoseverbrauchs. Bei längerer Versuchsdauer
tritt eine Verminderung der zerebralen Sauerstoffaufnahme hinzu. Diese Veränderungen lassen sich, wie erste Ergebnisse zeigen, durch Substitution mit Aldosteron und Dexamethason verhindern (8).

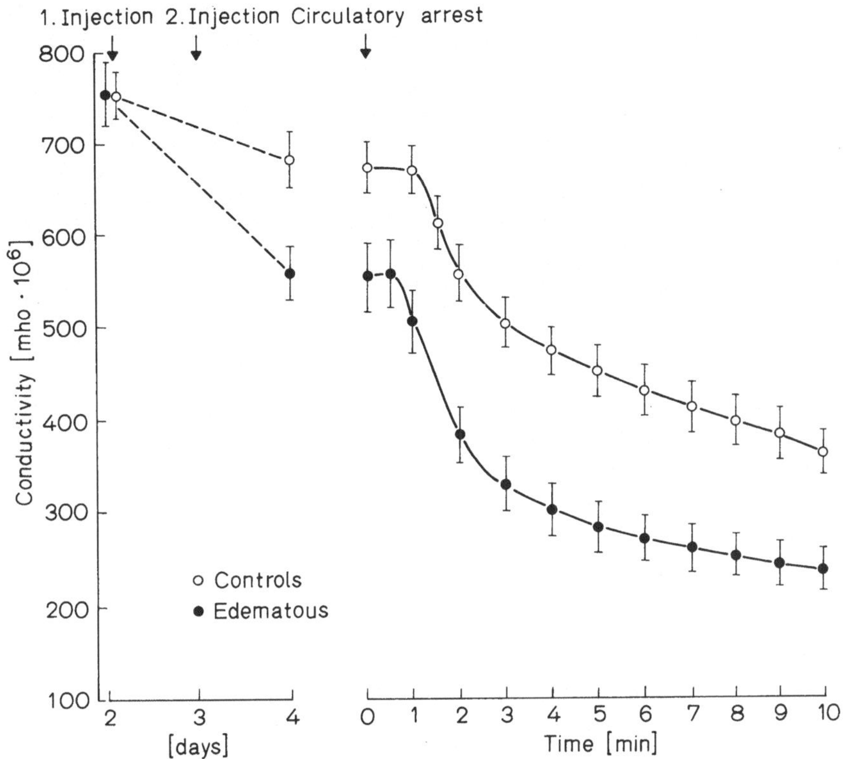

Abb. 7. Elektrische Leitfähigkeit (Kehrwert der elektrischen Impedanz) der Hirnrinde von Ratten mit Hirnödem nach Injektion von 6-Aminonikotinamid. Die Leitfähigkeit reflektiert das extrazelluläre Flüssigkeitsvolumen, wenn geeignete Frequenzen gewählt werden, weil der Strom nur durch das extrazelluläre Kompartiment fließt. Zwei Tage nach Injektion des Antimetaboliten ist die Leitfähigkeit um ca. ein Viertel vom Ausgangswert gefallen. Die Leitfähigkeit der Hirnrinde von Kontrollen nimmt nur geringfügig ab. Kreislaufstillstand durch Entbluten führt zu einer weiteren Verminderung der Leitfähigkeit durch extraintrazelluläre Flüssigkeitsbewegungen in Anoxie (Nach 5)

Die Frage, wie Zellschwellungen beim zytotoxischen Hirnödem die Nervenzellfunktion beeinflussen, möchte ich weitgehend der Diskussion überlassen. Nur der Hinweis sei gestattet, daß eine Verkleinerung des extrazellulären Flüssigkeitsraumes die Eliminierung durch Diffusion von Substanzen wie Neurotransmitter, K$^+$-Ionen, Metabolite, die von erregten Nervenzellen liberiert werden, unter Umständen erschwert. Außerdem ist zu berücksichtigen, daß geschwollene Gliazellen ihrer Klärfunktion des EZR wahrscheinlich weniger gut nachkommen können als intakte Zellen. Dies besonders, wenn die Schwellung durch einen zytotoxischen Mechanismus herbeigeführt wurde.

Abschließend eine Bemerkung zum toxischen Hirnödem durch endogene Vergiftung, z. B. beim Coma hepaticum oder nach Vergiftung mit Hexachlorophen oder Triäthylzinn (TET). Die zerebralen Funktionsstörungen beim Leberkoma haben sich bisher einer endgültigen Klärung entzogen. Tatsache ist, daß ca. 80 % der Patienten, die im Leberkoma sterben, ein Hirnödem haben und wahrscheinlich wegen des Hirnödems sterben (40). Experimentell fanden DIEMER und Mitarbeiter nach porto-kavaler Anastomose bei Ratten eine Abnahme von Nervenzellen und Oligodendroglia, dagegen eine Zunahme der Astrozyten (13). Regelmäßig wird eine Erhöhung der Ammoniakkonzentration gefunden. Der Glutamingehalt in den Gliazellen nimmt ebenso zu wie die Aktivität der Glutamatdehydrogenase in den Astrozytenfortsätzen. Diese Befunde können als Hinweis für einen erhöhten Glutamatumsatz sowie für eine erhöhte Clearance von Glutamat aus dem EZR gewertet werden. Die Bedeutung des Ammoniaks für zerebrale Funktionsstörungen im Leberkoma soll damit nicht herabgesetzt werden. Metabolische Störungen nach Erhöhung des Blutammoniakspiegels betreffen den Gliastoffwechsel, die pH-Regulation, den Kohlenhydrat- und Aminosäurenstoffwechsel sowie den Elektrolythaushalt und die Energetik im Gehirn (9). Die Entgiftung von Ammoniak im Gehirn erfolgt über Aminierung von α-Ketoglutarat zu Glutamat, welches in das untoxische Glutamin umgewandelt wird. Aminosäurenkonzentrationen sind erhöht im Plasma wie im Liquor; ein Faktor, über dessen Bedeutung bereits spekuliert wurde. Bestimmungen von löslichen Proteinfraktionen im Hirngewebe bei Patienten, die an Leberversagen gestorben sind, erbrachten eine deutliche Verminderung dieses Parameters (9). Da die metabolischen Veränderungen im Gehirn bei der hepatischen Enzephalopathie so vielgestaltig sind, ist Zurückhaltung am Platz, spezifische Mechanismen zu bemühen, die sowohl für das Hirnödem als auch für die beobachteten Funktionsausfälle verantwortlich sind. Schließlich eine Bemerkung zum Hirnödem durch Hexachlorophen und TET. Auf die Toxizität von Hexachlorophen wurde man aufmerksam, als beobachtet wurde, daß Waschungen von Frühgeborenen mit Pyodermien mit Hexachlorophen Vergiftungen mit ausgeprägter zerebraler Symptomatik hervorriefen. Die Mortalität war beträchtlich. Autoptisch fanden sich im Gehirn ein Status spongiosus sowie Hämorrhagien und Nekrosen (33). Das fettlösliche Hexachlorophen diffundiert rasch durch die Haut und reichert sich in lipidhaltigen Organen wie im Gehirn an. Dort führt es zur Vakuolisierung der Myelinlamellen, gefolgt von Degeneration von Nervenfasern (24). Vakuolisierung der Myelinlamellen ist bei dieser Vergiftung wie nach TET der im Vordergrund stehende neuropathologische Befund. Es muß angemerkt werden, daß Schwellungen der Myelinscheiden auch beim vasogenen Hirnödem wie nach 6-AN vorkommen (28, 39). Das Verständnis dieses Phänomens könnte zum Schlüssel für das Verständnis des zytotoxischen Hirnödems werden. Abb. 8 zeigt eine elektronenmikroskopische Aufnahme von ballonartigen Markscheidenschwellungen nach TET. Neben der Aufsplitterung der Myelinlamellen finden sich scheinbar unveränderte Axone und Gliafortsätze (19). Es wurde zunächst angenommen, daß dieses Ödem eine typisch extrazelluläre Flüssigkeitsansammlung repräsentiert. Verteilungsmessungen mit EZR-Indikatoren zeigten jedoch, daß die Schranke intakt ist (38). Kinetische Austauschstudien mit ^{22}Na, ^{36}Cl und Rohrzucker wiesen auf den zytotoxischen Charakter des Ödems hin (34). Der EZR war auf ein Drittel des Kontrollvolumens reduziert zugunsten eines langsamen Austauschkomparti-

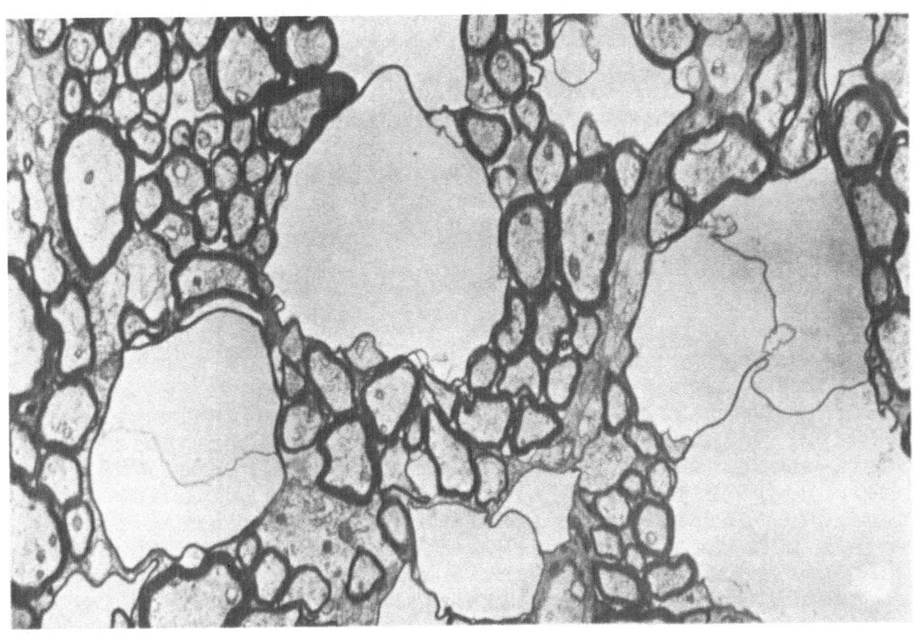

Abb. 8. Elektronenmikroskopische Aufnahme der weißen Substanz
von Ratten nach Applikation von Triäthylzinn (TET). Die elek-
tronenoptisch leeren Flächen entsprechen Vakuolen zwischen auf-
gesplitterten Markscheidenlamellen. Daneben anscheinend normale
myelinisierte Axone und Gliafortsätze (Nach 19)

ments, welches die Autoren damals für Glia hielten (34). Wir
wissen heute jedoch, daß es sich um Vakuolen zwischen den Markscheidenlamellen handeln muß. Der Mechanismus der Vakuolisierung ist nach wie vor unbekannt. Befunde, daß TET wie Hexachlorophen die oxydative Phosphorylierung und Gewebsatmung hemmen,
befriedigen als Erklärung nicht, da andere Stoffwechselinhibi-
toren mit gleichen Eigenschaften nicht solche Veränderungen hervorrufen. Ausgehend von der Beobachtung, daß nach Hexachlorophenvergiftung der Proteingehalt bestimmter Myelinfraktionen
vermindert ist, wurde postuliert, daß die Schwellung der Myelinlamellen auf eine erhöhte Durchlässigkeit für Wasser und Elektrolyte zurückzuführen ist (10). Die Bedeutung der Vakuolisierung für die Funktion der Nervenfasern könnte darin liegen, daß
die Fortleitung elektrischer Impulse unterbrochen wird. Umschrie-
bener Befall wird zu diskreten Funktionsausfällen führen. Bei
massiver Ausbreitung könnte das Kommunikationssystem mehr oder
weniger vollständig ausgeschaltet werden, ohne daß Nervenzell-
körper selbst oder regionale Funktionen wie synaptische Über-
leitungen betroffen sein müssen. Im gleichen Sinne könnte ein
massives, vasogenes Ödem im Marklager zur Störung der elektrischen Impulsleitung führen.

Es sollte jedoch nicht der Hinweis versäumt werden, daß ein Ödem
zunächst und zuerst einmal eine Raumforderung darstellt, die
nach Verbrauch der intrakraniellen Volumenreserven den intra-

kraniellen Druck ansteigen läßt. Bei Aufbau von intrakraniellen
Druckgradienten sind Herniation und Einklemmung vitaler Hirn-
zentren die Folge. Andererseits ist mit Drosselung der Hirndurchblutung nach Erschöpfung der Autoregulation zu rechnen. Beide
Mechanismen müssen nach wie vor als Kardinalursachen für zerebrale Funktionsstörungen wie Bewußtseinsverlust und Koma beim
Hirnödem angesehen werden. Deshalb müssen therapeutische Überlegungen sich zunächst an diesen Konsequenzen eines Ödems orientieren, so interessant andere Mechanismen sein mögen.

Zusammenfassung

Das vasogene wie zytotoxische Hirnödem geht einher mit strukturellen und biochemischen Veränderungen im Parenchym, welche die
Funktion von Nervenzellen beeinträchtigen können. Beim vasogenen Ödem umspült eine Flüssigkeit abnormer Beschaffenheit die
Nervenfasern in der weißen Substanz. Es ist anzunehmen, daß es
zu Veränderungen der extrazellulären K^+-Konzentration kommt, daß
Aminosäuren und Fettsäuren im EZR in anderen Konzentrationen
vorliegen als bei intakter Blut-Hirn-Schranke. Solche Veränderungen werden vermutlich verstärkt auftreten, wenn nekrotisches
Hirngewebe zerfällt. Weiterhin ist denkbar, daß eine abnorme extrazelluläre Flüssigkeit im Parenchym zur Freisetzung endogener,
potentiell toxischer Faktoren führt.

Beim zytotoxischen Hirnödem, das vorwiegend Gliaelemente betrifft, kann davon ausgegangen werden, daß die biologische Funktion der Glia, die Aufrechterhaltung der extrazellulären Homöostase, beeinträchtigt ist. Das kann sekundär gleichfalls zur
Störung von Nervenzellfunktionen führen. Vakuolisierungen der
Markscheiden dürften die elektrischen Kabeleigenschaften der
Axone in Mitleidenschaft ziehen.

Abgesehen von solchen, zweifellos meist spekulativen Hypothesen
ist die intrakranielle Raumforderung mit ihren Folgen immer noch
als die wichtigste Konsequenz eines Hirnödems anzusehen.

Literatur

1. ALEU, F. P., KATZMAN, R., TERRY, R. D.: Fine structure and
   electrolyte analysis of cerebral edema induced by alkyl tin
   intoxication. J. Neuropath. exp. Neurol. 22, 403 (1963)

2. ARIEFF, A. I., GUISADO, R.: Effects on the central nervous
   system of hypernatremic and hyponatremic states. Kidney International 10, 104 (1976)

3. ARIEFF, A. I., LLACH, F., MASSRY, S.: Neurological manifesta-
   tions and morbidity of hyponatremia: Correlation with brain
   water and electrolytes. Medicine 55, 121 (1976)

4. BAETHMANN, A., REULEN, H. J., BRENDEL, W.: Die Wirkung des
   Antimetaboliten 6-Aminonikotinamid (6-ANA) auf Wasser- und

Elektrolytgehalt des Rattenhirns und ihre Hemmung durch Nikotinsäure. Z. ges. exp. Med. 146, 226 (1968)

5. BAETHMANN, A., HARREVELD, A. van: Water and electrolyte distribution in grey matter rendered edematous with a metabolic inhibitor. J. Neuropath. exp. Neurol. 32, 408 (1973)

6. BAETHMANN, A., SOHLER, K.: Electrolyte and fluid spaces of rat brain in situ after infusion with dinitrophenol. J. Neurobiol. 6, 73 (1975)

7. BAETHMANN, A., OETTINGER, W., ROTHENFUSSER, W., GEIGER, R., MANN, K.: Chemical mediator compounds in brain edema. Europ. Surg. Res. 9, Suppl. 1, 121 (1977)

8. BAETHMANN, A., OETTINGER, W., ROTHENFUSSER, W., SCHMIEDEK, P., JESCH, F.: Cerebral blood flow and metabolism in adrenal insufficient brain and effects of aldosterone substitution. Proc. Internat. Union Physiol. Sci. 13, 43, No 18, Acte de Congres, 1977

9. BRUN, A., DAWISKIBA, S., HINDFELDT, B., OLSSON, J. E.: Brain proteins in hepatic encephalopathy. Acta neurol. scand. 55, 213 (1977)

10. CAMMER, W., ROSE, A. L., NORTON, W. T.: Biochemical and pathological studies of myelin in hexachlorophene intoxication. Brain Res. 98, 547 (1975)

11. CLASEN, R. A., SKY-PECK, H. H., PANDOLFI, S., LAING, I., HASS, G. M.: The chemistry of isolated edema fluid in experimental cerebral injury. In: Brain edema (eds. I. KLATZO, F. SEITELBERGER), p. 536. Wien: Springer 1967

12. CORNOG, J. L., GONATAS, N. K., FEIERMANN, J. R.: Effects of intracerebral injection of ouabain on the fine structure of rat cerebral cortex. Amer. J. Path. 51, 573 (1967)

13. DIEMER, N. H., KLEE, J., SCHRÖDER, H., KLINKEN, L.: Glial and nerve cell changes in rats with porto-caval anastomosis. Acta neuropath. 39, 59 (1977)

14. DILA, C. J., PAPPIUS, H. M.: Cerebral water and electrolytes. An experimental model of inappropriate secretion of antidiuretic hormone. Arch. Neurol. 26, 85 (1972)

15. EMMRICH, P., STECHELE, U.: Hyperosmolares Syndrom im Kindesalter. Med. Klin. 70, 1463 (1975)

16. FISHMAN, R. A.: Brain edema. New Engl. J. Med. 293, 706 (1975)

17. FISHMAN, R. A.: Cell volume, pumps and neurologic function: Brain's adaptation to osmotic stress. In: Brain disfunction in metabolic disorders (ed. F. PLUM). Res. Publ. Assoc. Nerv. Ment. Dis. 53, 159, Raven Press 1974

18. GILBOE, D. D., DREWES, L. R., KINTNER, D.: Edema formation
    in the isolated brain: Anoxia vs. ischemia. In: Dynamics of
    brain edema (eds. H.-M. PAPPIUS, W. FEINDEL), p. 228. Ber-
    lin, Heidelberg, New York: Springer 1976

19. HIRANO, A.: The fine structure of brain in edema. In: The
    structure and function of nervous tissue (ed. G. H. BOURNE),
    2, 69 (1969)

20. HOSSMANN, K. A., OLSSON, Y.: The effect of transient cere-
    bral ischemia on the vascular permeability to protein tra-
    cers. Acta neuropath. 18, 103 (1971)

21. HOSSMANN, K. A.: Development and resolution of ischemic
    brain swelling. In: Dynamics of brain edema (eds. H.-M.
    PAPPIUS, W. FEINDEL), p. 219. Berlin, Heidelberg, New York:
    Springer 1976

22. KLATZO, I.: Neuropathological aspects of brain edema. J.
    Neuropath. exp. Neurol. 26, 1 (1967)

23. KUWASHIMA, J., FUJITANI, B., NAKAMURA, K., KADOKAWA, T.,
    YOSHIDA, K., SHIMIZU, M.: Biochemical changes in unilateral
    brain injury in the rat: a possible role of free fatty acid
    accumulation. Brain Res. 110, 547 (1976)

24. LAMPERT, P., O'BRIEN, J., GARRETT, R.: Hexachlorophene en-
    cephalopathy. Acta neuropath. 23, 326 (1973)

25. MANTZ, J. M., TEMPE, J. D., JAEGER, A., KURTZ, D.: Das hy-
    perosmolare Koma. Münch. med. Wschr. 118, 395 (1976)

26. MEINIG, G., REULEN, H. J., MAGAWLY, C.: Regional cerebral
    blood flow and cerebral perfusion pressure in global brain
    oedema induced by water intoxication. Acta neurochir. 29,
    1 (1973)

27. MENDLER, N.: Elektrolyt- und Metabolitveränderungen im Ge-
    hirn der Ratte nach Kühlung auf 4 - 2°C mit einer Herz-Lun-
    gen-Maschine. Z. ges. exp. Med. 146, 206 (1968)

28. MEYER-KÖNIG, E.: Ultrastruktur der Glia- und Axonschädigung
    durch 6-Aminonicotinamid (6-An) am Sehnerv der Ratte. Acta
    neuropath. 26, 115 (1973)

29. OLSSON, Y., CROWELL, R. M., KLATZO, I.: The blood-brain
    barrier to protein tracers in focal cerebral ischemia and
    infarction caused by occlusion of the middle cerebral ar-
    tery. Acta neuropath. 18, 89 (1971)

30. PAPPIUS, H. M., GULATI, D. R.: Water and electrolyte con-
    tent of cerebral tissues in experimentally induced edema.
    Acta neuropath. 2, 451 (1963)

31. PAPPIUS, H. M., OH, J. H., DOSSETOR, J. B.: The effects of
    rapid hemodialysis on brain tissues and cerebrospinal fluid
    of dogs. Can. J. Physiol. Pharmacol. 45, 129 (1967)

32. PATBERG, W. R., GO, K. G., TEELKEN, A. W.: Isolation of
    edema fluid in cold-induced cerebral edema. Exper. Neurol.
    54, 141 (1977)

33. POWELL, H., SWARNER, O., GLUCK, L., LAMPERT, P.: Hexachlo-
    rophene myelinopathy in premature infants. J. Pediat. 82,
    976 (1973)

34. REED, D. J., WOODBURY, D. M., HOLTZER, R. L.: Brain edema,
    electrolytes, and extracellular space. Arch. Neurol. 10,
    604 (1964)

35. REULEN, H. J., AIGNER, P., BRENDEL, W., MESSMER, K.: Elek-
    trolytveränderungen in tiefer Hypothermie. Pflügers Arch.
    ges. Physiol. 288, 197 (1966)

36. ROBERTSON, D. M., MANZ, H. J.: Effect of thiamine deficiency
    on the competence of the blood-brain barrier to albumin la-
    belled with fluorescent dyes. Amer. J. Path. 63, 393 (1971)

37. RYMER, M. M., FISHMAN, R. A.: Protective adaptation of brain
    to water intoxication. Arch. Neurol. 28, 49 (1973)

38. SCHEINBERG, L. C., HERZOG, I., TAYLOR, J., KATZMAN, R.: Ce-
    rebral edema in brain tumors: ultrastructural and biochemi-
    cal studies. Ann. N. Y. Acad. Sci. 159, 509 (1969)

39. SCHRÖDER, J. M., WECHSLER, W.: Ödem und Nekrose in der grauen
    und weißen Substanz beim experimentellen Hirntrauma. Acta
    neuropath. 5, 82 (1965)

40. THÖLEN, H.: Hirnödem. Eine Todesursache beim endogenen Le-
    berkoma. Klin. Wschr. 50, 296 (1972)

41. ULE, G., KOLKMANN, F. W., BRAMBRING, P.: Experimentelle elek-
    tronenmikroskopische Untersuchungen zur formalen Pathogenese
    der Wernickeschen Encephalopathie. Klin. Wschr. 45, 886 (1967)

42. VAN HARREVELD, A., FIFKOVA, E.: Light- and electronmicrosco-
    pic changes in central nervous tissue after electrophoretic
    injection of glutamate. Exp. Molec. Pathol. 15, 61 (1971)

43. WALTZ, A. G., O'BRIEN, M. D., JORDAN, M. M.: Intraluminal,
    regulatory and permeability changes in the cerebral vascu-
    lature caused by ischemia. In: Pathology of cerebral micro-
    circulation (ed. J. CERVOS-NAVARRO), p. 333. Berlin, New
    York: de Gruyter 1974

44. WASTERLAIN, C. G., POSNER, J. B.: Cerebral edema in water
    intoxication. Arch. Neurol. 19, 71 (1968)

Stoffwechselwirksame Faktoren in der Pathogenese der Bewußtseinsstörung und des Komas

Von P. Riederer, G. Kleinberger, W. D. Rausch, K. Jellinger und S. Wuketich

Einleitung

Organisch bedingten Bewußtseinsstörungen liegen Funktionsausfälle des Gehirns durch folgende Ursachen zugrunde:

a) Desintegration elementarer Zell- und Membranfunktionen oder Blockade spezifischer Neurotransmitter(-systeme) durch Störungen energieliefernder Prozesse und Transportvorgänge bei O_2- und Substratmangel sowie bei toxisch-metabolischen Störungen;

b) substantielle Hirnschäden mit Läsion vigilanzsteuernder Systeme;

c) kombinierte Störungen.

Die Folgen sind funktionelle Ausfälle oder reversible Strukturveränderungen des ZNS ohne Dauerschäden - etwa Hirnödem - oder irreversible Funktions- und Strukturausfälle, die zum Tode führen oder in organische Defekte und Dauerschäden übergehen.

Bei metabolischen Komata bestehen komplexe Stoffwechselstörungen mit Affektion von Neurotransmittern, die an der Leber- und Niereninsuffizienz beispielhaft aufgezeigt sei (5, 7, 13):

1. Normale bis reduzierte Werte der zerebralen O_2-Utilisation sowie der Hirndurchblutung im Koma bei normalen Energiereserven (ATP, cAMP, Glukose und α-Ketoglutarat) sowie erhöhtem Glykogengehalt.

2. Störungen im Trikarbonsäurezyklus, Hemmung von Dehydrogenasen mit extra-/intrazellulären pH- und Elektrolytverschiebungen und Ödem.

3. Störungen im Amin- und Aminosäurenstoffwechsel mit
a) Ammoniakintoxikation mit Wirkung auf den Zitronensäurezyklus bzw. die Brenztraubensäureinaktivierung und den Glutamin-Glutamat-Zyklus;

b) Auftreten freier Phenole und Indole mit Enzymhemmung;

c) Verschiebungen im Aminosäurenspektrum von Serum und ZNS.

4. Eingriffe in die zerebrale Monoamin-/Neurotransmittersynthese.

a) Hypothese der "falschen Neurotransmitter". FISCHER et al. (5) vermuten, daß durch Blockierung der 3-Hydroxylierung von Tyrosin diese Aminosäure nicht zu 3,4-Dihydroxyphenylalanin, sondern nach Dekarboxylierung zu Tyramin und nach ß-Hydroxylierung zu Octopamin umgewandelt wird. Octopamin könnte nun einerseits Transmittersubstanzen, wie Dopamin (DA) und Noradrenalin (NAdr), verdrängen und an dopaminergen oder noradrenergen Rezeptoren als "falscher Transmitter" fungieren.

b) Zunahme der freien Phenole und Indole in Serum und Liquor bei Leber- und Niereninsuffizienz, etwa p-Hydroxyphenylessigsäure, führt zu unterschiedlicher Hemmung von verschiedenen Dekarboxylasen.

c) Störungen des Insulin- und Glukagonabbaues bei hepatischer Enzephalopathie werden für Störungen biogener Amine im ZNS verantwortlich gemacht (13).

d) Störungen der Aminosäurenbalance. Bei Leberzirrhose, Coma hepaticum und experimenteller Shunt-Enzephalopathie besteht im Serum eine Abnahme verzweigtkettiger Aminosäuren (Leucin, Isoleucin, Valin) sowie von Cystin bei starker Zunahme anderer Aminosäuren (Histidin, Tyrosin, Methionin, Glutamin, Phenylalanin und freiem Tryptophan), d. h. zum Teil von Präkursoren der Neurotransmitter Dopamin (DA), Serotonin (5-HT) und Noradrenalin. Das bestätigen eigene Analysen von Liquor und Hirnhomogenat bei Coma hepaticum (14). Bei Leber- und Niereninsuffizienz ist freies Tryptophan in Serum und Liquor erhöht; die Zunahme der Liquor-Serum-Relation führt bei Tier und Mensch zu erhöhtem zerebralem Tryptophangehalt (5-HT-Präkursor!). Nach CURZON et al. (2) besteht eine Korrelation zwischen Tryptophan in Serum und Gehirn nur bei akuter, nicht bei chronischer Leberinsuffizienz. Neben kompetitivem Aminosäurentransport durch die Blut-Hirn-Schranke (BHS) in das ZNS wird die zerebrale DA- und 5-HT-Synthese offenbar aber noch durch andere Faktoren beeinflußt.

e) Neurotransmitterstörungen. Tierexperimentelle und klinische Daten weisen auf Störungen biogener Amine im ZNS mit Gleichgewichtsverschiebung zerebraler Synapsenfunktionen von Erregung zur Hemmung (1, 2, 3, 5, 8, 12).

(1) Noradrenalinabfall im ZNS bei Coma hepaticum wird auf eine Abnahme der Synthese bei normalem Umsatz zurückgeführt und mit terminaler Hypotension korreliert (5, 7).

(2) Eine leichte Dopaminabnahme im Striatum von Ratten mit chronischem porto-kavalem Shunt wird durch kompetitive Wechselwirkung zwischen Dopamin und Tryptophan (Anstieg) erklärt. Die Aktivitätshemmung der Tyrosinhydroxylase wird auch durch exzessiv hohe Konzentrationen des Phenylalanin oder Tyrosin erklärt.

(3) Die Zunahme von Serotonin und 5-Hydroxyindolessigsäure (5-HIES) in Liquor und Gehirn bei experimenteller und humaner hepatischer und urämischer Enzephalopathie ist gesichert. Eine uniforme Zunahme des 5-HT-Präkursors Tryptophan führt zu einem Anstieg des zerebralen 5-HT- und 5-HIES-Gehaltes, der im Hirnstamm und Hippocampus signifikant ist. Ein geringerer Anstieg von 5-HT als seines Hauptmetaboliten 5-HIES spricht für gesteigerten 5-HT-Umsatz insbesondere im Hirnstamm bei chronischer Leber- und Niereninsuffizienz infolge gesteigerten Tryptophaneintritts in das Gehirn.

Material und Methoden

Eigene Analysen erfolgten an postmortalem menschlichem Hirngewebe. Untersucht wurden 28 Fälle von metabolischen Enzephalopathien - 13 Fälle von Leberkoma mit Serumammoniakwerten bis 352 µg/100 ml bei portaler, alkoholischer und postnekrotischer Leberzirrhose; drei Fälle von Coma uraemicum bei Nephrosklerose und pyelonephritischer Schrumpfniere mit BUN-Werten bis über 300 mg/100 ml; vier Fälle von Coma diabeticum mit hyperosmolarem und ketoazidotischem Koma, ferner drei Fälle von Leberzirrhose ohne Koma und fünf Fälle von mit hochdosierter Aminosäurentherapie behandeltem Leberkoma (9, 10). Das Alter lag zwischen 47 und 86 (Mittel 69) Jahren. Hirnentnahme 3 - 16 h post mortem; Dissektion von 15 Hirnregionen aus einer Hemisphäre; die andere wurde lichtoptisch untersucht. Fluorometrische und gaschromatographische Bestimmung von Tryptophan, 5-HT, DA und 5-HIES im Hirngewebe (biochemische Analytik siehe bei 8, 12); als Vergleich dienten gleichaltrige Kontrollen (Myokardinfarkt) mit analogen Autopsie- und Aufarbeitungszeiten. In Einzelfällen erfolgte eine radioenzymatische Bestimmung der Tyrosinhydroxylaseaktivität im Schweifkern.

Ergebnisse

1. Metabolische Komata

a) Tyrosin, das im N. caudatus bestimmt wurde, ergibt in Übereinstimmung mit tierexperimentellen Untersuchungen (2) signifikant erhöhte Werte bei hepatischem und diabetischem Koma. Bei der mit L-Valin behandelten Gruppe mit Leberkoma ergaben sich aber keine signifikanten Unterschiede zur Kontrollgruppe.

b) Die Tyrosinhydroxylaseaktivität im N. caudatus ergab sowohl beim diabetischen als auch beim hepatischen Koma keine Unterschiede zur Kontrollgruppe (Tabelle 1).

c) Dopamin zeigt bei allen Komaformen eine generelle Reduktion um rund 20 - 30 % gegenüber den Kontrollwerten mit stärkster Abnahme bei Coma hepaticum und uraemicum, insbesondere in Striatum, N. ruber und N. accumbens (Abb. 1).

d) Serotonin war bei allen Komaformen in fast allen Hirnregionen erhöht; der stärkste Anstieg fand sich im Hirnstamm mit Raphe, N. ruber und Substantia nigra sowie in Teilen des limbischen Systems (Abb. 2).

e) 5-HIES bot ähnliche oder stärkere Zunahme, insbesondere im Striatum und Hirnstamm, mit höchsten Werten bei Urämie und Diabetes, was auf eine regionale Steigerung des 5-HT-Umsatzes hinweist (Abb. 3).

f) Tryptophan bot bei Leberkoma eine signifikante Zunahme in allen Hirnarealen, insbesondere im Hirnstamm; diese fand sich auch bei Leberzirrhose ohne Koma, war aber deutlich geringer als bei Komafällen (Tabelle 2).

Tabelle 1. Tyrosin und Tyrosinhydroxylaseaktivität im Nucleus caudatus bei metabolischem Koma

	Alter (Jahre)	post mortem-Zeit (h)	Tyrosin µg/g	Tyrosinhydro-xylaseaktivität nmol DOPA/g.h
Kontrollfälle (15)	68,4 ± 2,8	3,6 ± 0,4	83,0 ± 4,1	17,8 ± 2,27
Coma hepaticum (3)	51,0 ± 6,7	6,7 ± 3,2	112,6 ± 12,5*	30,4 ± 10,7
Coma diabeticum (3)	60,3 ± 11,9	5,8 ± 1,2	128,6 ± 5,5*	19,6 ± 9,4
Leberzirrhose ohne Koma (1)	65	5	89,3	11,0
Coma hepaticum + L-Valin + Parenteraler Ernährung (2)	54	9	94,2/92,6	12,4/12,7

Mittelwerte ± mittlerem Fehler des Mittelwertes
Anzahl der Fälle in Klammer
* $p < 0,01$ im Vergleich zu den Kontrollwerten
Tyrosin wurde nach der Methode von HESS et al.: J. Pharm. Exp. Ther. 127, 175 (1959) gemessen.
Tyrosinhydroxylaseaktivität wurde im Prinzip nach der Methode von McGEER et al.: Canad. J. Biochem. 45, 1557 (1967) bestimmt.
Die scheinbar erhöhten Werte der Tyrosinhydroxylase bei hepatischem Koma erklären sich aus der Altersabhängigkeit dieses Enzyms, wobei mit zunehmendem Alter eine signifikante Verminderung zu beobachten ist

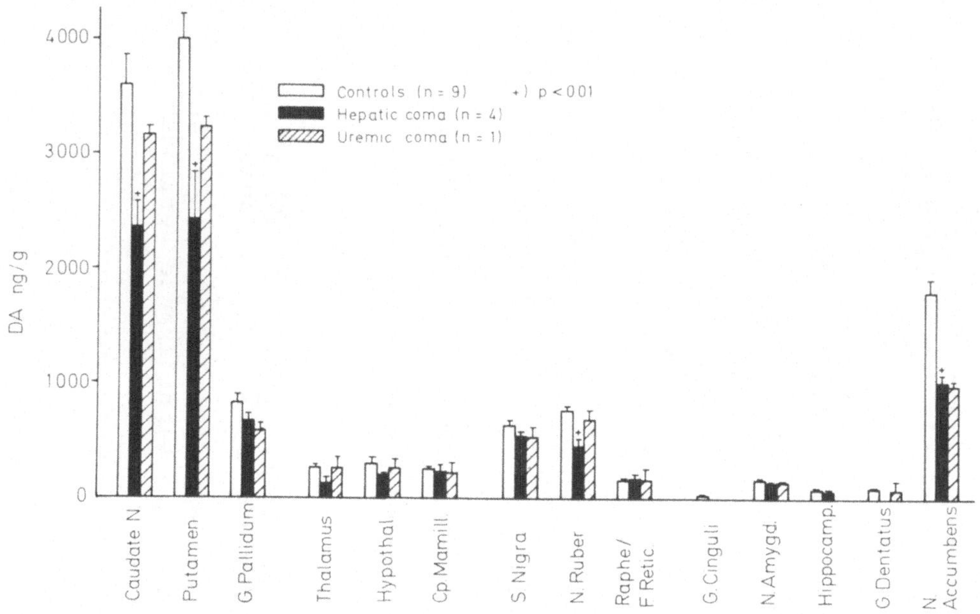

Abb. 1. Dopamingehalt des Gehirns bei Kontrollen und metabolischem Koma

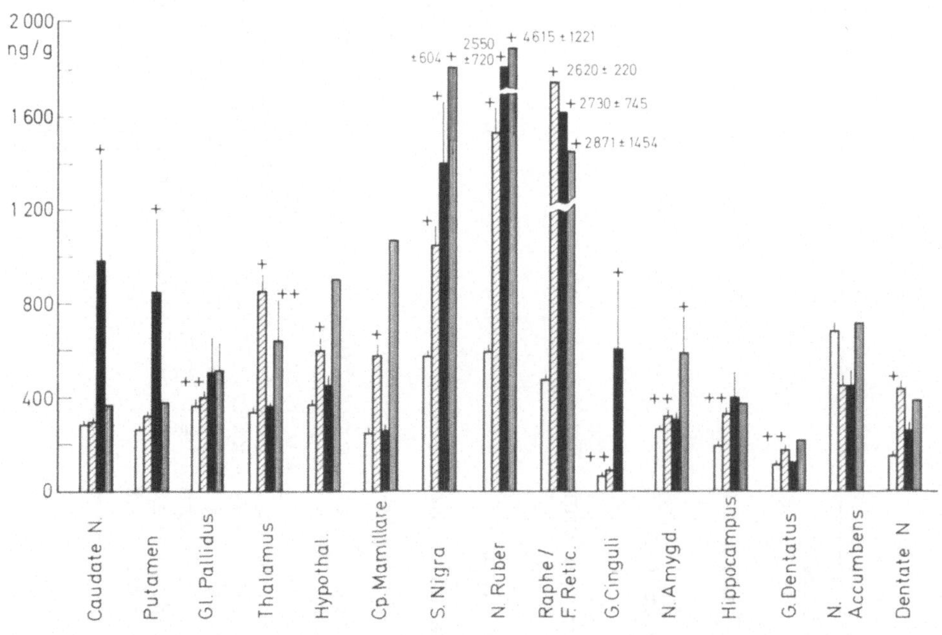

Abb. 2. Serotoningehalt des Gehirns bei Kontrollen und metabolischen Komata

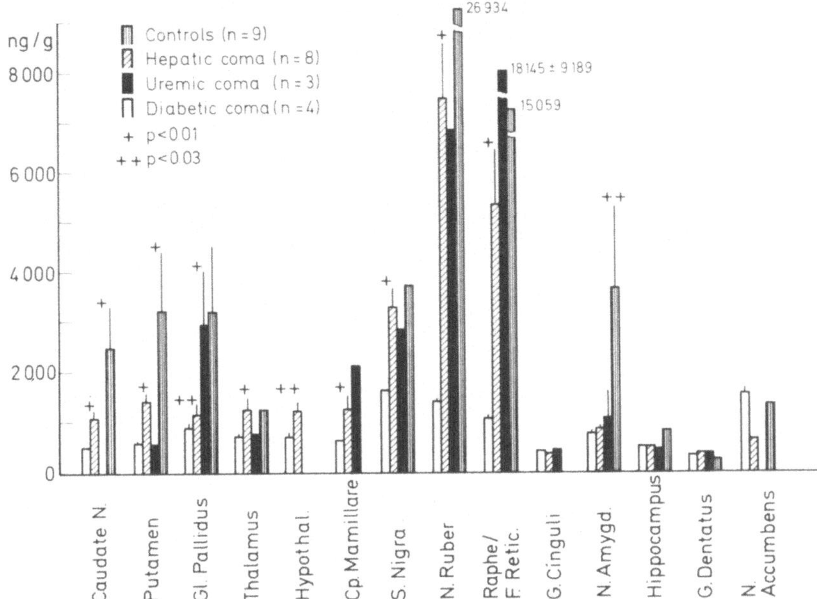

Abb. 3. 5-Hydroxyindolessigsäuregehalt des Gehirns bei Kontrollen und metabolischen Komata

2. Bei <u>Leberzirrhose ohne Koma</u> war 5-HT gegenüber den Kontrollen nicht wesentlich erhöht, während 5-HIES insbesondere im Hirnstamm anstieg, doch war diese Zunahme deutlich geringer als bei den Komafällen (Tabellen 3 und 4).

3. <u>Leberkoma mit parenteraler Ernährung und L-Valintherapie</u> zeigte nur eine leichte Zunahme von Tryptophan bei stark verringerten 5-HT- und normalen HIES-Werten (Tabellen 3 und 4).

<u>Morphologisch</u> boten die beiden letzten Gruppen keine oder nur diskrete Zeichen hepatischer Enzephalopathie mit Alzheimer-II-Glia.

Diskussion

Die bei hepatischem und diabetischem Koma fehlende Verringerung der Tyrosinhydroxylaseaktivität im Hirngewebe kann als Hinweis dafür genommen werden, daß der Energiezustand des Gehirns im Verlaufe des Komas erhalten bleibt. Die O_2-Versorgung des Gehirns, gemessen an einem sehr O_2-abhängigen Enzym, der Tyrosinhydroxylase, zeigte jedenfalls bei Coma hepaticum, Coma diabeticum und einer mit L-Valin sowie parenteraler Ernährung aus dem Coma hepaticum herausgeführten Patientengruppe <u>keine</u> pathologischen Veränderungen.

Unsere Befunde bei <u>menschlichem Leberkoma</u> bestätigen die bei experimenteller porto-kavaler Enzephalopathie erhobene Zunahme von

Tabelle 2. Tryptophangehalt im Hirn bei Kontrollen, Leberzirrhose mit und ohne Koma sowie nach parenteraler Ernährungstherapie bei Coma hepaticum

Hirnregion	Kontrollen (n = 11)	Zirrhose ohne Koma (n)	Coma hepaticum mit P.E.Therapie (n)	Coma hepaticum ohne P.E.Therapie (n = 5)
N. caudatus	10,9 $\pm$ 0,78	6,0 (2)	15,2 $\pm$ 2,7 (4)	39,2 $\pm$ 9,7 *
Putamen	14,9 $\pm$ 0,89	15,5 (2)	17,5 $\pm$ 7,0 (3)	40,3 $\pm$ 11,5 *
Gl. pallidus	15,4 $\pm$ 0,24	9,5 (2)	9,2 $\pm$ 2,0 (3)	69,8 $\pm$ 21,6 *
Thalamus	16,8 (2)	14,2 (1)	17,1 $\pm$ 10,7 (3)	31,1 (2)
Hypothalamus	9,8 (2)	7,0 (1)	11,8 (1)	13,4 (1)
Cp. mamillare	12,7 (2)	3,3 (1)	12,0 (2)	n. u.
S. nigra	19,6 $\pm$ 1,42	35,0 $\pm$ 16,0 (3)	11,3 (2)	153,2 $\pm$ 48 *
N. ruber	20,3 $\pm$ 1,45	38,0 $\pm$ 5,0 (3)	n. u.	143,6 $\pm$ 37 *
Raphe/Formatio reticularis	15,8 $\pm$ 0,82	31,0 $\pm$ 4,0 (3)	19,5 $\pm$ 4,3 (3)	80,0 $\pm$ 22 *
G. cinguli	14,0 $\pm$ 0,96	4,2 (1)	8,3 (2)	42,2 $\pm$ 6,1 *
N. amygdalae	15,7 $\pm$ 0,8	18,4 (1)	13,6 (2)	71,6 $\pm$ 18,5 *
Hippocampus	11,2 (2)	10,2 (1)	7,7 $\pm$ 1,7 (3)	12,9 (2)
G. dentatus	11,5 (2)	27,4 (1)	n. u.	16,0 (1)
N. accumbens	12,6 (2)	7,5 (2)	12,4 (2)	n. u.
Frontalrinde	10,0 (2)	11,0 (2)	10,8 $\pm$ 7,3 (3)	12,0 $\pm$ 1,0
Frontalmark	7,8 (2)	n. u.	12,9 $\pm$ 10,1 (3)	8,6 (2)

Werte in µg/g Frischgewicht ($\bar{x}$ $\pm$ SEM); n. u. = nicht untersucht
* p <0,01
P.E. = Parenterale Ernährung (50 ml/h) + 5 % L-Valin (25 ml/h)

Tabelle 3. Serotoningehalt im Gehirn bei Kontrollen, Leberzirrhose ohne Koma und nach parenteraler Infusionstherapie bei Coma hepaticum

Hirnregion	Kontrollen (n = 9)	Zirrhose ohne Koma		Coma hepaticum mit P. E. Therapie	
N. caudatus	285 $\pm$ 16	258	(2)	43,0 $\pm$ 24,0	(4)
Putamen	266 $\pm$ 15	192	(3)	15,0 $\pm$ 5,8	(3)
Gl. pallidus	364 $\pm$ 27	112	(2)	13,0 $\pm$ 2,9	(3)
Thalamus	340 $\pm$ 18	350	(1)	160,5	(2)
Hypothalamus	370 $\pm$ 20	n. u.		288,0	(1)
S. nigra	583 $\pm$ 22	663 $\pm$ 96	(3)	133,0	(2)
N. ruber	603 $\pm$ 29	666 $\pm$ 111	(3)	n. u.	
Raphe/Formatio reticularis	476 $\pm$ 25	1.467 $\pm$ 287	(3)	251,0 $\pm$ 120,0	(4)
N. amygdalae	264 $\pm$ 15	303	(1)	192,0	(2)
G. dentatus	110 $\pm$ 9	114	(1)	n. u.	
Hippocampus	200 $\pm$ 11	131	(1)	63,0 $\pm$ 36,0	(3)
N. accumbens	685 $\pm$ 38	240	(1)	125,0 $\pm$ 57,0	(3)
Frontalrinde	55 $\pm$ 7	n. u.		7,0	(1)

Werte in ng/g Frischgewicht ($\overline{x}$ $\pm$ SEM)
n. u. = nicht untersucht
Zahl der Fälle in Klammer
P. E. = Parenterale Ernährung + 5 % L-Valin (25 ml/h)

Tabelle 4. 5-Hydroxyindolessigsäure im Gehirn bei Kontrollen, Leberzirrhose ohne Koma und nach parenteraler Infusionstherapie bei Coma hepaticum

Hirnregion	Kontrollen (n = 9)	Zirrhose ohne Koma		Coma hepaticum mit P. E. Therapie	
N. caudatus	442 $\pm$ 26	399	(2)	579 $\pm$ 104	(4)
Putamen	535 $\pm$ 28	641 $\pm$ 120	(3)	577 $\pm$ 88	(4)
Gl. pallidus	875 $\pm$ 61	694	(2)	857	(2)
Thalamus	725 $\pm$ 39	1.033	(1)	978 $\pm$ 144	(3)
Hypothalamus	710 $\pm$ 42	n. u.		728	(1)
S. nigra	1.595 $\pm$ 47	2.524 $\pm$ 843	(3)	2.069	(2)
N. ruber	1.379 $\pm$ 59	3.095 $\pm$ 571	(3)	n. u.	
Raphe/Formatio reticularis	1.035 $\pm$ 42	4.587 $\pm$ 1.569	(3)	1.585 $\pm$ 573	(4)
N. amygdalae	760 $\pm$ 27	963	(1)	813	(2)
G. dentatus	288 $\pm$ 11	870	(1)	n. u.	
Hippocampus	480 $\pm$ 21	389	(1)	205 $\pm$ 92	(3)
N. accumbens	1.538 $\pm$ 72	n. u.		985 $\pm$ 463	(3)
Frontalrinde	119 $\pm$ 8	195	(1)	141	(2)
Frontalmark	38 $\pm$ 4	n. u.		114	(2)

Werte in ng/g Frischgewicht ($\overline{x} \pm$ SEM)
n. u. = nicht untersucht
Zahl der Fälle in Klammer
P. E. = Parenterale Ernährung + 5 % L-Valin (25 ml/h)

Hirntryptophan, die generelle Abnahme von DA sowie eine starke
regionale 5-HT-Zunahme in Hirnstamm und Striatum bei genereller
5-HT-Umsatzzunahme.

Bei verschiedenen Formen metabolischer Komata besteht gleichför-
miges Verhalten der zerebralen Katecholamine mit uniformer Abnahme von DA und Anstieg von 5-HT und 5-HIES mit lokaler Akzen-
tuierung im Hirnstamm, was auf <u>analoge Störungen zerebraler Neurotransmitter bei metabolischem Koma verschiedener Genese</u> hinweist. Daraus ergeben sich folgende pathogenetische Vorstellungen:

a) Störung der Blut-Hirn-Schranke durch Störung der zerebralen
   Indolamine;
b) Bedeutung serotonerger Systeme für die Bewußtseinssteuerung;
c) dynamische Stoffwechselvorgänge und therapeutische Konsequenzen.

<u>Ad a</u>: Hepatische und urämische Enzephalopathie gehen mit Astro-
gliahydrops und Schrankenstörungen einher, die auf die starke
Zunahme des zerebralen 5-HT-Gehalts bezogen werden. Experimentelle Befunde zeigen die massive Permeabilitätsstörung der En-
dothelschranke für Makromoleküle durch 5-HT (<u>15</u>). Die uniforme
5-HT-Anhäufung bei verschiedenen Formen metabolischer Komata
ist ein wichtiger pathogenetischer Faktor für das bei metabolischen Enzephalopathien und Komata obligate <u>Hirnödem</u>.

Die Rolle biogener Amine für die Pathophysiologie des Hirnödems
und der Ischämie ist an experimentellen Hirninfarktmodellen und
eigenen Analysen am menschlichen Hirninfarkt belegt (siehe <u>12</u>):
Im frischen und älteren Infarkt besteht ein totales Defizit an
DA und 5-HT mit leichter DA- und 5-HT-Reduktion in nichtischä-
mischen Regionen der betroffenen und kontralateralen Hemisphäre.
5-HIES ist im akuten Nekrosebereich stark reduziert, während die
perifokale Ödemzone eine Anhäufung von 5-HIES mit späterem Abfall in der Umgebung älterer Infarkte zeigt, was auf die Normalisierung des 5-HT-Stoffwechsels nach Abklingen des Ödems hinweist. Die Störung biogener Amine gilt als wichtiger Faktor für
die Entwicklung postischämischer Gewebsschäden sowie des kompli-
zierenden Hirnödems.

<u>Ad b</u>: Bei metabolischer Enzephalopathie treten im Tierversuch
und am Menschen die stärksten Störungen des Indolamin-Neuro-
transmitters 5-HT in der Hirnstammhaube (Raphe/Formatio reticularis) und in Teilen des limbischen Systems, also in für die
Vigilanz- und Verhaltenssteuerung bedeutsamen Regionen, auf.
Vigilanz und Schlaf-Wach-Rhythmus werden durch die antagonistischen aszendierenden monoaminergen Hirnstamm- und mesolimbischen
Systeme gesteuert - dopaminerge Neuronen induzieren Wachheit,
serotonerge Schlaf -, woraus Beziehungen zwischen Serotonin und
Schlaf anzunehmen sind (<u>11</u>). Die konstante Zunahme von 5-HT und
seinem Hauptmetaboliten 5-HIES in der Hirnstammhaube und im Hippocampus weist auf Beziehungen zwischen regionalen Stoffwechselstörungen des aszendierenden serotonergen hirnstamm-mesolim-
bischen Systems und Vigilanzänderungen hin. <u>Gesteigerte Synthese
oder Umsatz von 5-HT im aszendierenden serotonergen System</u> könn-

te somit ein regionales biochemisches Substrat der Bewußtseinsstörungen bei Stoffwechselkatastrophen darstellen.

Ad c: Unsere Befunde bei Leberzirrhose ohne Koma mit normalem
zerebralem 5-HT-Gehalt, aber signifikanter Erhöhung von Trypto-
phan- und 5-HIES-Konzentrationen im ZNS, die zwischen den Werten der Kontroll- und Komapatienten lagen, lassen vermuten, daß
dem klinischen Syndrom Koma bei Leberinsuffizienz eine dynamische Störung des zerebralen Indolaminstoffwechsels in Abhängigkeit von der Aminosäurenimbalance zwischen Serum und Hirn zu-
grundeliegt (4). Bekräftigt wird diese Annahme durch Senkung
des pathologischen Tryptophan-, 5-HT- und 5-HIES-Gehalts bei experimenteller porto-kavaler Enzephalopathie durch Gabe verzweigtkettiger Aminosäuren, die wir erstmals am menschlichen Gehirn
bestätigen konnten. Daraus ergibt sich ein neues therapeutisches
Konzept für die hepatische Enzephalopathie. Ganz allgemein stehen beim Koma neben der Behandlung des kausalen Prozesses die
Ödemprophylaxe und Kreislaufstützung sowie die Verbesserung der
zerebralen Perfusion und O_2-Versorgung im Vordergrund.

1. Für metabolische Enzephalopathien ergeben sich aus den bekannten biochemischen Daten bereits konkrete Therapieansätze:
Bei experimenteller Leberinsuffizienz erhielten FISCHER et al.
(6) durch Gabe äquimolarer Mengen verzweigtkettiger Aminosäuren
über deren Normalisierung im Plasma und Wirkung auf den kompetitiven Aminosäurentransport durch die BHS eine Normalisierung
des ZNS-Gehalts an Tryptophan, 5-HT und 5-HIES. In gleiche
Richtung gehen klinische Erfahrungen mit Infusion von L-Valin
und von anderen, mit verzweigtkettigen Aminosäuren angereicher-
ten Gemischen, die eine prompte Senkung des Serumammoniakspie-
gels bewirken (9, 10), sowie die eigenen biochemischen Hirnbe-
funde, die eine starke Erniedrigung der 5-HT-Konzentration bei
normalen 5-HIES- und leicht erhöhten Tryptophanwerten zeigen.

L-Valin bietet sich aus mehreren Gründen zur Therapie des metabolischen, insbesondere des hepatischen Komas, an. L-Valin
besitzt eine sehr gute kompetitive Wirkung zum Tryptophan um
den Transportmechanismus aus dem Blut in das Gehirn. Die Anreicherung dieser verzweigtkettigen Aminosäure führt zudem zu einem Ausgleich des Defizits an verzweigtkettigen Aminosäuren im
Gehirn. Durch die Anreicherung von L-Valin wird die oxydative
Dekarboxylierung angeregt. Diese führt zur Bildung der entsprechenden "aktivierten Fettsäure", nämlich Isobutyryl-CoA, die
bei der ß-Oxydation in Methylmalonsäure und durch anschließende Carbonylverschiebung in Bernsteinsäure übergeht. Damit ist
ein wichtiges Produkt des Intermediärstoffwechsels syntheti-
siert, welches den Zitronensäurezyklus aktiviert (vermehrte Bildung der α-Ketoglutarsäure führt zu verstärkter Bindung von Ammoniak, das nach L-Valintherapie tatsächlich stark abfällt) (9,
10) und über Oxalessigsäure die Phosphoenol-Brenztraubensäure
bilden kann. Durch Umkehrung der Glykolyse wird die Glukoneogenese ermöglicht, so daß durch hohe L-Valindosen auch eine günstige Beeinflussung des Kohlenhydratstoffwechsels möglich scheint

2. Die seit 1970 erfolgte L-Dopa-Therapie der hepatischen Enzephalopathie, die den Übergang aus reversiblen in irreversible
Stadien verhindern soll, greift an mehreren Orten an (6):

a) Normalisierung des zerebralen DA-Gehalts durch Präkursorgabe;
b) Senkung des zerebralen 5-HT-Gehalts durch kompetitive Synthesehemmung, dadurch vielleicht Abdichtung der BHS und Möglichkeit einer Hirnödemprophylaxe.
c) Kompetitive Minderung des Gehalts an Tryptophan und Phenylalanin im ZNS;
d) Aufhellung der Bewußtseinslage durch Steigerung der Arousalreaktion (direkt oder indirekt über aszendierende Hirnstammneuronensysteme).

Dieser L-Dopa-Effekt wirkt auch günstig auf die Bewußtseinslage bei prolongiertem Koma nach Schädel-Hirn-Traumen und Hirnstammläsionen verschiedener Ursache, vermutlich über eine Restitution der Funktionen geschädigter aszendierender Aktivierungssysteme, wie EEG-Verlaufsbefunde bei posttraumatischem apallischem Syndrom zeigten. Ob in Analogie zum Therapieeffekt bei M. Parkinson als regionalem nigro-striärem DA-Mangelsyndrom eine anhaltende Funktionsnormalisierung der vigilanzsteuernden aszendierenden monoaminergen Systeme möglich ist, bleibt noch offen.

Zusammenfassung

Tyrosin, Dopamin, Tyrosinhydroxylase, Tryptophan, Serotonin und 5-Hydroxyindolessigsäure wurden mittels spektrofluorometrischer und radioenzymatischer Methoden in verschiedenen Hirnarealen von 28 Patienten mit metabolischer Enzephalopathie untersucht: 13 Fälle von Coma hepaticum, drei Fälle von urämischem Koma, vier Fälle von Coma diabeticum, drei Fälle von Leberzirrhose ohne Koma und fünf Fälle von Leberkoma, die unter L-Valingabe und parenteraler Ernährung aus dem komatösen Zustand erwachten, aber aus anderen Gründen starben. Folgende Ergebnisse wurden erhalten:

1. Tyrosin war bei Coma hepaticum und diabeticum sowohl im Vergleich zu einer Referenzgruppe als auch zu den Leberzirrhosen ohne Koma und den mit L-Valin behandelten Leberkomata signifikant erhöht.

2. Tyrosinhydroxylaseaktivität, gemessen an einem bisher kleinen Material, war bei allen Gruppen im Rahmen der Norm. Dieser Befund deutet auf eine genügende O_2-Versorgung des Gehirns während des Komas hin, da auch die mit L-Valin behandelten Komata Normwerte zeigten.

3. Dopamin war bei allen Komaformen speziell im Striatum, N. ruber und N. accumbens leicht, aber signifikant erniedrigt (20 - 30 % der Normwerte im Durchschnitt).

4. Tryptophan, Serotonin und 5-Hydroxyindolessigsäure waren bei hepatischen und anderen metabolischen Komata stark vermehrt nachweisbar. Dieser Effekt zeigte sich insbesondere in Arealen der Hirnstammhaube und einigen limbischen Strukturen.

5. Leberzirrhosen ohne Koma boten normale 5-HT-Werte, während 5-HIES und Tryptophan leicht erhöht waren. Dieser Anstieg

war aber signifikant niedriger als jener bei unbehandelten
Komafällen.

6. <u>Hepatische Komata</u>, die mit der verzweigtkettigen Aminosäure
<u>L-Valin und parenteraler Ernährung</u> behandelt und aus dem ko-
matösen Zustand herausgeführt werden konnten, zeigten nur
noch eine leichte, nicht signifikante Erhöhung von Tryptophan, einen signifikanten Abfall von Serotonin (auch im Vergleich zur Kontrollgruppe!) sowie normale 5-HIES-Werte.

Diese vorläufigen Befunde zeigen gute Übereinstimmung mit tierexperimentellen Ergebnissen sowie mit Ergebnissen von Liquoruntersuchungen. Es ergibt sich damit eine erhebliche Störung in
zentralen Neurotransmittersystemen. Diese metabolische Entgleisung kann zum Teil mit der gestörten Aminosäurenbalance sowohl
im peripheren als auch im zentralen Bereich korreliert werden.
Die gesteigerte Serotoninsynthese oder erhöhter 5-HT-Umsatz in
den aszendierenden serotonergen Hirnstammstrukturen könnte ein
biochemisches Substrat für Bewußtseinsstörungen bei hepatischer
Insuffizienz und anderen metabolischen Störungen darstellen. Die
sich daraus ergebenden klinischen Konsequenzen einer Verabreichung von kompetitiven Aminosäuren, wie L-Valin oder L-Dopa, ergibt zufriedenstellende Ergebnisse und kann daher als Bestätigung für die vorgelegten biochemischen Befunde am post mortem
untersuchten Gehirn herangezogen werden.

<u>Danksagung</u>

Frau E. Müller danken wir für die exakte Durchführung der Analysen und Frau M. Fuchs für die Sekretariatsarbeit.
Dem Jubiläumsfonds der Österr. Nationalbank sind wir für die Be-
willigung des Projekts 1113 zu Dank verpflichtet.
Die Autoren danken den Vorständen der 1. Med. Universitätsklinik Wien, Herrn Prof. Dr. E. Deutsch, sowie den 1. und 3. Med.
Abteilungen des Krankenhauses Lainz, Herrn Prof. Dr. K. Irsigler und Prim. Dr. H. Schuster, für gute klinische Zusammenarbeit.

<u>Literatur</u>

1. CUMMINGS, M. G., SOETERS, P. B., JAMES, J. H., KLANE, J. M.,
   FISCHER, J. E.: Regional brain indoleamine metabolism following chronic portocaval anastomosis in the rat. J. Neurochem.
   <u>27</u>, 501 (1976)

2. CURZON, G., KANTAMANENI, B. D., FERNANDO, J. C. WOODS, M. S.,
   CAVANAGH, J. B.: Effects of chronic porto-caval anastomosis
   on brain tryptophan, tyrosine and 5-hydroxytryptamine. J.
   Neurochem. <u>24</u>, 1065 (1975)

3. DiREDA, N., LIVREA, P., BLAS, A. de: Effects of premortem
   conditions on HVA and 5-HIAA levels in human brain areas
   at autopsy. In: Abstr. 11th Wld. Congr. Neurology (eds. W.
   A. den HARTOG-JAGER, G. W. BRUYN, A. P. J. HEIJSTEE). Excerpta medica, ICS Nr. 427, p. 215. Amsterdam: Excerpta medica 1977

4. FERNSTROM, J. D., WURTMAN, R. J.: Brain serotonin content:
   physiological regulation by plasma neutral amino acids.
   Science 178, 414 (1972)

5. FISCHER, J. E., BALDESSARINI, R. J.: Biochemistry of hepatic
   coma. In: Münchner Konferenz über neurologisch-psychiatrische Aspekte des Komas (eds. G. DALLE ORE, F. GERSTENBRAND,
   C. H. LÜCKING, G. PETERS, U. H. PETERS), p. 180. Düsseldorf:
   Janssen 1977

6. FISCHER, J. E., FUNOVICS, J. M., FALCAO, H. A., WESDORP, R.
   I. C.: L-Dopa in hepatic coma. Ann. Surg. 183, 386 (1976)

7. HOLM, E.: Ammoniak und hepatische Enzephalopathie. Bioche-
   mie, Elektrophysiologie, Toxikologie. Stuttgart: G. Fischer
   1975

8. JELLINGER, K., RIEDERER, P.: Brain monoamines in metabolic
   (endotoxic) coma. J. neurol. Transm. 41, 275 (1977)

9. KLEINBERGER, G., FERENCI, P.: Beeinflussung der hepatischen
   Encephalopathie durch L-Valin. Proc. 3rd Int. Symposium on
   Ammonia, Baden bei Wien, 11. - 14.5.1977 (Im Druck)

10. KLEINBERGER, G., FERENCI, P., GASSNER, A., LOCHS, H., PALL,
    H., PICHLER, M.: Behandlung des Coma hepaticum durch voll-
    ständige parenterale Ernährung und L-Valin (abstr.) Schweiz.
    med. Wschr. 107, 1639 (1977)

11. RADULOVACKI, M., BUCKINGHAM, R. L., CHEN, E. H., KONVACEVIC,
    R.: Similar effects of tryptophan and sleep on cisternal
    cerebrospinal fluid 5-hydroxyindoleacetic acid and homo-
    vanillic acid in cats. Brain Res. 129, 371 (1977)

12. RIEDERER, P., JELLINGER, K.: Brain monoamines in cerebral
    infarction and coma. In: Pathophysiology of cerebral energy
    metabolism (eds. M. L. RAKIC, I. KLATZO, B. B. MRSULJA, M.
    CAVENESS). New York: Plenum Press 1978 (Im Druck)

13. SOETERS, P. B., FISCHER, J. E.: Insulin, glucagon, amino-
    acid imbalance and hepatic encephalopathy. Lancet 1976 II,
    880

14. WEISER, M., RIEDERER, P., KLEINBERGER, G.: Human brain con-
    centrations of free amino acids in hepatic encephalopathy.
    Proc. 12th C.I.N.P. Congress, Vienna 1978 (Im Druck)

15. WESTERGAARD, E.: The blood-brain-barrier to horseradish per-
    oxidase under normal and experimental conditions. Acta neu-
    ropath. (Berl.) 39, 181 (1977)

Zusammenfassung der Diskussion zum Thema:
„Bewußtseinsstörungen – Ursachen und Pathophysiologie"

Die Beiträge haben gezeigt, daß Eingriffe in bestimmte, zum Teil
definierbare anatomische Strukturen, wie z. B. die Formatio reticularis des Mittelhirns, aber auch Eingriffe in Grundphänomene
elektrophysiologischer und biochemischer Abläufe, wie sie viel-
fältig bei Störungen des zerebralen Sauerstoffverbrauchs, der
zerebralen Durchblutung, dem Stoffaustausch an der Blut-Hirn-
Schranke, wie auch sekundär bei peripher-metabolischen Entgleisungen vorkommen, zu Störungen der Bewußtseinsvorgänge führen
können. Nun sind die am Aufbau des Bewußtseins beteiligten Vorgänge noch nicht im einzelnen bekannt, weshalb auch eine Beschreibung der Störmechanismen schwierig ist. Ein einheitlicher
Störmechanismus scheint jedenfalls nicht vorzuliegen; denkbar wäre allenfalls eine letzte Endstrecke für einige der metabolischen Komaformen.

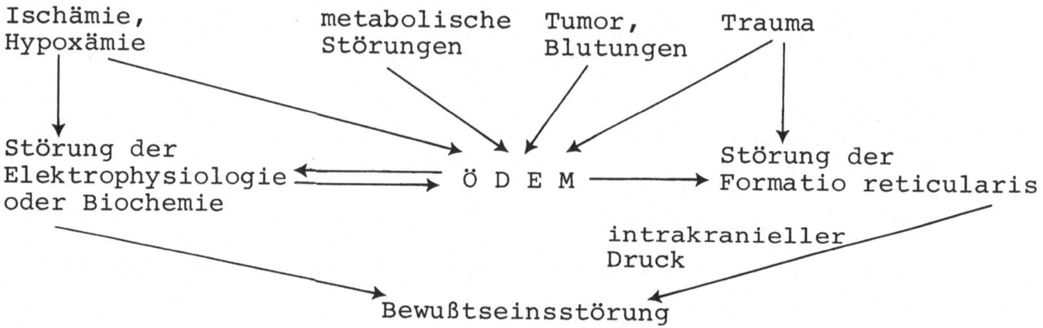

Abb. 1. Auf das Bewußtsein einwirkende Störfaktoren

Ein Hirntrauma, indirekt auch die supratentorielle Drucksteigerung beim Hirntumor, bei Hirnblutung und beim Hirnödem können
über eine Störung in den Strukturen der Formatio reticularis zu
einer Bewußtlosigkeit führen, wie dies von HASSLER dargelegt
wurde. Metabolische Entgleisungen können über direkte stoff-
wechselwirksame Substrate oder über das Ödem zum Koma führen.
Die Gruppe der zerebralen Ischämie und Hypoxämie übt ihren Einfluß über Störungen elektrophysiologischer und biochemischer
Vorgänge (Substratmangel, energetisches Defizit, Transmitter-
defizit, synaptische Störung), zum Teil auch über das Ödem selbst
aus. Letzterem kommt zweifellos eine zentrale Stellung zu, wie
dies auch von BAETHMANN sehr übersichtlich dargelegt worden ist.
In einer Reihe von Fällen wird deshalb die Behandlung des Hirnödems und der intrakraniellen Drucksteigerung entscheidend sein,
um eine Bewußtseinsstörung zu normalisieren.

FRAGE:
Welche Unterscheidungsmerkmale gibt es zwischen Schlaf und Bewußtseinsstörungen (elektrophysiologisch, biochemisch)?

ANTWORT:
Die Unterscheidung von physiologischem Schlaf und pathologischer Bewußtseinsstörung ist durch Beurteilung des Verhaltens meist leichter möglich als elektrophysiologisch und biochemisch. Der normal Schlafende ist durch Sinnesreize verhältnismäßig leicht erweckbar und ist in der Lage, wach zu bleiben. Der Bewußtseinsgestörte ist entweder nicht oder nicht voll erweckbar oder sinkt, nachdem er mühsam "geweckt" wurde, nach Aufhören des Weckreizes wieder in den bewußtlosen oder bewußtseinseingeschränkten Zustand ab.

Das Hirnstrombild von beidem, Tiefschlaf und Bewußtlosigkeit, ist durch hypersynchronisierte große langsame Abläufe im δ-Wellenband gekennzeichnet. Eingestreute steile Krampfspitzen, Krampfwellen oder Krampfwellenvarianten sprechen für eine Bewußtseinsstörung mit epileptischer (genuiner oder symptomatischer) Komponente. Steile Abläufe kommen aber auch frühzeitig beim Einschlafen vor ("Einschlafzucken"). Der normale Schlaf in verschiedenen Tiefen ist im EEG durch einen typischen Kurvenverlauf gekennzeichnet, wie "Schlafspindeln", "K-Komplexe", "paradoxer Schlaf" mit raschen Frequenzen, wobei letztere meist mit Augenbewegungen verbunden sind. Ein ganz flaches EEG kann sowohl Hirntod als auch höchste Aufmerksamkeit als auch - leider nicht selten - eine technische Störung der Ableitung bedeuten.

FRAGE:
Gibt es eine Auslöschung des Gedächtnisses nach Bewußtlosigkeit? Warum kehrt das Gedächtnis nach einer Bewußtlosigkeit langsam bzw. nach unterschiedlichen Noxen unterschiedlich schnell zurück?

ANTWORT:
Es gibt praktisch keine wirkliche Auslöschung der Erinnerung nach Bewußtlosigkeit. Das Langzeitgedächtnis wird höchstwahrscheinlich in der chemischen Feinstruktur der Nervenzellmembranen gespeichert und kann dort weder durch mechanische noch durch bekannte chemische Noxen isoliert, d. h. ohne Zelltod ausgelöscht werden. Aber auch die frühere Engrammtheorie, wonach das Gedächtnis mosaikartig durch dafür in Anspruch genommene Speicher niedergelegt wird, ist falsch. LASHLEY hat in zahlreichen Tierexperimenten gezeigt, daß hinsichtlich der Gedächtnisstörungen es weniger darauf ankommt, wo genau eine Hirnablation vorgenommen wird, als vielmehr wieviel Hirnmasse insgesamt entfernt wurde. Vergleichbar einem photographischen Hologramm ist ein Gedächtnisinhalt sehr multipel gespeichert, so daß ein Substanzausfall nur eine verminderte Präzision oder Auflösung bewirkt, nicht aber einen inhaltsspezifischen oder Totalausfall. Zu reversiblen Gedächtnisstörungen kann es unter anderem dadurch kommen,

92

daß infolge der bei Commotiones kurzfristig auftretenden ungewöhnlich hohen intrakraniellen Drucken von mehreren hundert Atmo-
sphären sich die Feinstruktur der kortikalen Neurone reversibel
ändert. Es ist von EBBECKE dabei ein reversibler Übergang des
Zellplasmas vom Sol- in den Gelzustand beschrieben worden (sogenannte Pixotropie). In anderen Fällen können die "read out"-
Mechanismen des an sich voll vorhandenen Gedächtnisspeichers,
zu denen das psychische Konzentrationsvermögen gehört, durch
die vegetativen und psychomotorischen Folgeerscheinungen einer
Gehirnnoxe reversibel gestört sein.

FRAGE:
Lassen sich die Unterschiede im Bewußtsein z. B. zwischen Schim-
pansen und Menschen elektrophysiologisch erklären?

ANTWORT:
Dies ist eine der wichtigsten, aber noch ungelösten Fragen der
modernen Bewußtseinsforschung. Sie ist zumindest hinsichtlich
des naturwissenschaftlichen Anteils des Problems prinzipiell er-
forschbar. Einige Nahziele dieses Forschungskomplexes als Mei-
lensteine zur zukünftigen Beantwortung der obigen Frage wären:
Welche Neuronenart im ZNS hat Bewußtseinsfunktionen und welche
wahrscheinlich nicht? Welche Hirnregionen haben besonders ausgeprägte Bewußtseinsfunktionen, welche nicht? Gibt es ein "Liai-
son-Brain" im Sinne von ECCLES nur in der dominanten Hemisphäre,
welches die Verbindung zur Welt des Bewußtseins schlägt? Wenn
ja, wo? Wieviel Neurone müssen mindestens gleichzeitig erregt
sein, um einen einfachen Bewußtseinsinhalt, z. B. den Schmerz
eines Nadelstiches, zu übertragen? Wie unterscheiden sich Neurone mit Bewußtseinsfunktion von solchen ohne Bewußtseinsfunktion morphologisch, biochemisch, elektrophysiologisch? Hat das
Aktionspotential oder haben die synaptischen Potentiale oder
welche anderen elektrischen Erscheinungen "Bewußtseinswirksam-
keit"?

FRAGE:
Kann man das Gehirn als Computer definieren - genügen elektrophysiologische Vorgänge zur Erklärung des Bewußtseins?

ANTWORT:
Man kann das Gehirn sicher in vielen seiner Funktionen mit einem vorprogrammierten und sich außerdem durch "Lernen" selbst
programmierenden Computer vergleichen. Dieser Vergleich gilt
aber nur hinsichtlich der Netzwerkeigenschaften der neuronalen
Verschaltung. Ein bewußtes Gehirn ist zusätzlich mit anderen,
sehr wesentlichen Eigenschaften ausgestattet, besser "belehnt",
die ein Computer nicht hat. Ein Gehirn kann fühlen; es empfin-
det Schmerz, Lust, Unlust, Hunger, Wärme, Kälte, sieht, hört,
riecht, erlebt Erinnerungen; all das kann ein technischer Computer natürlich nicht, auch nicht in primitivsten Vorstufen. Elektrophysiologische Vorgänge wirken zweifellos auf das Bewußtsein
ein, z. B. bei allen Sinnesempfindungen nach Rezeptorerregung.
Sie genügen aber keineswegs zur Erklärung des Bewußtseins.

FRAGE:
Kann man eine Irreversibilität der Bewußtlosigkeit definieren?

ANTWORT:
Dies wird vielleicht dem Kliniker als Erfahrungswert eines Tages besser als heute schon möglich sein. Der beiderseitige Zerstörungsgrad des Hirngewebes, vor allem hinsichtlich der Stammhirnbeteiligung, gibt hier wahrscheinlich einen besseren Anhalt als alle EEG-Befunde. Das EEG verläuft nach dem Hirntod natürlich isoelektrisch. Ein isoelektrisches EEG beweist andererseits noch keinen Hirntod. Es sind schon weitgehende Besserungen nach weitgehender und lang anhaltender Abflachung des EEG beobachtet worden.

FRAGE:
Ist die anatomische Struktur für den Schlaf-Wach-Rhythmus einerseits und für das Bewußtsein andererseits verschieden? Auch bei Apallikern ist eine Wiederherstellung des Schlaf-Wach-Rhythmus möglich. Dennoch fällt es schwer, diese Patienten als bei Bewußtsein befindlich zu bezeichnen.

ANTWORT:
Im Beitrag HASSLER wurde aufgezeigt, nach welchen Kritieren die Neurologie den Bewußtseinszustand definiert. Es ist sehr streng zu trennen, ob eine Bewußtseinsstörung aufgrund eines EEG-Befundes diagnostiziert wurde oder durch eine Ausdrucks- und Verhaltensbeobachtung. Diese Ausdrucks- und Verhaltensbeobachtung ist beim Menschen relativ leicht, beim Tier ist man auf Analogieschlüsse angewiesen. Große Schwierigkeiten der Interpretation ergeben sich in der Humanmedizin dann, wenn ein Patient nach dem EEG-Befund eigentlich klar und wach sein sollte (sein EEG ist desynchronisiert), er sich aber dennoch im Tiefschlaf befindet. Die Untersuchungen von JOUVET bei Tieren zeigen ebenfalls ein flaches desynchronisiertes EEG, ohne daß die Tiere deshalb wach waren. Es kann kein Zweifel daran bestehen, daß sich unter dem desynchronisierten EEG in diesem "paradoxen Schlaf" die Bewußtseinsvorgänge des Traumes verbergen.

JASPER und TESSIER wiesen 1971 in Tierexperimenten nach, daß in einem Zustand des paradoxen Schlafes, mit einem sehr flachen EEG zusammen mit einer völligen Erschlaffung der Muskulatur und einem REM-Schlaf, von der Hirnrinde vermehrt Azetylcholin freigesetzt wird. Es werden etwa 75 - 80 % mehr freigesetzt als in einem sogenannten slow wave sleep, also einem Schlaf, der mit großen langsamen Potentialen einhergeht. Dieselbe Menge Azetylcholin wird von derselben Stelle auch im Wachzustand freigesetzt; es besteht also eine Korrelation zwischen dem flachen EEG und der Azetylcholinfreisetzung. Ist über der Rinde ein flaches EEG ableitbar, meist verbunden mit großen langsamen Thetawellen im Hippokampus, wird in der Rinde vermehrt Azetylcholin freigesetzt. Daraus kann jedoch nicht geschlossen werden, daß Azetylcholin der einzige Transmitter sei. Die Meinung von HESS, die trophotrope Phase (seine Deutung des Schlafes) sei eine vagotone Phase, der ganze Organismus würde dabei auf eine vagale Reaktionslage umgestellt, kann heute für das ZNS nicht mehr aufrechterhalten werden. Sie gilt weiterhin für die periphere Innervation, die azetylcholinergisch ist. Im Zentralnervensystem sind jedoch so komplizierte Transmitterverhältnisse anzutreffen, daß Azetylcholin alleine hierfür nicht verantwortlich gemacht werden kann. Steigt bei einer plötzlichen Aufregung die Herzfrequenz an, geht das sicher zentral von der Gegend des dorsalen Vaguskernes aus; dabei ist keinesfalls nur ein Transmitter, das Noradrenalin, beteiligt, sondern das erste Neuron, das bis zu dem Grenzstrangganglion geht, ist sicherlich ein cholinerges Neuron. In dem Grenzstrangganglion wird Azetylcholin freigesetzt; dies bewirkt, daß das periphere sympathische Neuron dann an seinen Endigungen vermehrt Noradrenalin freisetzt. Die Regel von DALE und FELDBERG, wonach das erste Neuron cholinerg, das zweite Neuron adrenerg, das dritte wieder cholinerg stimuliert würde, läßt sich in dieser Form nicht halten, dennoch müssen wir mit diesem Wechsel rechnen. Die einzige mögliche Aussage besteht darin, daß es sich zentral im Rindenbereich um eine cholinerge Übertragung handelt; es kann sehr gut sein, daß die Thalamusneurone, die zu diesem Rindenfeld projizieren, einen ganz anderen Transmitter haben.

JOUVET hat nachdrücklich betont, daß zum REM-Schlaf auch eine Erregung des N. coeruleus gehört; dieser Kern ist jedoch der stärkste Noradrenalinproduzent, den es überhaupt im ZNS gibt. Ein solcher Vorgang, der sich ja nicht an einem Neuron, sondern an einer verzweigten Kette von Neuronen abspielt, darf daher nicht auf einen Transmittervorgang eingeengt werden. Natürlich ist man von der Klinik her oft dazu geneigt, da in der Therapie psychischer Störungen sehr oft Pharmaka benutzt werden, die z. B. Katecholaminblocker sind oder Katecholaminrezeptoren anregen. Aber es wird damit nicht der gesamte Ablauf blockiert, sondern lediglich an einer entscheidenden Übertragungsstelle unterbrochen.

FRAGE:
Mit verschiedenen Reizfrequenzen kann man bei Erregung desselben Punktes im Gehirn ganz unterschiedliche Effekte erzielen. Wie ist dieser Vorgang zu erklären? Mit welchen Frequenzen wurden die Untersuchungen an den Patienten unternommen? Wie wurden die richtigen Reizfrequenzen ermittelt?

ANTWORT:
Es versteht sich, daß bei Patienten die Zielpunkte ganz genau ausgesucht wurden, einmal das Pallidum selbst, zum anderen die intralaminären Kerne. In diesen Strukturen haben wir Erfahrungen, welche Frequenzen wir anwenden müssen. Im Pallidum wurden Frequenzen von 25 oder 50 Hz angewendet, dies gibt immer einen Weckeffekt. Dieser Effekt hätte nicht erzielt werden können, wenn die Elektroden stattdessen ins Putamen gesetzt worden wären. Setzt man z. B. im Tierexperiment ein Carbacholkristall (ein Cholinergikum, welches praktisch von keiner Esterase abgebaut wird und damit verzögert und verlängert wirkt) in das

Putamen, kann man damit heftigste Wutattacken auslösen. Dies
geht offensichtlich jedoch nur mit einer extremen Reizfrequenz,
bei der viele Synapsen einfach durchschlagen werden. Mit normalen mittleren Reizfrequenzen, d. h. zwischen 15 und 100 Hz,
bekommt man niemals eine Weckwirkung durch Reizung des Putamen.

FRAGE:
Gibt es eine Vorstellung, wie z. B. retinale Daten verschlüs-
selt und kodiert werden, um vom Auge zur Sehrinde und nicht an-
derswohin zu gelangen? Ist die Weiterleitung einer solchen Information an einen bestimmten Transmitter gebunden?

ANTWORT:
Der Weg ist vorgezeichnet durch den Kontakt, dies führt zu einer postsynaptischen Erregung, wenn die Transmittersubstanz in
der nötigen Menge an der Synapse freigesetzt wird. Es gibt bereits in der Retina mindestens drei hintereinander geschaltete
Neuronen. Bei einem davon ist der Transmitter Taurin. Es ist
unbekannt, welcher Transmitter auf der Strecke von der Retina
zum Corpus geniculatum freigesetzt wird. Bei der Rückleitung
vom Kortex zum Corpus geniculatum und zum Striatum fungiert die
Glutaminsäure als Transmitter.

FRAGE:
HASSLER berichtete über Erfolge bei Apallikern durch Reizung
des Striatums. Er konnte die Bewußtseinslage einiger Patienten
damit wesentlich verbessern. Wie ist diese Wirkung zu erklären?
Kann es zur Ausbildung neuer synaptischer Kontakte, neuer Schalt-
kreise und neuer Efferenzen gekommen sein?

ANTWORT:
Man kann darüber diskutieren, daß neue Synapsen gebildet werden können in Hirnstrukturen, die eine Läsion erlitten hatten;
die Untersuchungen sind jedoch erst am Anfang, sichere Aussagen
sind keinesfalls möglich (HASSLER).

Es muß jedoch auch beachtet werden, daß Apalliker ohne diese
Reizung auch nach vielen Wochen noch spontane Remissionen zeigten. Es könnte sein, daß in diesen Fällen nicht vollständig zer-
störte Neuronen im truncothalamischen System, das über das Pallidum die Großhirnrinde zu gesteigerter Aktivität anregt, ihre
Funktion wieder aufgenommen haben.

Zerstört ist bei den Apallikern die Formatio reticularis, also
der eigentliche spontane Aktivator der Rindenaktivität, die mit
Bewußtseinsvorgängen koordiniert ist. Aus tierexperimentellen
Untersuchungen ist der Weg von der Formatio reticularis zu der
unspezifischen Rindenbeeinflussung bekannt. Er verläuft durch
die intralaminären Thalamuskerne, durch das Pallidum zurück zu
bestimmten Thalamuskernen, die ihrerseits dann zu der Großhirnrinde projizieren. Die Reizung wurde nun gerade bei solchen Patienten durchgeführt, bei denen die Rindenfunktion nicht beein-

trächtigt erschien. Durch die Reizung der intralaminären Thalamuskerne war es möglich, daß die unspezifischen Reize die Großhirnrinde wieder erreichten und damit zu einer Stimulierung in diesem Bereich führten. Es liegen Befunde vor, wonach die eigentliche Sinnesreizung bei den Apallikern durchaus möglich ist, es fehlen lediglich die unspezifischen Reizungen.

Insgesamt kann davon ausgegangen werden, daß im Gehirn kaum eine Regenerationsmöglichkeit besteht, das Gehirn jedoch eine große Kompensationsfähigkeit oder -leistung besitzt.

FRAGE:
Führt die Pallidumreizung bei den Katzen zu einer erhöhten Aufmerksamkeit mit gleichzeitiger Steigerung der motorischen Aktivität oder macht das Tier nur den Eindruck einer erhöhten Aufmerksamkeit?

ANTWORT:
Bei schwellennaher Reizung bekommt man physiologische Vorgänge, die Katzen benahmen sich wie nicht funktionsgestörte Tiere.

FRAGE:
Wir haben gehört, daß eine mechanische Störung bestimmter anatomisch faßbarer Strukturen zu Bewußtseinsstörungen führen kann. Gibt es Hinweise, wie das Bewußtsein bei metabolischen Störungen (z. B. im Leberkoma) verändert wird? Sind Störungen auf der Ebene der Synapsen zu erwarten oder wo sind die Angriffspunkte zu vermuten?

ANTWORT:
Ein Überschuß an Serotonin wurde bei metabolischem Koma speziell in den Hirnstammkernen nachgewiesen (Raphae, Formatio reticularis, Nucleus ruber, Substantia nigra), Kernstrukturen, von denen man weiß, daß in ihnen serotoninerge Synapsen vorliegen. Auf der anderen Seite gibt es Befunde, daß Dopamin im Striatum in solchen Fällen vermindert gefunden wird (RIEDERER). Es scheint also eher zu einer Verschiebung in der Balance von Transmittersystemen zu kommen. Sicher bedeutet ein Überschuß an Transmittersubstanz (Serotonin) auch einen Überschuß dieser Transmitter am postsynaptischen Rezeptor, da auch der Metabolit vermehrt nachweisbar war.

Bei länger anhaltenden Komazuständen waren die Raphae und die Formatio reticularis auch morphologisch nachweisbar geschädigt. Für das Krankheitsbild des Parkinsonismus gilt, daß ein Zugrundegehen von synaptischen Strukturen eine Überkompensation der überlebenden Neuronen bedingt; ein Zustand, den UNGERSTEDT als denervation supersensitivity bezeichnet hat (11).

Wichtig erscheint, daß die Messungen der Transmitterkonzentrationen sowie einzelner Metaboliten (5-Hydroxyindolessigsäure) nicht am Gesamtorgan, sondern in einzelnen, genau definierten Gehirnarealen erfolgten.

Die Differenzierung muß einen Schritt weiter erfolgen. Eine
vermehrte oder verminderte Transmitterkonzentration sagt noch
nicht viel aus. Viel wichtiger ist zu wissen, in welchem Kompartiment die Konzentration verändert ist.

Weiterhin ist zu beachten, daß gerade im Leberkoma im Gehirn
bestimmte Aminosäuren extrazellulär vermehrt nachgewiesen werden konnten. Dies könnte bedeuten, daß solche Aminosäuren um
die Clearance von Transmittersubstanzen konkurrieren, so daß
die Clearance der Transmittersubstanzen aus dem Extrazellulärraum verzögert ist. Dies könnte eine Änderung des Erregungsab-
laufes bewirken (BAETHMANN).

Es spielt im Leberkoma offensichtlich nicht nur eine Verschiebung der natürlich vorkommenden Transmitter eine Rolle, sondern
auch das Auftreten von sogenannten falschen Transmittern, z. B.
Octopamin (HOSSMANN). Die Konzentration des Octopamins wurde in
den Untersuchungen von RIEDERER nicht gemessen, da sich gezeigt
hatte, daß die Tyrosinhydroxylase nicht vermindert war.

FRAGE:
Gibt es eine kritische Schwelle der Durchblutung oder der Sauerstoffversorgung des Gehirns, ab der eine Bewußtseinsstörung eintritt?

ANTWORT:
Für Bewußtseinsstörungen dürfte in erster Linie eine Verminderung der zerebralen Sauerstoffaufnahme verantwortlich sein, die
natürlich auch infolge einer schweren Durchblutungsminderung
auftreten kann. Besonders die metabolischen Komaformen gehen
mit einer ausgeprägten O_2-Verbrauchsminderung einher, wobei man
Werte bis 1,5 - 1,9 ml/100 g/min messen kann.

Bei abruptem, komplettem Sauerstoffmangel beträgt das "freie"
symptomlose Intervall nur wenige Sekunden bis zum Eintreten des
Bewußtseinsverlustes und EEG-Veränderungen. Bei langsamer arterieller PO_2-Senkung kann sich die arteriovenöse Sauerstoffdifferenz kompensatorisch erhöhen, bei einem Abfall des venösen
PO_2 auf Werte unter 28 mm Hg stellt sich eine meßbare Zunahme
der Hirndurchblutung ein. Bei weiterem Absinken des venösen zerebralen Sauerstoffdruckes unter 20 mm Hg treten die ersten Störungen des Bewußtseins auf. In diesem Bereich soll die Reduktion der zerebralen Sauerstoffaufnahme nachweisbar werden, im
Vordergrund stehen jedoch die Zeichen der Bewußtseinsstörung
bis zum Koma sowie die EEG-Veränderungen (FENSKE).

Bei einer Verminderung des zerebralen Gesamtsauerstoffver-
brauchs auf etwa 35 % seines Normalwertes ist nur noch eine
Restaktivität im EEG nachweisbar.

Man kann nicht sagen, daß klinisch bereits schwere neurogene
Funktionsstörungen erst dann vorliegen, wenn der Sauerstoff-
verbrauch des Gesamthirns meßbar vermindert ist. Infolge des
Fehlens differenzierter lokaler Sauerstoffverbrauchs- und Hirn-

durchblutungsmessungen beim Menschen wissen wir heute noch
nicht, welche Hirnzellen besonders frühzeitig von einem Sauer-
stoff- bzw. Durchblutungsmangel betroffen sind und klinisch bereits zur Bewußtseinsstörung führen, zu einem Zeitpunkt also,
zu dem die globalen Parameter der Durchblutung und des Sauerstoffverbrauchs noch nicht verändert sind (2, 7, 8).

Man kann die Frage Durchblutung und Bewußtsein nicht nur auf die
Sauerstoffversorgung oder die Durchblutung beziehen, sondern muß
beides miteinander in Verbindung setzen (HOSSMANN). Der Sauerstoffverbrauch des Gehirns kann zwischen etwa 2 ml und 20 ml/
100 g Hirngewebe/min schwanken, 2 ml bei Hypothermie bei 22°C,
20 ml bei Immobilisationsstreß. In diesem Bereich wird es zu
keinerlei Änderung des Energiestatus kommen, solange die Durchblutung diesen extremen Veränderungen des Sauerstoffverbrauchs
zu folgen vermag. Man kann also nicht sagen: Bei einem bestimmten Sauerstoffverbrauch oder einer bestimmten Durchblutungsrate
kommt es zu einem Zusammenbruch des Energiestoffwechsels und einer
nachgeschalteten Bewußtseinsstörung. Man wird dies immer nur aus
dem Verhältnis des Energie- und Sauerstoffbedarfes und des jeweiligen Durchblutungsangebotes heraus berechnen können.

FRAGE:
Beim Koma nach einer Ischämie nimmt der Zusammenbruch des zerebralen Energiestoffwechsels eine zentrale Rolle in der Pathogenese ein. Wie sieht der zerebrale Energiestatus bei hepatischem,
renalem, diabetogenem Koma aus? Besteht ein Unterschied zum Koma aus ischämischer Ursache?

ANTWORT:
Beim hepatischen und ischämischen Koma ist das Energiepotential
offensichtlich ganz normal. Beim hepatischen Koma ist nachgewiesen, daß die Energiesubstrate ATP und Kreatininphosphat völlig normal sind. Auch im Anschluß an eine Ischämie, in der Erholungsphase, wurde ein völlig normaler Energiestatus nachgewiesen. Es scheint also in diesen Fällen nicht ein Substratmangel der limitierende Faktor zu sein, sondern andere Ursachen
wie Transmitterstörungen. Das Koma scheint demnach primär nicht
ein energetisches Problem zu sein. Umgekehrt ist natürlich zu
erwarten, daß bei einem Zusammenbruch des Energiestoffwechsels
auch ein Verlust des Bewußtseins auftritt. Ein normaler Energiestoffwechsel heißt jedoch nicht, daß ein normaler Bewußtseinszustand vorliegen muß.

FISCHER und BALDESSARINI haben die metabolischen Intermediär-
produkte beim hepatischen Koma im Gehirn gemessen (Tabelle 1)
(3). Die Energiereserven ATP, Kreatininphosphat, Glukose sind
alle normal. Von den Intermediärmetaboliten fällt nur Ammoniak
und Glutamin heraus. Alle anderen wie GABA, Ketoglutarsäure,
AMP liegen im Normbereich.

Bei der Frage, ob die energiereichen Substrate im Koma ausreichen, muß auch beachtet werden, daß der Energiebedarf durch
laufende Entgiftungsvorgänge gesteigert ist. Stationäre ATP-

Tabelle 1. Brain metabolic intermediates in hepatic coma (3)

	Control µM/g	Coma µM/g
Brain Energy Reserves		
Phosphorcreatinine	3.30 ± 0.09	3.07 ± 0.12
ATP	2.10 ± 0.06	2.02 ± 0.3
Glucose	2.35 ± 0.35	2.99 ± 0.3
Glykogen	4.35 ± 0.6	6.75 ± 0.7[*]
Intermediary Metabolites		
α-Ketoglutarate	0.14 ± 0.006	0.15 ± 0.008
Ammonia	0.23 ± 0.06	1.3 ± 0.2[*]
Glutamine	5.37 ± 0.21	21.0 ± 1.8[*]
Cyclic AMP	1.53 ± 0.17	1.4 ± 0.2
GABA	1.20 ± 0.13	1.33 ± 0.1

[*]$p < 0.01$

oder Kreatininphosphatkonzentrationen lassen jedoch nicht erkennen, ob die Energieproduktion genügend ist.

FRAGE:
Bei der Beurteilung des Gesamtkreislaufes wird die Laktatproduktion bzw. der Laktatspiegel im Blut mit herangezogen zur
Beurteilung, ob ein bestimmtes Sauerstoffangebot adäquat ist.
Gibt es für den Teilkreislauf Gehirn ähnliche Meßparameter, wie
z. B. die Laktatproduktion im Gehirn, die eine Beurteilung erlauben, ob die aktuelle Sauerstoffaufnahme wirklich den Bedürf-
nissen entspricht?

ANTWORT:
Das einfachste ist sicherlich die Bestimmung des Glukose-Sauer-
stoff-Quotienten, d. h. der Vergleich zwischen Glukose- und
Sauerstoffaufnahme im Gehirn. Es ist bekannt, daß Probleme bei
der Versorgung des Gehirns selten bei der Glukose, viel häufiger jedoch bei der Sauerstoffversorgung auftreten. Deswegen
kommt es bei unausgeglichenen Energiezuständen zu einer relativen Zunahme des Glukoseverbrauchs im Vergleich zum Sauerstoffverbrauch. Eine andere Möglichkeit ist, arteriovenöse Messungen
der Laktatkonzentration durchzuführen.

FRAGE:
Gibt es Messungen des Sauerstoffverbrauchs während und nach einer Narkose?

ANTWORT:

In gewisser Weise sind Narkose und ischämisches Koma verwandt
(HOSSMANN). Man geht im Anschluß an eine Ischämie durch ein Stadium, bei dem zwar evozierte Potentiale vorhanden sind, jedoch
kein Bewußtsein. Die unspezifischen Aktivationssysteme sind in
irgendeiner Weise gehemmt. Man kann sich vorstellen, daß wegen
der Ausschaltung dieser Systeme zunächst ein Minderbedarf an
Energie vorliegt, daß mit einer Reaktivierung aber wieder mehr
Energie verbraucht wird. Ein erhöhter Energieverbrauch könnte
auch bedingt sein durch die notwendige Resynthese von Transmittersubstanzen.

FRAGE:

Wie kann man sich den Ausfall der Autoregulation des Gefäßsy-
stems im Gehirn durch ein Trauma vorstellen? Gibt es dafür ir-
gendein Regulationszentrum, das durch ein Trauma geschädigt werden könnte?

ANTWORT:

Es handelt sich in der Mehrzahl der Fälle um regional begrenzte
Autoregulationsstörungen, die vorwiegend z. B. bei Kontusionen
in und um den Kontusionsherd herum liegen. Wahrscheinlich kommt
es durch das lokale Ödem und die pH-Verschiebung zu einer Vaso-
dilatation. OVERGAARD hat bei seiner Untersuchung der Schädel-
Hirn-Traumen keinen spezifischen Schädigungsmechanismus nachweisen können (9). Gegen einen zentralen neurogenen Mechanismus
spricht die Mehrzahl der Untersuchungen: Nach einer Durchtren-
nung des Sympathikus und Reizung des Hirnstamms kann man zwar
gewisse Modifikationen der lokalen Durchblutung erreichen, diese können jedoch durch chemische Änderungen (z. B. CO_2-Anstieg)
überspielt werden. Man kann sehr rasch eine Laktazidose im Gewebe nachweisen. Eine pH-Abnahme bedeutet jedoch eine Gefäßer-
weiterung. Gleichzeitig mit der Autoregulation fällt auch meist
die CO_2-Ansprechbarkeit aus. Es scheint sich hier um verbundene
Mechanismen zu handeln, da bekannt ist, daß bei Schädel-Hirn-
Traumen eine Hyperventilation mit einem Shifting des Gewebe-pH
aus dem azidotischen in den alkalotischen Bereich zu einem Wiedereinsetzen der Autoregulation führt. Dies gilt nur, wenn das
Gewebe nur funktionell geschädigt ist, d. h. daß die Azidose
durch die Hyperventilation überhaupt noch beeinflußt werden
kann.

FRAGE:

Die Glukoseaufnahme ins Gehirn wird nach den Ausführungen von
STOCK im wesentlichen durch die Plasmakonzentration bestimmt.
Gibt es noch andere limitierende Faktoren, wie beeinflußt z. B.
eine Azidose die Glukoseaufnahme im Gehirn?

ANTWORT:

Ein Großteil der ins Gehirn transportierten Glukose verläßt das
Gehirn wieder unverbraucht. Die Glukose ist im Extrazellulärraum des Gehirns im Überfluß vorhanden, der Stoffwechsel "trinkt"

nur daraus. Die Glukose verläßt zu ca. zwei Drittel unverbraucht
wieder das Gehirn. Erst wenn Grenzbereiche erreicht werden (Plasmakonzentration 2 mmol/l), kann der normale Glukosebedarf nicht
mehr aus dem maximal pro Zeiteinheit möglichen Glukoseeinstrom
gedeckt werden. Ist der Glukosebedarf des Gehirns reduziert (z.
B. durch Narkose), kann die Grenzschwelle von 2 mmol/l auch einmal ohne zerebrale Ausfälle unterschritten werden.

Bei Azidosen scheint die Stoffwechselaktivität und der Glukoseverbrauch gebremst zu sein (4).

FRAGE:
Wie kommt es beim Hirnödem zur Störung der neuronalen Funktion
und schließlich zum Bewußtseinsverlust? Es ist interessant, daß
bei Patienten mit Hirnödem nach Gabe von Dexamethason häufig innerhalb von 12 - 24 h eine Wiederkehr des Bewußtseins oder eine
Besserung der neurologischen Ausfälle zu beobachten ist. Steroide sind offensichtlich in der Lage, diese durch das Ödem verursachten neuronalen Ausfälle wieder aufzuheben.

ANTWORT:
Beim vasogenen Hirnödem findet man ein massives Auseinander-
drängen der myelinisierten Nervenfasern in der weißen Substanz
durch das Ödem. Geht man davon aus, daß die Ödemflüssigkeit etwa die chemische Zusammensetzung von Plasma hat und somit erheblich von der normalen Extrazellulärflüssigkeit des Gehirns
abweicht, ist denkbar, daß Änderungen der elektrischen Funktion
von Nervenzellen und Nervenfasern auftreten. Kalium, Kalzium
und Magnesium dürften in der Ödemflüssigkeit von der normalen
Konzentration im Extrazellulärraum des Hirngewebes abweichen.
Beachtenswert ist auch die hohe Eiweißkonzentration der vasogenen Ödemflüssigkeit. Die Plasmaproteine sind nicht inert. Es
könnten eine ganze Reihe hochwirksamer Peptide von den Plasmaproteinen abgespalten werden (z. B. Bradykinin, Angiotensin).
Die dazu notwendigen Enzyme sind vorhanden. Als drittes ist zu
beachten, daß die Fettsäurenkonzentrationen im Plasma, damit
wahrscheinlich auch in der Ödemflüssigkeit, wesentlich höher
sind. Freie Fettsäuren sind neurotoxisch, z. B. hemmen sie die
mitochondriale Atmung.

Auf diese potentiellen Faktoren, die für die Persistenz und
Elimination des Ödems eventuell eine Rolle spielen (1), könnten unter anderem Steroide Einfluß nehmen. Aus den grundlegen-
den Untersuchungen von De DUVE ist bekannt, daß Glukokortikoide
die Lysosomenmembran stabilisieren. Ein solcher Effekt könnte
beim Hirnödem wichtig sein. Schließlich ist darauf hinzuweisen,
daß das Plasma wesentlich höhere Aminosäurenkonzentrationen als
der Liquor und somit die interstitielle Flüssigkeit im Gehirn
hat. Dies gilt z. B. für neuropharmakologisch aktive Aminosäuren wie Glutamat, Aspartat, Glycin, Prolin und Taurin. Es ist
daher denkbar, daß der Einstrom einer Ödemflüssigkeit mit hohen Aminosäurenkonzentrationen mit der elektrophysiologischen
Funktion interferiert. Davon abgesehen ist denkbar, daß durch
den Einstrom des vasogenen Ödems Aminosäuren aus dem intrazellulären Raum freigesetzt werden (BAETHMANN).

Tabelle 2. Faktoren, die potentiell ein Gehirnödem beeinflussen
können (Literatur bei 1)

Factors	Authors
1. a) Lysosome enzymes	Khattab
	Bingham
b) Proteolytic enzymes (e. g. collagenase)	Robert
	Godeau
2. Peptides	Sicuteri
- Kininogen-Kinin-	Blümel
System	Tzonos
3. Biogenic amines	Bulle
- Serotonin	Osterholm
	Misra
	Sachs
	Welch
	Westergaard
	Costa
	Klatzo
	Porta
	Pausescu
- Norepinephrine	Osterholm
- Histamine	Naftchi
- Dopamine	
4. Lipids	
- Lipoperoxides	Suzuki, Yagi
- Prostaglandins	Jonsson, Daniell
- Free fatty acids	Sato
5. Free radicals	Demopoulos
	Ortega

Es liegen Befunde vor, nach denen Glukokortikoide auch beim zytotoxischen Ödem eine Wirkung entfalten. In diesen experimentellen Untersuchungen wurde das zytotoxische Ödem durch Triäthylzinn induziert, bei dem die Blut-Hirn-Schranke intakt bleibt.

FRAGE:
Wie wird der interstitielle Raum des Gehirns definiert und welches Volumen nimmt er ein?

ANTWORT:
Das Gehirn hat, entgegen der Auffassung einiger elektronenmi-
kroskopischer Untersucher, in der Tat wie alle anderen Organe
einen Extrazellulärraum. Je nach Methode liegt sein Volumen bei
15 - 25 %. Dieser interstitielle Flüssigkeitsraum steht als
Diffusionsraum für Substrate und Metabolite zur Verfügung.

Die Konzeption der intrakraniellen Volumenkompensationsfähigkeit besagt, daß ein Kompartiment, z. B. Hirngewebe, auf Kosten eines anderen Kompartiments zunehmen kann. Der Raum, der sich kompensatorisch verkleinern kann, ist das Liquorkompartiment. Ein interstitielles Ödem kann solange expandieren, ohne daß es zu einem Druckanstieg kommt, solange Liquor den intrakraniellen Raum verlassen kann.

Die frühere Auffassung, nach welcher das Hirnödem als eine vorwiegend in den Gliazellen lokalisierte Flüssigkeitseinlagerung angesehen wurde, ist im wesentlichen auf die elektronenmikroskopische Präparationstechnik zurückzuführen sowie auf das bevorzugte Studium der grauen Substanz durch die elektronenmikroskopischen Untersucher, obwohl die weiße Substanz Ort der vasogenen Ödemausbreitung ist. Inzwischen ist auch elektronenmikroskopisch klargestellt worden, daß das vasogene Ödem ein extrazelluläres Ödem ist. Sekundär kommt es jedoch sicher zu Zellschwellungen (BAETHMANN).

FRAGE:
Nach Traumen oder auch im Hunger steigt im Blut die Konzentration der freien Fettsäuren an. Ist mit einer neurotoxischen Wirkung durch die Erhöhung der Fettsäurenspiegel zu rechnen?

ANTWORT:
Zunächst muß klargestellt werden, daß Gewebe- oder Plasmafaktoren, wie z. B. Fettsäuren oder Aminosäuren, die die Entwicklung und Persistenz des Hirnödems beeinflussen, nur ein Konzept darstellen, dessen Brauchbarkeit erst noch experimentell abgesichert werden muß. In Beantwortung der Frage ist zu sagen, daß eine drastische Erhöhung der freien Fettsäuren im Plasma durch parenterale Zufuhr allenfalls dann als bedenklich angesehen werden könnte, falls ein massiver Defekt der Blut-Hirn-Schranke vorliegt, der den Übertritt von Plasma in das Hirnparenchym gestattet. Davon abgesehen ist denkbar, daß im geschädigten Hirngewebe infolge erhöhter Lipolyse endogen Fettsäuren freigesetzt werden, was entsprechende neurotoxische Effekte hervorrufen könnte.

FRAGE:
Verschiedentlich wurde darauf hingewiesen, daß beim Leberkoma ein Hirnödem auftritt. Es wurde ebenfalls auf die Bedeutung der Aminosäuren hingewiesen. Im Leberkoma findet sich nun ein sehr hoher Methioninspiegel. Ist dies in Hinblick auf das Hirnödem und die Bewußtseinsstörung von Bedeutung?

ANTWORT:
Untersuchungen des Gehirngewebes bei Patienten, die im Leberkoma verstarben, ergaben keine wesentliche Erhöhung des Methioninspiegels (12). Auch Thyrosin steigt nicht proportional zu seiner Erhöhung im Blut an. Die verzweigtkettigen Aminosäuren, also Valin, Leucin, Isoleucin, sind im Rahmen der Norm bis leicht vermindert.

FRAGE:
Welche Kenngrößen sind unter der Therapie mit 5%iger Valininfusion im Coma hepaticum gemessen worden, welche haben sich normalisiert, und wie erklärt man die rasche Bewußtseinsaufklarung?

ANTWORT:
Alle bisher vorliegenden Untersuchungen weisen darauf hin, daß in diesen Fällen eine verminderte Konzentration an verzweigtkettigen Aminosäuren im Gehirn gefunden wird (RIEDERER). Außer einer Normalisierung des Valinspiegels durch die Infusion kam es zu einer Absenkung des Ammoniak- und Tryptophanspiegels. Valin vermag Tryptophan kompetitiv aus dem Gehirn zu verdrängen. Neben der Valininfusion erhielten die Patienten noch essentielle Aminosäurenlösungen.

FRAGE:
Das zytotoxische Ödem wird als intrazelluläres Ödem definiert. In welchen Zellen breitet sich das Ödem aus?

ANTWORT:
Das sekundär zytotoxische Ödem bei primär vasogenem Insult betrifft vorwiegend die Astroglia (6). Bei den primär zytotoxischen Ödemen, z. B. dem Reye-Syndrom, ist ebenfalls primär die Astroglia beteiligt. Fraglich erscheint, ob die Oligodendroglia auch beteiligt ist. SCHRÖDER und WECHSLER beschrieben beim vasogenen Ödem eine massive Schwellung der Gliazellen bei gleichzeitiger Schrumpfung von Nervenzellen (10). Schrumpfung von Nervenzellen (dark neurones) ist auch bei der Sauerstoffintoxikation und bei extrazellulärer Applikation von Glutamat experimentell beobachtet worden. Es ist jedoch nicht sicher, ob solche Nervenzellschrumpfungen nicht weitgehend artifizieller Natur sind (BAETHMANN).

FRAGE:
Ab welcher intrakraniellen Drucksteigerung muß mit einem Bewußtseinsverlust gerechnet werden?

ANTWORT:
Es besteht ein großer Unterschied in der Auswirkung zwischen einem langsam über Wochen ansteigenden intrakraniellen Druck, wie z. B. bei einem Tumor, und einer rasch, innerhalb von Stunden auftretenden Drucksteigerung bei einem Schädel-Hirn-Trauma. Bei ersterem sind Druckanstiege bis zu 80 mm Hg ohne Bewußtseinsverlust beobachtet worden, wobei aber der arterielle Mitteldruck mindestens 40 mm Hg über dem intrakraniellen Druck lag. Der zerebrale Perfusionsdruck war damit ausreichend. Bei der akuten Drucksteigerung fehlen Kompensationsmöglichkeiten, die Autoregulation ist meist gestört und ein Druckanstieg auf Werte um 25 - 40 mm Hg kann schon Bewußtseinsverlust nach sich ziehen (REULEN).

FRAGE:
Wenn beim zytotoxischen Ödem durch die Vergrößerung des intrazellulären Volumens eine Verdünnung der Ionenkonzentration zustandekommt, gleichzeitig - wie in den Ischämieversuchen gezeigt - eine Veränderung der extrazellulären Ionenkonzentration auftritt, wäre es denkbar, daß durch diese Umverteilung Störungen des elektrischen Potentials auftreten können, die eine Funktionsstörung verursachen?

ANTWORT:
Das tritt auf und ist sicher von größerer Bedeutung als die Zunahme des Wassers insgesamt (HOSSMANN). Wenn während des metabolisch bedingten Ödems die Ionenpumpe inhibiert wird, strömt Natrium aus dem Extrazellulärraum in die Zelle ein, diese schwillt auf Kosten des Extrazellulärraumes an. Da der Extrazellulärraum abnimmt, genügen bereits sehr geringe Mengen Kalium, um exzessive Anstiege des Kaliumspiegels im Extrazellulärraum auszulösen. Kaliumanstiege über 16 mmol/l bedingen aber, daß die Nervenzelle nicht mehr erregbar ist.

FRAGE:
Ist es möglich, durch eine extreme Hyperventilation bei Patienten ein Ödem hervorzurufen, das zum Tode führen kann?

ANTWORT:
GRANHOLM aus der Arbeitsgruppe von SIESJÖ hat nachgewiesen, daß eine extreme Hypokapnie zur zerebralen Hypoxie führen kann. Dies geschieht vermutlich durch eine starke Drosselung der Hirndurchblutung (5).

Die Hirndurchblutung ist zumindest in gesunden Arealen linear abhängig vom PCO_2-Spiegel. Wird ein Patient so hyperventiliert, daß die PCO_2-Werte unter 25 mm Hg absinken, kann durchaus eine kritische Minderperfusion ausgelöst werden. CZERNITZKI und Mitarbeiter, Warschau, fanden bei einer Hyperventilation bis zu CO_2-Werten unter 25 - 20 mm Hg eine Schwellung der Astroglia. Neben der Einschränkung der Hirndurchblutung muß auch die Verschiebung der O_2-Bindungskurve nach links durch die ausgeprägte Alkalose berücksichtigt werden.

FRAGE:
Das klinische Problem besteht immer wieder darin, aufgrund der erhobenen Parameter den aktuellen Zustand des Patienten zu definieren, gleichzeitig aber auch eine prognostische Wertung zu versuchen. Gibt es Kriterien, die eine Beurteilung der Prognose komatöser Patienten erlauben (intrakranieller Druck, Aminosäurenspiegel, Energiedefizit)?

ANTWORT:
Bezogen auf Apalliker muß mit einer Irreversibilität gerechnet werden, wenn der Patient über Monate bewußtlos ist, wenn im Computertomogramm eine starke Ausweitung der Ventrikel sichtbar ist.

Aussagen in der akuten Phase eines Schädel-Hirn-Traumas sind immer sehr schwer zu machen. Bei einer Durchblutungsminderung von ca. 60 % (unter 20 ml/100 g Gewebe/min) ist mit einer Erholung der kortikalen Funktion normalerweise jedoch nicht mehr zu rechnen (9). Hinsichtlich des Sauerstoffverbrauchs lassen sich ebenfalls nur Anhaltszahlen geben: Bei persistierenden Werten des O_2-Verbrauchs unter 50 % muß mit einer irreversiblen Schädigung des Gehirns gerechnet werden. In der postakuten Phase weist eine anhaltende Minderung der kortikalen Perfusion und des Sauerstoffverbrauchs um 50 % ebenfalls auf eine sehr schlechte Prognose hin.

Als besonders günstig in Hinblick auf eine Wiederbelebung nach einer akuten globalen zerebralen Ischämie kann ein rascher Abfall des Hirndruckes bezeichnet werden. In den Untersuchungen von HOSSMANN zeigte sich weiter, daß sowohl die Erholung evozierter Potentiale als auch die Erholung des EEGs spätestens innerhalb von 2 h als günstig zu beurteilen ist.

Bei den verschiedenen Komaformen läßt sich dafür kein Parameter angeben. Ist die Substratversorgung, z. B. mit Glukose, der limitierende Faktor, so ist die kritische Grenze beim Unterschreiten eines Wertes von 2 mmol/l (ca. 36 mg%) zu sehen.

Die Gefahr der Irreversibilität eines Gehirnödems ist dann gegeben, wenn der Ödemeinstrom solange anhält, daß die Resolutionsmechanismen nicht ausreichen, um das zusätzliche Volumen zu eliminieren. In diesen Fällen muß damit gerechnet werden, daß das primäre Ödem über die Drucksteigerung zu einer Verschlechterung der Mikrozirkulation führt, was wiederum eine weitere Ödembildung begünstigt. Entscheidend ist zum einen, die Blut-Hirn-Schranke wieder aufzubauen, zum anderen jedoch auch die gestörte Autoregulation der Gehirngefäße wieder zu normalisieren.

Die Computertomographie bietet zum erstenmal die Möglichkeit, intrazerebrale Ödeme in ihrer Ausdehnung darzustellen. Bisher reichen jedoch die Erfahrungen nicht aus, um daraus prognostische Kriterien ableiten zu können.

Im hepatischen Koma wird nur ein möglichst rascher Ausgleich der Aminosäurenimbalancen im Gehirn die Prognose beeinflussen können. Dazu scheint sich die Infusion einer 5%igen Valinlösung zusätzlich zur normalen parenteralen Ernährung zu bewähren.

<u>Literatur</u>

1. BAETHMANN, A., OETTINGER, W., ROTHENFUSSER, W., GEIGER, R.:
   Biochemical aspects of cerebral edema. In: Pathophysiology
   of cerebral energy metabolism (eds. B. B. MRSULJA et al.).
   New York: Plenum Press (Im Druck)

2. COHEN, P. J.: The effects of decreased oxygen tension on
   cerebral circulation, metabolism and function. In: Proceedings of the int. Symp. on the cardiovascular and respiratory

effects of hypoxia (eds. J. D. HATCHER, D. B. JENNINGS).
Basel, New York: Karger 1966

3. FISCHER, J. E., BALDESSARINI, R. J.: Biochemistry of hepatic coma. In: Münchner Konferenz über neurologisch-psychiatrische Aspekte des Komas, Nov. 1974, München, Janssen Symposien, p. 180

4. GOTTSTEIN, U.: Diabetic and uremic coma. In: Brain work (eds. D. H. INGVAR, N. A. LASSEN). Kopenhagen: Munksgaard 1975

5. GRANHOLM, L., LUKJANOVA, L., SIESJÖ, B.: The effect of marked hyperventilation upon tissue levels of NADH, lactate, pyruvate, phosphocreatine, and adenosine phosphates of rat brain. Acta physiol. scand. $\underline{77}$, 179 (1969)

6. HAGER, H.: Die feinere Cytologie und Cytopathologie des Nervensystems, p. 85. Stuttgart: Fischer 1964

7. HIRSCH, H.: Normale und pathophysiologische Physiologie der Gehirndurchblutung. In: Die cerebralen Durchblutungsstörungen im Erwachsenenalter (ed. J. H. QUANDT), p. 55. Stuttgart, New York: Schattauer 1969

8. OPITZ, E., SCHNEIDER, M. v.: Über die Sauerstoffversorgung und den Mechanismus von Mangeleinwirkungen. Ergebn. Physiol. $\underline{46}$, 126 (1950)

9. OVERGAARD, J.: Reflections on prognostic determinants in acute severe head injury. In: Head injuries (ed. R. McLAURIN), p. 11. New York, San Francisco, London: Grune & Stratton 1975

10. SCHRÖDER, J. M., WECHSLER, W.: Ödem und Nekrose in der grauen und weißen Substanz beim experimentellen Hirntrauma. Acta neuropath. $\underline{5}$, 82 (1965)

11. UNGERSTEDT, U., LJUNGBERG, T.: In: Frontiers in catecholamine research (eds. E. USDIN, S. H. SNYDER), p. 689. Oxford: Pergamon Press 1973

12. WEISER, RIEDERER, P.: In Vorbereitung

Der neurologische Untersuchungsgang beim bewußtlosen Patienten

Von F. Regli und K. Foerster

Bei der Abklärung eines komatösen Patienten müssen einige grundsätzliche Gesichtspunkte beachtet werden:

1. Ein Koma bedeutet immer eine ernste Situation und zeigt, wie erheblich die Einwirkung der Grunderkrankung auf die neuralen Strukturen ist. Bei Verlängerung eines solchen komatösen Zustandes besteht immer die Gefahr, daß sich irreversible Folgezustände entwickeln. Das Koma als solches bedeutet immer eine wesentliche, zusätzliche Komplikation der Grunderkrankung. Der Organismus ist nicht mehr in der Lage, sein homöostatisches Gleichgewicht aufrechtzuerhalten und zudem sind seine allgemeinen Abwehrmöglichkeiten stark reduziert. Das Koma kann eine anoxisch oder metabolisch bedingte zusätzliche zerebrale Läsion bewirken, wobei diese zusätzliche Läsion dann die ursprüngliche komplizieren kann. Aus diesen Gründen sollten vor Beginn der Untersuchung die Atemwege freigehalten sein, und es sollte eine ausreichende Unterstützung des Hirnkreislaufs durch geeignete energetische Zufuhr gesichert sein.

2. Physiologischerweise zeigt das Niveau der Vigilanz wesentliche Fluktuationen infolge der Einwirkung exogener Reize und humoraler Veränderungen. Gleiche Fluktuationen sehen wir beim bewußtseinsgestörten Individuum, d. h. aber, daß sich die Leistungen des Patienten von einer Untersuchung zur nächsten verändern können, ohne daß diese Tatsache eine Modifikation der Schwere der ursprünglichen Erkrankung beweist.

3. Die Wahrnehmung exterozeptiver Reize und jede adäquate Aktivität verlangt die Integrität kortikaler Funktionen. Eine Bewußtseinsstörung, bei der lediglich propiozeptive Stimuli beantwortet werden, entspricht dem Bild einer kortikalen Depression. Ein solcher Zustand kann durch eine ausgedehnte kortikale Läsion bedingt sein, häufiger jedoch durch Ausfall oder Unterfunktion der aufsteigenden Formatio reticularis. Durch die Beurteilung der Gesamtheit der neurologischen Ausfälle ist es möglich, eine funktionelle (metabolische) Ursache des Komas von einer strukturellen Schädigung (primäre neurologische Erkrankung) der Formatio reticularis zu trennen. Bei strukturellen Gewebsläsionen entspricht die Beeinträchtigung der zerebralen Strukturen den lokalisatorischen, anatomisch festgelegten Gegebenheiten. Bei der metabolischen Schädigung werden die verschiedenen Hirnteile je nach ihrer besonderen Empfindlichkeit gegenüber der jeweiligen metabolischen Entgleisung in Mitleidenschaft gezogen, aber nicht entsprechend den anatomischen Verhältnissen.

I. Der neurologische Untersuchungsgang

Die neurologische Untersuchung soll über die Tiefe der Bewußtseinsstörung sowie über die Lokalisation und Ausdehnung der
Hirnläsion informieren. Bei fehlender Kooperation des Patienten
werden folgende Funktionen im einzelnen untersucht: Bewußtseinslage, Skelettmotorik, Atmung, Augenmotorik und Pupillomotorik.

1. Bewußtseinslage

Die Tiefe der Bewußtseinstrübung beweist keineswegs die Schwere
des Komas. Die Beurteilung der Bewußtseinslage ist jedoch wichtig, um sich einen globalen Eindruck über Entwicklung und Ablauf des kausalen Prozesses zu machen, was letztlich oft die
therapeutischen Maßnahmen beeinflußt. Wir empfehlen die Anwendung einer einfachen Gradeinteilung der Bewußtseinslage (Tabelle 1), die von allen beteiligten Ärzten leicht beurteilt werden
kann. Komplexere quantitative Gradeinteilungen sollten nur bei
speziellen Untersuchungen angewendet werden. Für diese Fälle
empfehlen wir, die von JOUVET formulierte Einteilung anzuwenden,
da diese am besten die kortikalen und subkortikalen Integratio-
nen berücksichtigt.

Tabelle 1. Gradeinteilung der Bewußtseinstrübung

Benommenheit:	Die Antwort ist verlangsamt, unpräzis
Sopor:	Schlafähnlicher Zustand Patient kann geweckt werden, einfache Aufforderungen werden befolgt
Koma:	Keine spontane Aktivität
	Grad 1: Auf (Schmerz-) Reiz gezielte Abwehrbewegung Grad 2: Auf (Schmerz-) Reiz einfache Reaktion Grad 3: Keine Reaktion auf Schmerzreiz Grad 4: Wie 3 und Lichtreaktion der Pupillen, Kor- neal-, Würg- und Muskeleigenreflexe erloschen Grad 5: Wie 4 und Sistieren der spontanen Atem- tätigkeit und der Kreislaufregulation

2. Untersuchung der Skelettmotorik

Durch diese Untersuchung erhalten wir eine wichtige Information
zur Topographie der Läsion, da der Ausfall im motorischen System
je nach Höhe der Hirnläsion ein leicht erkennbares Bild aufweist.
Es ist jedoch falsch, aus der motorischen Antwort ein Urteil über
die Tiefe des Komas abzuleiten, da die Integrationszentren der
Motorik und der Bewußtseinslage verschieden sind. Bei der Untersuchung zu beachten sind die Änderungen des Muskeltonus und der
Spontanmotorik, das mögliche Vorliegen einer Halbseitenlähmung
und das Vorkommen unwillkürlicher Hyperkinesien.

110

a) Änderungen des Muskeltonus und der Spontanmotorik:
Eine bequeme Körperhaltung wie im Schlaf und das Vorkommen spontaner und auf Reize adäquater Bewegungsabläufe beweist das Funktionieren einer kortikalen Integration der Motorik. Dagegen cha-
rakterisieren das bilaterale Gegenhalten und die sterotypen motorischen Antworten lediglich das Funktionieren subkortikaler
Strukturen. Typische Bewegungsstereotypien sind Wisch-Kratz-Be-
Bewegungen, Wälzbewegungen sowie schlagende oder schüttelnde Bewegungen. Beim bilateralen Gegenhalten handelt es sich um eine
konstante Widerstandserhöhung, die während der gesamten Bewegung
einer Extremität anhält und die bei schnellem Bewegungsablauf zunimmt. Diese oppositionelle Tonuserhöhung ist meist von primiti-
ven motorischen Reaktionen begleitet, wie von einem beidseitigen
Greifreflex oder einem Saugreflex.

Lokalisatorisch bedeutsam sind drei klassische Änderungen des
Tonus der vier Extremitäten:
Die Dekortikationsrigidität: Es handelt sich um eine Hypertonie
in Flexionsstellung der oberen und in Extensionsstellung der unteren Extremität, die bei einer beiderseitigen Hemisphärenläsion
oder bei bilateralen Kapselläsionen vorkommt.

Die Dezerebrationsrigidität besteht aus einer Tonuserhöhung in
Hyperextension aller vier Extremitäten, eventuell durch einen
Opistotonus und eine Kiefersperre kompliziert. Diese Körperstel-
lung beweist eine höhere Hirnstammschädigung.

Bei vorwiegend tiefen oder ausgedehnten Hirnstammläsionen findet
man gelegentlich das Bild einer Extensionsstellung der oberen
Extremitäten, während die unteren eine schlaffe Beugestellung
zeigen.

b) Halbseitenlähmung:
Für das Vorliegen einer Halbseitenlähmung spricht eine einseitige Muskelhypotonie, schnelles Herunterfallen einer gehobenen
Extremität, eine Asymmetrie der Muskeldehnungsreflexe und ein
einseitig vorhandenes Babinski-Phänomen. Die Halbseitenlähmung
ist ein brauchbares Kriterium zur Entdeckung einer fokalen Läsion, es reicht jedoch nicht aus, um die Höhe der Läsion anzu-
zeigen.

Völliges Fehlen irgendeiner bilateralen motorischen Antwort kann
für eine bilaterale Läsion der pontinen Bahnen (locked in-Syn-
drom) oder für eine Unterbrechung der retikulären pontobulbären
Bahnen und der extrapyramidalen Bahnen sprechen. Ein ähnliches
Verhalten kann bei einem psychisch bedingten Stupor auftreten,
der mit einem komatösen Verhalten verwechselt werden kann.

c) Unwillkürliche Hyperkinesien:
Hierbei handelt es sich um motorische Phänomene (Tremor, Asteri-
xis, multifokale Myoklonien), die bei metabolischen, toxischen
und infektiösen Enzephalopathien, aber kaum bei fokalen Hirner-
krankungen gesehen werden.

3. Beurteilung der Atmung

Die Atmung ist eine komplexe Funktion, die einer zweifachen - neurogenen und chemischen - Regulation unterstellt ist. Die neurogene Steuerung erfolgt auf verschiedenen zerebralen Stufen, so daß Veränderungen des Atmungstyps wichtige Hinweise auf die Höhe einer Hirnläsion geben.

Folgende Atemstörungen werden unterschieden:

- <u>Cheyne-Stokes-Atmung.</u> Sie ist charakterisiert durch regelmäßiges Alternieren von Hyperpnoephasen mit kürzeren Phasen der Apnoe, wobei die Amplitude der Atembewegungen stufenweise wieder zunimmt. Die gesteigerte Empfindlichkeit der Respirationszentren gegen CO_2 führt zur Hyperpnoe. Dadurch wird die CO_2-Spannung erniedrigt, worauf Apnoe folgt. Diese hält solange an, bis die CO_2-Spannung wieder genügend angestiegen ist. Es handelt sich somit eigentlich um ein Zuviel an physiologischer Regulation, das durch Aufhebung höherer Kontrollen auf die im Hirnstamm lokalisierten Atemzentren zustandekommt. Diese Form der Atmung wird bei doppelseitigen Hemisphärenerkrankungen oder bei einer dienzephalen Schädigung beobachtet. Sie ist zu differenzieren von einer ähnlichen Form, die gelegentlich bei einer pontobulbären Dysfunktion auftritt und die durch kürzere und weniger regelmäßige Zyklen gekennzeichnet ist.

- <u>Neurogene zentrale Hyperventilation.</u> Diese beschleunigte, regelmäßige Atmung mit hoher Amplitude wird bei ponto-mesenzephalen Läsionen gefunden.

- <u>Apnoische Atmung.</u> Sie besteht aus verlängerten Atemkrämpfen, die eine respiratorische Pause nach jedem Inspirium herbeiführen. Sie wird bei Schädigungen im dorso-lateralen Anteil der mittleren und kaudalen Brücke beobachtet.

- <u>Ataktische Atmung.</u> Der völlig unregelmäßige Atemrhythmus ist durch die anarchische Folge tiefer und oberflächlicher Atemzüge gekennzeichnet. Diese Atemstörung zeigt eine bulbäre Läsion an, bei welcher die reziproke Verbindung unter den Neuronen, die Inspirium und Exspirium steuern, gestört ist.

In jeder Situation soll allerdings beachtet werden, daß zusätzlich eine Interferenz mit einer metabolischen Azidose oder Alkalose oder mit einer peripheren pulmonalen Komplikation (Stauung oder Entzündung) immer möglich ist.

4. Beurteilung der Augenmotorik

Der wesentliche Gesichtspunkt in der komplexen Organisation der Augenmotorik ist die Tatsache, daß die Bahnen für die reflektorische okulo-vestibuläre Steuerung im Hirnstamm nahe an den für die Vigilanz verantwortlichen Strukturen liegen. Somit spricht eine Beeinträchtigung der reflektorischen Augenmotorik für eine strukturelle Läsion und gegen das Vorliegen einer rein metabolischen Entgleisung. Bei einem bewußtlosen Patienten wird die

Stellung der Augenlider, die Stellung und die Spontanbewegung der Augäpfel und die reflektorische okuläre Motilität geprüft.

a) Augenlider
Sie sind bei einem komatösen Patienten infolge einer tonischen Kontraktion geschlossen, wenn man sie aufhebt, kehren sie langsam in die Ausgangslage zurück. Ein spontanes Blinzeln beweist die Integrität der pontinen Formatio reticularis, Blinzeln auf visuelle und akustische Reize diejenige kortikaler Strukturen.

Der Tonusausfall eines Augenlides ist stark verdächtig auf eine periphere Fazialisparese. Das Auftreten eines starken Widerstandes beim Versuch, die Augen zu öffnen, kann für einen reflektorischen Blepharospasmus sprechen, ist aber meist ein Hinweis auf das Vorliegen eines psychisch bedingten stuporösen Zustandes.

b) Stellung und Motilität der Augenbulbi
Bei schlafenden oder soporösen Patienten werden die Augäpfel parallel oder in einer leicht divergenten Stellung gehalten, falls die Bahnen für die äußeren Augenmuskeln intakt sind. Das Abweichen eines Bulbus um mehrere Grade im Vergleich zur physiologischen Stellung spricht für eine Anomalie der äußeren Augenmuskeln, falls kein Strabismus vorliegt. Das Vorhandensein spontaner Bewegungen, wie langsame laterale Pendelbewegungen, zeigt die Intaktheit der Hirnstammstrukturen an. Eine konjugierte Augendeviation deutet auf das Vorliegen einer strukturellen Schädigung hin, die bei Hemisphärensitz kontralateral der Läsion und bei Hirnstammsitz ipsilateral der Läsion lokalisiert ist. Beide Formen können durch die begleitenden Ausfälle und die Asymmetrien des Reflexbildes leicht voneinander differenziert werden.

c) Reflektorische Augenmotorik
Der von propiozeptiven Nackenafferenzen und vom vestibulären System abhängige okulo-zephale Reflex kann ausgelöst werden, indem der Kopf schnell in eine bestimmte Richtung gedreht wird. Er ist normal, wenn bei diesem Manöver die Augen in der entgegengesetzten Richtung bewegt werden, z. B. bei Kopfdrehung nach rechts Augendrehung nach links oder bei rascher Kopfbeugung Augendrehung nach oben.

Der okulo-vestibuläre Reflex wird durch Instillation von einigen Millilitern eiskalten Wassers in ein Ohr ausgelöst. Bei wachen Versuchspersonen ist der okulo-zephale Reflex unbedeutend und der okulo-vestibuläre Reflex verursacht einen Nystagmus. Bei einer kortikal bedingten Bewußtseinsstörung kann der okulozephale Reflex leicht ausgelöst werden. Der okulo-vestibuläre Reflex verursacht lediglich eine langsame konjugierte Augendeviation in Richtung des gereizten Ohres anstelle des Nystagmus, da die rasche Nystagmusphase infolge des Ausfalls der kortikalen Beeinflussung nicht zustandekommt. Bei Hemisphärenerkrankungen sind beide Reflexe normal auslösbar, während sie bei jeder Hirnstammerkrankung fehlen. So ist bei einer prätektalen Läsion die reflektorische vertikale Augenbewegung aufgehoben und eine pontine laterale Blicklähmung kann nicht durch die rasche Kopfdrehung aufgehoben werden. Bei einer im Vestibulariskernbereich lokalisierten Läsion ist der okulo-vestibuläre Reflex aufgehoben oder anstelle der oben erwähnten Augendeviation zum gereizten Ohr kann eine nach unten gerichtete Augendeviation, begleitet von einzelnen rotatorischen Nystagmusschlägen, auftreten.

5. Beurteilung der Pupillomotorik

Der Pupillendurchmesser wird durch das Gleichgewicht zwischen dem parasympathischen System (pupillenverengend) und dem sympathischen System (pupillenerweiternd) aufrechterhalten. Die Untersuchung der Pupillomotorik ist wichtig, da sich deren Bahnen in der Nachbarschaft der aufsteigenden Formatio reticularis befinden, und zwar diejenigen des parasympathischen Systems im Mittelhirn und die des sympathischen Systems vom Halsmark zum Zwischenhirn verlaufend. Veränderungen der reflektorischen Pupillomotorik erlauben, neurogen bedingte Komata von metabolisch verursachten zu unterscheiden und dies um so mehr, als die pupillomotorischen Bahnen gegenüber metabolischen Noxen relativ widerstandsfähig sind.

Einige recht charakteristische Veränderungen seien im folgenden erwähnt:

- Einseitige oder beidseitige relative Miosis mit erhaltenem Lichtreflex spricht für eine hintere einseitige bzw. beiderseitige hypothalamische Läsion (häufiges Frühzeichen z. B. der dienzephalen Einklemmung).

- Ausgeprägte (punktförmige) Miosis mit erhaltener Lichtreaktion ist für eine pontine Läsion (z. B. Ponsblutung) pathognomonisch. Sie entsteht durch Unterbrechung der sympathischen Bahnen bei gleichzeitiger Reizung der parasympathischen Bahnen.

- Pupillen in Mittelstellung ohne Lichtreaktion mit einem Durchmesser von 4 - 5 mm werden bei Mittelhirnläsionen als Zeichen des Ausfalles der sympathischen und parasympathischen Bahnen beobachtet.

  Bei tektalen und prätektalen Läsionen sind die Pupillen ebenfalls weit (Durchmesser um 5 - 6 mm) bei aufgehobenem Lichtreflex, der Pupillendurchmesser ist aber durch spontane Fluktuation gekennzeichnet (Hippus), da der Akkomodationsreflex erhalten bleibt.

- Eine einseitige, nicht reagierende Pupillenerweiterung zeigt eine einseitige Okulomotoriuslähmung an, und zwar vom nukleären Typ, falls die Mydriasis diskret ist, und vom peripherneurogenen Typ, falls sie erheblich ist. Sie ist ein typisches Frühzeichen einer beginnenden temporalen Einklemmung.

In seltenen Situationen können auch metabolische und toxische Noxen zu Pupillenanomalien führen. Weite, schlecht reagierende Pupillen werden bei Vergiftungen mit Atropin, Barbituraten, Scopolamin und Gluthetimid ebenso beobachtet wie bei anoxischen, ischämischen oder hypothermischen Zuständen. Morphiumderivate verursachen dagegen enge, punktförmige Pupillen.

II. Semiologie der komatösen Bilder

Die beschriebene neurologische Untersuchung erlaubt die Unterscheidung struktureller Erkrankungen von den metabolisch-funktionell bedingten. Einige weitere Aspekte dieser beiden Formen sollen im folgenden näher dargestellt werden.

1. Neurogen bedingte Komata

Hierbei unterscheiden wir supratentorielle von infratentoriellen Erkrankungen. Letztere führen zu einem Koma, indem sie die mesenzephalen Strukturen zerstören (Hirnstammerweichung oder -blutungen) oder komprimieren (z. B. bei Tumoren der hinteren Schädelgrube oder bei Kleinhirnblutungen).

Bei den supratentoriellen Erkrankungen müssen die diffusen kortiko-subkortikalen Hemisphärenerkrankungen von den fokalen Läsionen unterschieden werden. Bei der ersten Gruppe entsteht ein Koma im allgemeinen nach einer mehr oder weniger langen dementiellen Vorperiode. Häufig sind diese Erkrankungen eher durch das Vorliegen eines akinetischen Mutismus als durch ein Koma gekennzeichnet.

Die fokalen Hemisphärenerkrankungen führen nur dann zu einem Koma, wenn sie ein bestimmtes Volumen erreicht haben und dadurch die dienzephal-mesenzephalen retikulären Strukturen komprimieren.

Zu unterscheiden sind die <u>zentrale Einklemmung</u>, bei der die Mittellinienstrukturen in axialer Richtung komprimiert werden (Einklemmung des Mittelhirns im Schlitz des Tentorium cerebelli) und die <u>temporale Einklemmung</u>, die eine Verlagerung von Uncus und Hippocampus zur Mittellinie hin bedingt. Die zentrale Einklemmung wird bei Raumforderungen des Frontal-, Parietal- und Okzipitallappens gefunden, während die temporale Einklemmung bei Raumforderungen des Temporallappens oder der mittleren Schädelgrube gesehen wird. Durch die neurologische Symptomatik (siehe Tabellen 2 und 3) können beide Formen auseinandergehalten werden. Erst im terminalen Stadium zeigen beide Einklemmungstypen die gleichen Ausfälle mit areaktiven weiten Pupillen, mit ataktischer Atmung und einem Blutdruckabfall mit unregelmäßigem Arterienpuls.

2. Metabolisch und toxisch bedingte Komata

Hierbei sind die Vigilanzstörungen Zeichen eines diffusen Versagens des neuronalen Stoffwechsels als Resultat einer allgemeinen Erkrankung oder einer Intoxikation. Nicht selten ist es schwierig zu entscheiden, welcher der Faktoren der primären Erkrankung (Kreislaufversagen, Elektrolytstörungen, Hypoglykämie, Intoxikation, Interferenz mit einem falschen Neurotransmitter) den wesentlichen Einfluß auf den Hirnstoffwechsel hat. Im allgemeinen setzen Vigilanzstörungen bei anoxischen Zuständen rasch ein; ansonsten entwickeln sie sich langsam mit Interessenlosig-

Tabelle 2. Zentrale Einklemmung

Frühstadium	Spätstadium
Verminderte Reaktivität	Komazustand
Cheyne-Stokes-Atmung	Neurogene Hyperventilation
Bilaterales Gegenhalten	Dezerebrationsrigidität
Reflektorische Augenmotorik erhalten	Reflektorische Augenmotorik aufgehoben
Miosis mit erhaltener Lichtreaktion	Weite Pupillen ohne Lichtreaktion

Tabelle 3. Temporale Einklemmung

Frühstadium	Spätstadium
Einseitige Okulomotoriuslähmung	Mydriasis bei kompletter Okulomotoriuslähmung
	Vigilanzstörungen
	Ipsilaterale oder beiderseitige motorische Ausfälle

Tabelle 4. Das metabolische Koma

Vigilanz- und Atemstörungen ohne Asymmetrien der Skelettmotorik
Symmetrische, normal reagierende Pupillen
Erhaltene reflektorische Augenmotorik
Vorliegen von Tremor und Myoklonien

keit, Apathie und allmählich zunehmender Somnolenz. Die charakteristischen Merkmale sind in der Tabelle 4 zusammengestellt. Die Atemstörungen verlaufen meist parallel zu den Vigilanzstörungen. Eine Dissoziation zwischen Atem- und Vigilanzstörungen kommt aber vor, falls eine Entgleisung im Säuren-Basen-Gleichgewicht vorliegt. Tremor und Myoklonien verschiedener Lokalisation werden häufig beobachtet.

III. Pathogenese der komatösen Bilder

Im Rahmen dieser Darlegung wollen wir nicht alle komatösen Bilder im einzelnen schildern. Die in der Tabelle 5 zusammengestellten Untersuchungsverfahren helfen bei der Erkennung der ursächlich zum Koma führenden Erkrankung.

Tabelle 5. Ätiologie der komatösen Zustandsbilder

Anamnese

Meningismuszeichen, Augenfundus

Hautzustand, Inspektion von Kopf, Ohren, Zunge, Gaumen

Thoraxuntersuchung, EKG, vegetative Funktionen

Urin, Blut

Lumbalpunktion

Neurophysiologische, neuroradiologische Verfahren

Die Diagnosestellung kann nur dann besonders schwierig werden,
wenn multiple Faktoren beteiligt sind. So kann bei einem Kar-
zinompatienten die zerebrale Symptomatik hervorgerufen werden
durch eine metastatische Hirnabsiedlung des Primärtumors, durch
eine Tumorfernwirkung (wie z. B. eine limbische Enzephalitis
oder eine multifokale Leukoenzephalopathie) oder durch eine begleitende Hyperkalziämie. Zur Entstehung einer pulmonal bedingten Enzephalopathie können beitragen die CO_2-Retention, die
Hypoxie, die metabolische Alkalose oder auch die Einnahme von
Sedativa.

Nur wenn wir die erwähnten drei Untersuchungsgänge beherrschen
und systematisch anwenden, können wir hoffen, dem bewußtseinsgestörten Patienten rasche und adäquate Hilfe zu bringen.

Literatur

Bei den Verfassern.

Untersuchungsverfahren bei Bewußtlosen: Apparative Untersuchungsmethoden

Von K. Kretzschmar und S. Wende

Ohne eine gründliche Untersuchung und gezielte Aussage des Klinikers ist jede neuroradiologische Untersuchung bei bewußtlosen Patienten zum Scheitern verurteilt. Es geht kostbare Zeit verloren, der Kranke wird einer unnötigen Bestrahlung und überflüssigen Kontrastmittelapplikation ausgesetzt. Der Nutzen ist gering, die Gefahr der zusätzlichen Schädigung wächst enorm.

Weiterhin leidet die radiologische Diagnostik des Bewußtlosen unter den Schwierigkeiten, ihn zu lagern und ruhigzustellen; vielfach wird dann der Hektik Tribut gezollt und das Ergebnis kann nur als Strahlenbelastung, nicht aber als Untersuchung gewertet werden. Es ist deshalb neben der Einsatzbereitschaft des Personals und der Unterstützung durch den Anästhesisten eine optimale apparative Ausstattung notwendig.

Als erster diagnostischer Schritt müssen bei intrakraniellen Störungen - im Zweifel auf jeden Fall - Röntgennativaufnahmen des Schädels in zwei Ebenen durchgeführt werden.

Szintigraphie und die Darstellung des Ventrikelsystems bei positivem oder negativem Kontrastmittel besitzen für die Notfalluntersuchung keine Bedeutung. Die dominierenden Untersuchungsverfahren stehen uns mit der Angiographie und der Computertomographie (CT) zur Verfügung.

Die Kontrastfüllung des intrazerebralen Gefäßbaumes läßt Variationen, Mißbildungen, Wandveränderungen, Aneurysmen und thrombotisch-embolische Verschlüsse erkennen. Durch Verlagerung und pathologische Gefäße werden raumfordernde Prozesse unterschiedlicher Genese aufgezeigt. Auf Risiko und Gefahren der zerebralen Angiographie bei bewußtlosen Patienten soll später eingegangen werden.

Es sei hier zuerst die Computertomographie besprochen, die keine Belastung darstellt. Dabei wird "scheibchenweise" die Abschwächung eines Röntgenstrahles bei seiner Passage durch den Körper bzw. Kopf gemessen, in Relation zur Absorptionsfähigkeit des Wassers gebracht und gespeichert. Aus diesen Daten rekonstruiert der Computer die Dichteverteilung des durchstrahlten Körpers oder Parenchymareals. Um pathologische Strukturen deutlicher gegenüber regelrechtem Parenchym abgrenzen zu können, wird eine Dichteanhebung mittels intravenöser Kontrastmittelinjektion erzielt.

Wir wollen nun die Einzelheiten des neuroradiologischen Untersuchungsganges bei bewußtlosen Patienten in drei Gruppen unterteilen:

a) Patienten mit Bewußtlosigkeit unbekannter Genese,
b) Patienten mit Bewußtlosigkeit bekannter Genese,
c) Patienten, bei denen eine neuroradiologische Untersuchung
   zur Feststellung des Hirntodes durchgeführt werden soll.

Bei der Bewußtseinstrübung unbekannter Genese steht die Frage
nach einem raumfordernden intrakraniellen Prozeß im Vordergrund.

In der Diagnostik der Hirntumoren ist die CT vorrangig geworden, sie erreicht eine Nachweisquote von 98 %. Mit ihrer Hilfe
ist es möglich, die Raumforderung exakt zu lokalisieren und gegen ein perifokales Ödem abzugrenzen. In der Mehrzahl der Fälle kann eine Artdiagnose angeboten und die klinische Bösartigkeit erfaßt werden.

Man unterscheidet computertomographisch Tumoren mit erhöhter,
gehirngleicher und verminderter Dichte. Ebenso solide, invasive oder zystische Geschwülste. Daraus ließe sich noch keine
Artdiagnose ableiten. Erst in Verbindung mit Kalkeinlagerungen
oder zentraler Nekrose, mit der Darstellung des Ödemsaumes und
der Dichteanhebung nach Kontrastmittelinjektion und schließlich
nach den Erfahrungen einer bevorzugten Lokalisation und Altersverteilung läßt sich eine Artdiagnose stellen.

Die "klinische Bösartigkeit" nach ZÜLCH (2) ist computertomographisch weitgehend bestimmbar. Sie fügt zur histologischen
oder biologischen Malignität des Blastoms den Effekt der Massenverschiebung und Volumenänderung sowie den Einfluß auf vitale Zentren und auf die Liquorpassage.

Angiographisch werden Hirntumoren durch Gefäßkompression oder
Verlagerung indirekt nachweisbar, durch eine Anreicherung oder
Abbildung tumoreigener Gefäße direkt abgrenzbar. Zur Demonstration der Fehlerbreite der Angiographie soll die Untersuchung
einer 67jährigen Kranken mit typischer Infarktanamnese dienen
(Abb. 1 und 2).

Bei den Patienten mit einem plötzlich aufgetretenen Bewußtseinsverlust ist es erstmalig mit Hilfe der CT möglich, Hämorrhagie
und Enzephalomalazie zu differenzieren.

Extravasal gelegenes Blut zeigt eine stark erhöhte Strahlenabsorption und erscheint daher nahezu kalkdicht, leicht innerhalb
des Hirnparenchyms abzugrenzen. Es kann auch der therapeutisch
wichtige Nachweis eines Hämatomeinbruchs in das Ventrikelsystem
geführt werden. Allerdings ist die Ursache der Blutung computertomographisch in der Mehrzahl der Fälle nicht zu erfassen.
Ihre Darstellung verbleibt eine Domäne der Angiographie (Abb.
3 und 4).

Während die Diagnose der Hämorrhagie praktisch sofort möglich
ist, gelingt der Nachweis einer Enzephalomalazie computertomographisch erst dann, wenn die Ausbildung des Ödems in dem Infarktgebiet zu einer verminderten Strahlenabsorption und damit
Dichtedifferenz gegenüber normalem Hirngewebe geführt hat. Daher kann ein Infarkt frühestens 3 h nach dem akuten Ereignis
erfaßt werden.

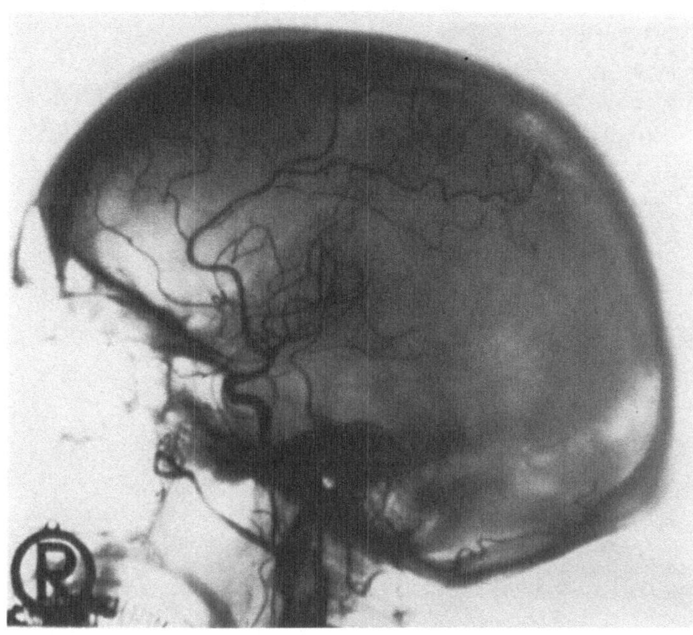

Abb. 1 a. Angiographisch rechtsseitiger Verschluß der A. cerebri media mit einer Kollateralisation aus Anteriorästen

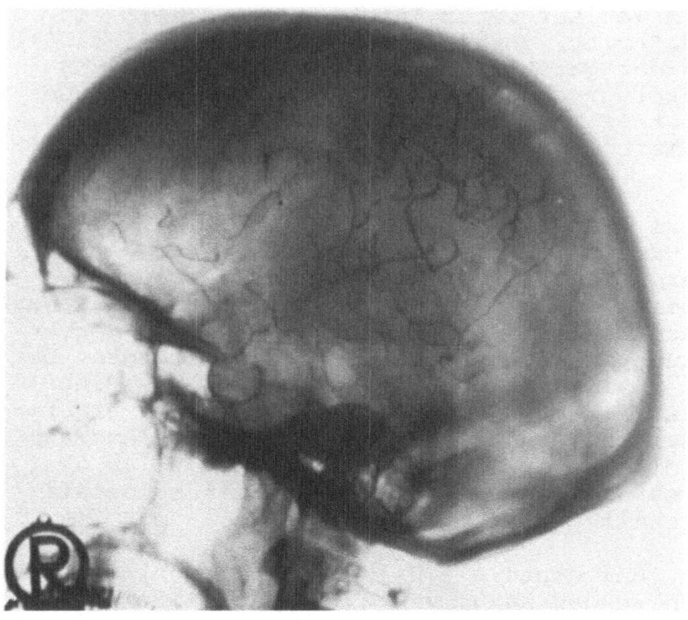

Abb. 1 b. Angiographisch rechtsseitiger Verschluß der A. cerebri media mit einer Kollateralisation aus Anteriorästen

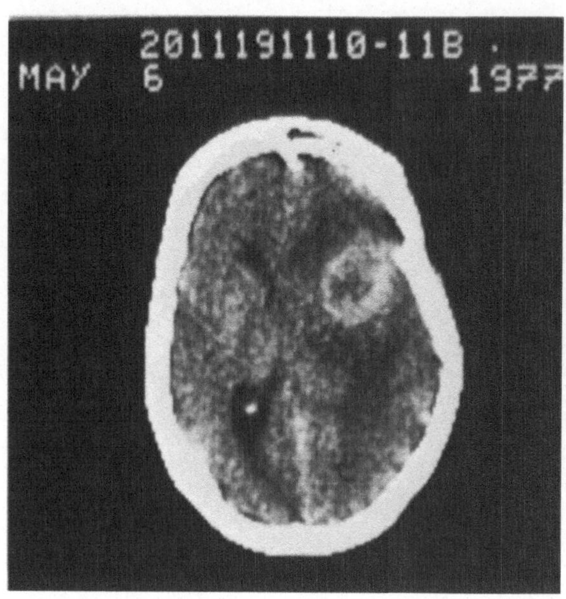

Abb. 2. Im CT findet man statt des erwarteten Infarktbezirks
ein Glioblastom mit ausgeprägter raumfordernder Wirkung

Einen Übergang von der Gruppe der bewußtlosen Patienten unbekannter Genese zu der Gruppe mit bekannter Ursache bilden die
Kranken, bei denen im Verlauf einer Infektionskrankheit ein
Bewußtseinsverlust auftritt. Vorherrschend wird allerdings die
Differentialdiagnose der entzündlichen Erkrankungen des ZNS
von Anamnese und neurologisch-klinischem Befund bestimmt. Unter Einsatz der CT ist es möglich, den Umfang der Schädigung,
der Schwellung, des Marködems und der Herdbildung zu identifi-
zieren.

Der Hirnabszeß muß bei seiner progredienten Symptomatik gegenüber einem malignen Hirntumor abgegrenzt werden. Aber gerade
wenn der Kliniker bei seiner differentialdiagnostischen Erwä-
gung nur auf eine leere Anamnese, fehlende Infektionsquelle und
auf ein unspezifisches Blutbild stößt, so kann ihm die neuroradiologische Untersuchung auch oft keine Klärung bringen. Der
Hirnabszeß imponiert nämlich computertomographisch als Ring-
struktur mit zentraler Nekrose, einem Glioblastom oder einer
Gehirnmetastase entsprechend. Angiographisch ist eine Aussage
nur beim Fehlen pathologischer Gefäße möglich, letztlich aber
nicht zweifelsfrei, so daß die Differenzierung einer operativen Exploration vorbehalten bleibt.

Nun zu den Patienten, bei denen die Ursache der Bewußtlosigkeit
als bekannt angesehen werden kann, wie z. B. nach einem schweren Schädel-Hirn-Trauma. Nach der röntgenologischen Abklärung
der knöchernen Verletzungsfolgen muß der Nachweis intrakranieller Läsionen, einer Lazeration und der Blutung mittels CT oder
- falls nicht möglich - der Angiographie erfolgen. Denn angio-

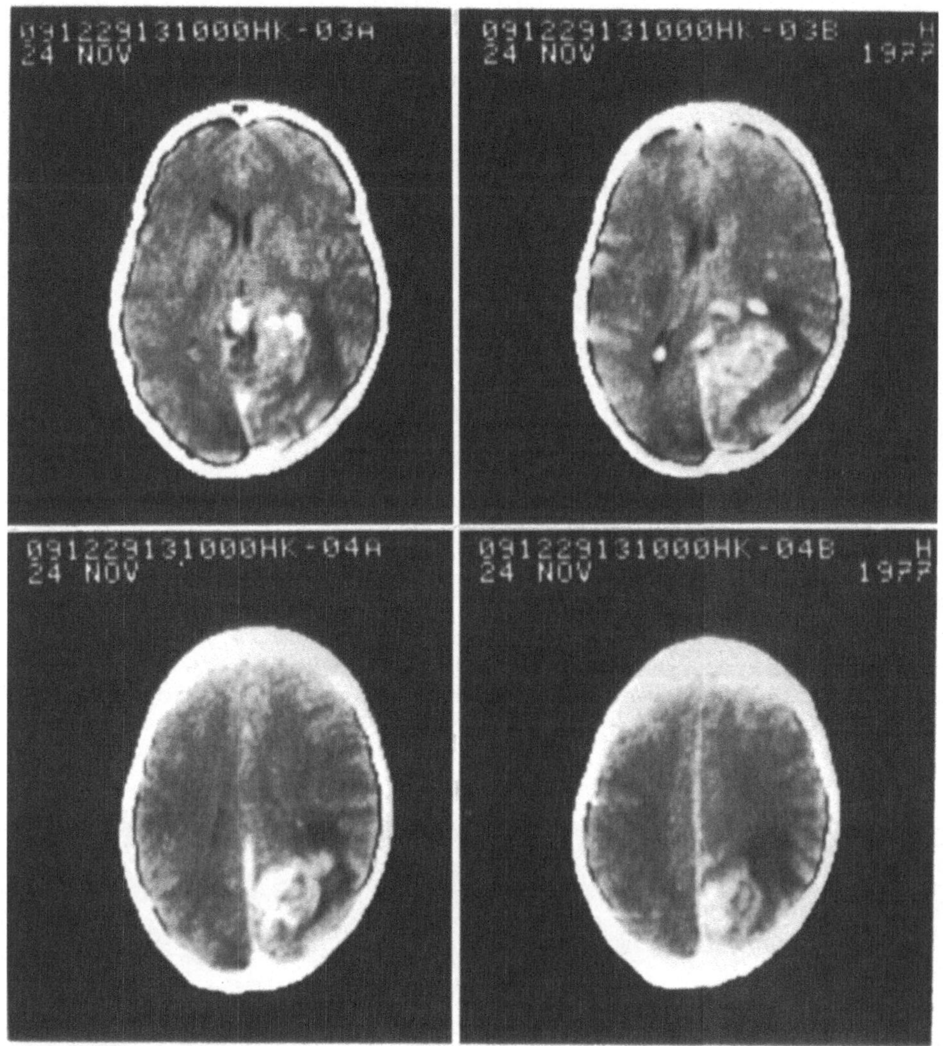

Abb. 3. B. M., 48 J.. CT: Stark vaskularisierte Raumforderung rechts okzipital

graphisch zeigt sich eine kontusionelle Schädigung gleichermaßen wie eine intrazerebrale Blutung als Raumforderung. Eine differentialdiagnostische Abgrenzung ist nicht möglich, eine exakte Größenbestimmung fraglich. Dagegen stellt sich die Kontusion als Defekt und ödematöse Schwellung im CT vermindert dicht dar, also hypodens, der Blutungsherd erscheint hyperdens. Man findet die Kontusion je nach Gewichtigkeit der Verletzung entweder als umschriebene Zone verminderter Dichte, mit zentral gelegenen Blutkoageln, oder als Stoß- und Gegenstoßläsion. Neben diesen begrenzten Herden läßt sich auch eine einseitige oder allgemeine Hirnschwellung nachweisen.

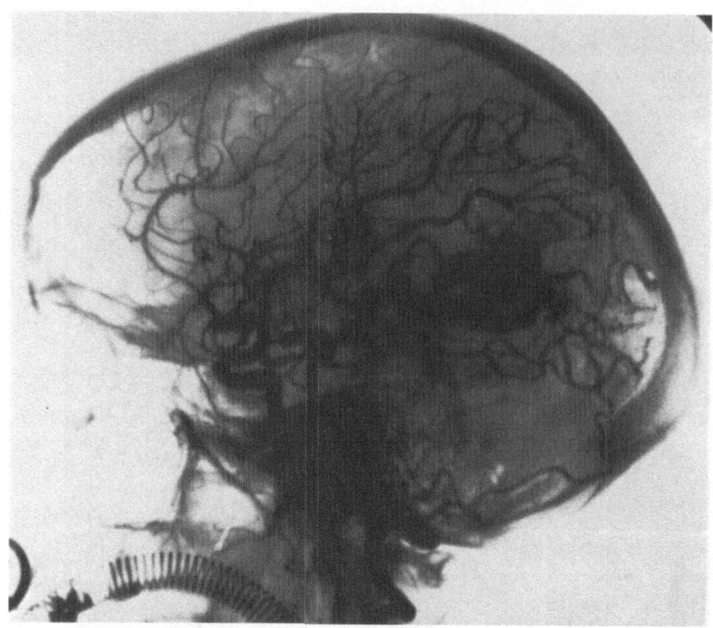

Abb. 4. Brachialisangiographie rechts: angiomatöse Mißbildung
mit Zufluß aus der A. cerebri posterior, geringer auch über
Mediaäste

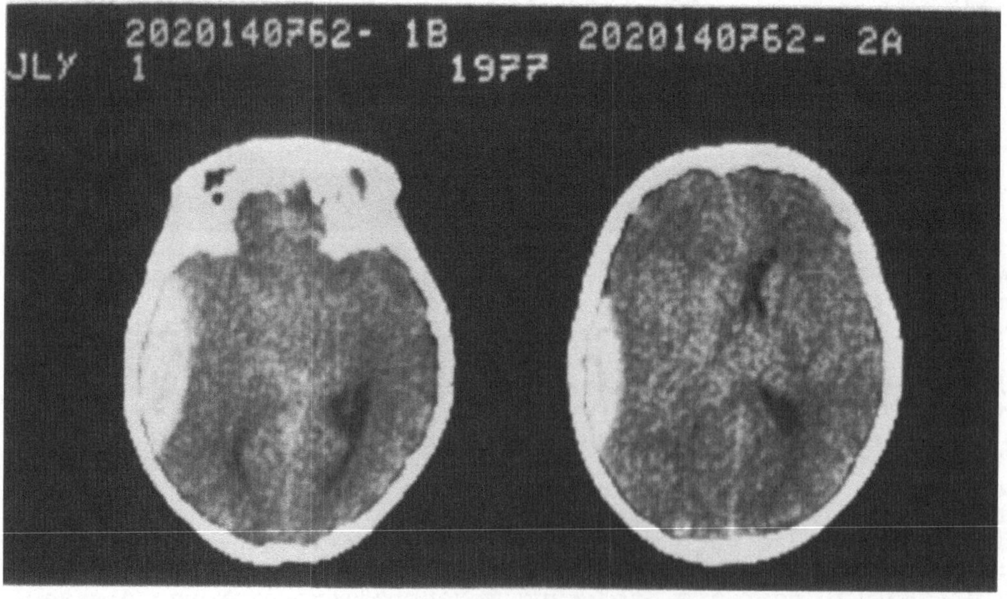

Abb. 5. Links temporo-parietal gelegenes akutes epidurales Hämatom mit Ventrikelkompression und Mittellinienverlagerung

Der Befund des extrazerebralen Hämatoms, also bei sub- bzw.
epiduraler Blutung, wird angiographisch durch einen gefäßar-
men Raum in konvex-konkaver oder bikonvexer Form subkortikal
repräsentiert. Im CT gelangt nun direkt das Blut zwischen Gehirn und Schädelkalotte zur Abbildung. Entsprechend den vorherigen Ausführungen zeigt sich das akute sub- oder epidurale
Hämatom kalkweiß.

Mit Abbau des Blutfarbstoffes verliert das Hämatom seine Dichte, es kommt der Zeitpunkt, an dem es die gleichen Absorptions-
werte wie Hirngewebe aufweist und bei fortschreitender Resorp-
tion hypodens wird. Wir unterscheiden deshalb beim chronisch
subduralen Hämatom im CT vier Erscheinungsformen:

Typ I: Die Dichte der Blutung ist vermindert, sie entspricht
          etwa der des Liquors.

Typ II: Es findet sich eine Kombination erniedrigter bis er-
          höhter Dichteanteile, wobei oft eine Sedimentation
          spezifisch schwererer Bestandteile erfolgt.

Typ III: Die isodense Form. Zwischen Hirnparenchym und Blutung
          besteht kein Dichteunterschied.

Typ IV: Hyperdense Abbildung des chronisch subduralen Hämatoms
          wie im akuten Stadium. Über diese Form liegen nur Ein-
          zelbeobachtungen vor, ebenso wie über das chronisch
          epidurale Hämatom.

Die anfängliche Euphorie, aus der jeweiligen Dichtestufe des
Hämatoms das zeitliche Intervall zum Trauma ablesen zu können,
ist schnell der Erkenntnis gewichen, daß kein signifikanter Al-
tersunterschied besteht. Verantwortlich sind dafür rezidivie-
rende Blutungen aus der Hämatomkapsel, unterschiedliche Resorp-
tionsgeschwindigkeit und Gerinnungsstörungen. Patienten unter
Marcumartherapie weisen beispielsweise einen überwiegend iso-
densen Hämatominhalt auf.

Während die diagnostische Fehlermöglichkeit des Typs I und II
gering ist, bereitet die isodense Form (Typ III) des chronisch
subduralen Hämatoms erhebliche Schwierigkeiten. Sie ist aus den
indirekten Zeichen der Raumforderung zu vermuten, differentialdiagnostisch muß eine Hirnschwellung abgegrenzt werden.

Eine weitere Ursache für die Bewußtlosigkeit eines Patienten
kann in einer Intoxikation begründet sein. Wir finden computertomographisch entweder ein normales Gehirnbild, oder es liegt
ein allgemeines Ödem vor. Auf eine weitere neuroradiologische
Abklärung sollte dann jedoch verzichtet werden.

Früher haben wir bei den geschilderten Krankheitsbildern stets
die zerebrale Angiographie durchgeführt. Dabei waren wir uns
bewußt, daß diese Untersuchungsmethode nicht frei von Risiken
ist. Die ernsten Komplikationen reichen vom sensorisch-motori-
schen Defizit bis zur Dezerebrierung. Dabei kann das Risiko des
Punktionsvorganges bei einem geübten Untersuchungsteam vernach-

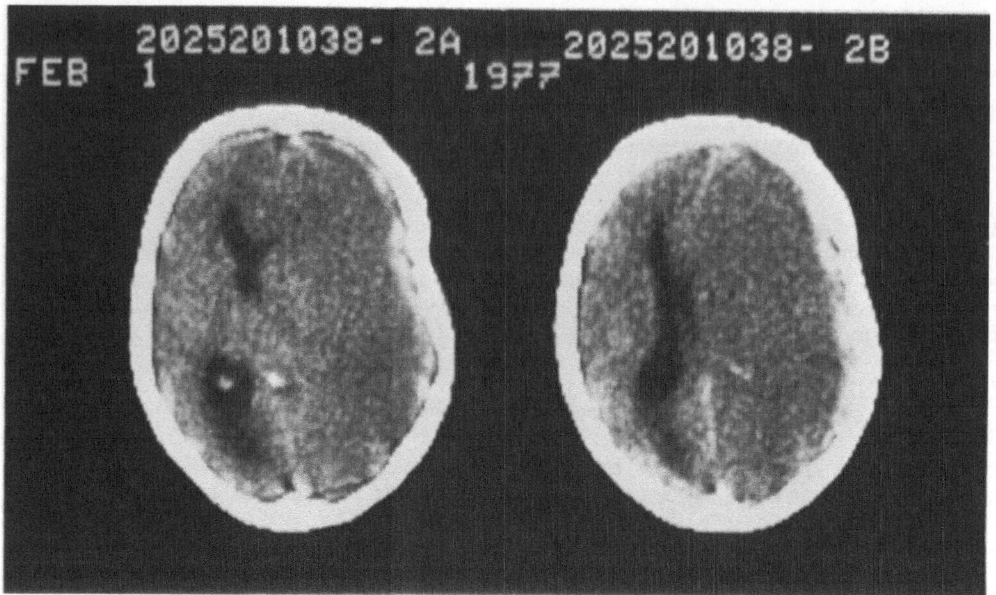

Abb. 6. Chronisch subdurales Hämatom der rechten Hemisphäre.
Schmaler hyperdenser Blutkoagelsaum subkortikal. Aus der Ven-
trikelkompression und -verlagerung ist aber abzulesen, daß sein
Hauptteil in isodenser Form vorliegt

lässigt werden, das Risiko liegt im Kontrastmittel selbst. Die
Kontrastmittel wirken auch heute noch toxisch, sie alterieren
die Blut-Hirn-Schranke und können eine latente Blut-Hirn-Schrankenstörung, wie sie zumindest bei einem bewußtlosen Kranken vorliegt, in eine manifeste umwandeln.

Auf dieser Kontrastmitteltoxizität beruht das Hauptproblem bei
der neuroradiologischen Feststellung des zerebralen Todes. Sie
wissen, daß zu seiner Bestimmung - zusätzlich zu den klinischen Untersuchungen - Reflexstatus, Spontanatmung, EEG-Null-
linie, die Arteriographie eingesetzt wird. Sie erfolgt in einigen Kliniken als Viergefäßangiographie, in anderen als Arteriographie beider Karotiden. Es muß dabei festgestellt werden, ob
noch ein Eintritt des Kontrastmittels in den Hirnkreislauf vorliegt oder nicht, wie es beim zerebralen Tod der Fall ist.

Dieser Eingriff wird juristischerseits (1) beim Hirntoten abgelehnt. Es handele sich nicht um einen Heileingriff, d. h. es
würden bei erfolgreicher Diagnose keine therapeutischen Maßnahmen mit dem Ziel der Gesundheitsverbesserung ermöglicht. Auch
sei bei bereits schwer geschädigter Blut-Hirn-Schranke durch
das applizierte Kontrastmittel ein vollständiger Zusammenbruch
zu befürchten.

Wir wollen hier lediglich das komplexe Problem anreißen, eine
Lösung ist sicherlich nicht so schnell zu finden, da wir zur
Festlegung des zerebralen Todes nach wie vor auf die Angiogra-
phie als Dokumentation angewiesen sind.

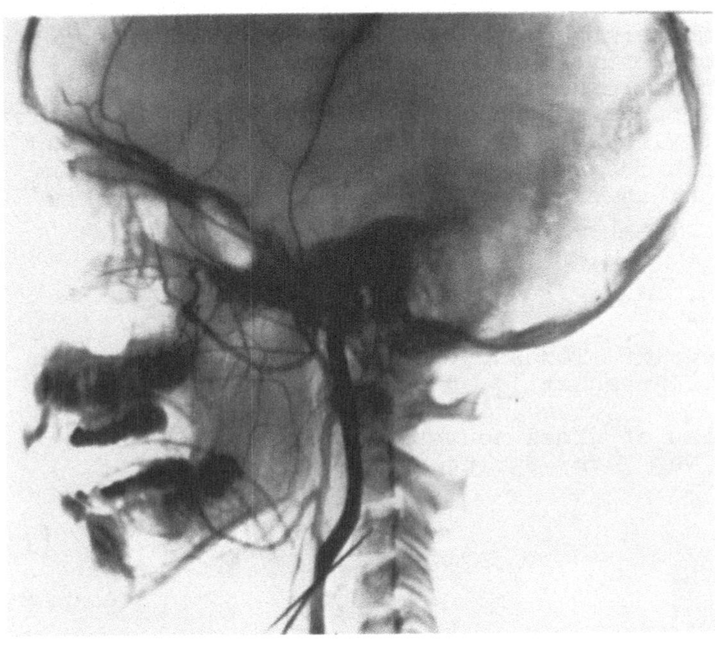

Abb. 7. Feststellung des zerebralen Todes durch Angiographie.
Das Kontrastmittel verweilt im Hals- und Schädelbasisbereich
der A. carotis interna, es erfolgt kein Übertritt in die Hirn-
gefäße. Der zerebrale Kreislauf sistiert

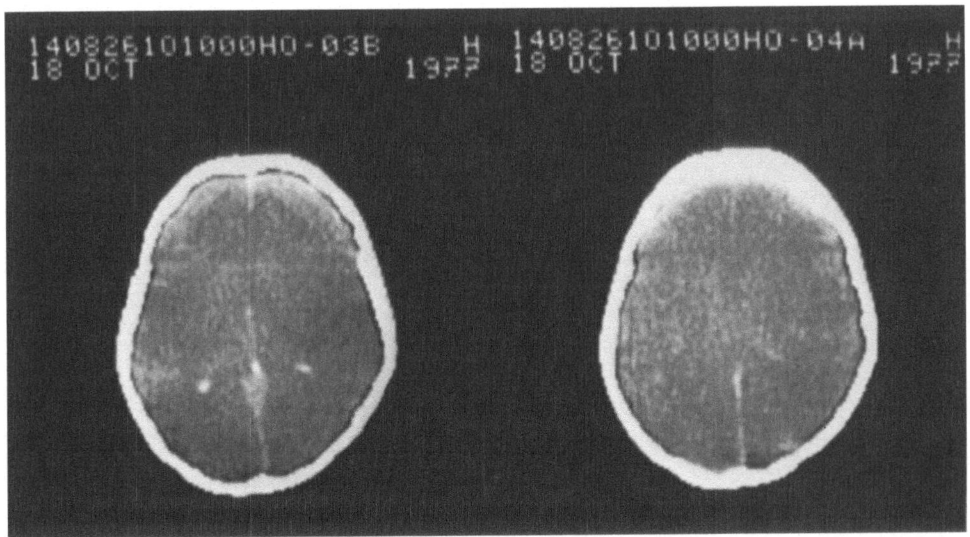

Abb. 8. Computertomogramm bei einer E 605-Intoxikation. Die
gleichmäßige graue Dichteverteilung über allen Hirnarealen und
die vollständige Kompression der Liquorräume sind als Zeichen
einer ausgeprägten allgemeinen Hirnschwellung anzusehen

Gibt uns nun die Computertomographie eine diagnostische Möglichkeit, den Hirntod festzustellen? Dazu soll Ihnen der Befund einer Patientin mit einer E 605-Vergiftung und mit einem zum Untersuchungszeitpunkt bestehenden Nullinien-EEG demonstriert werden. Das Bild ist als ausgeprägte allgemeine Hirnschwellung zu interpretieren, ein für den zerebralen Tod typischer Befund läßt sich daraus nicht ableiten.

Literatur

1. HORN, E.: Todesbegriff, Todesbeweis und Angiographie in juristischer Sicht. Internist $\underline{15}$, 557 (1974)

2. ZÜLCH, K. J.: Atlas of gross neurosurgical pathology. Berlin, Heidelberg, New York: Springer 1975

Untersuchungsverfahren bei Bewußtlosen: Neurophysiologische Untersuchungen

Von H. J. Büdingen

Zunächst sind folgende Fragen zu stellen:

1. Welche Methoden der klinischen Neurophysiologie besitzen diagnostische Relevanz bei der Untersuchung eines Bewußtlosen?

2. Welche therapeutischen Konsequenzen ergeben sich aus dem Untersuchungsergebnis?

3. Welche prognostischen Schlüsse sind aus dem Einzelergebnis bzw. aus Verlaufsuntersuchungen zu ziehen?

Es sollen hier nur Methoden besprochen werden, die ohne Deplazierung des Patienten durchführbar und atraumatisch sind.

An erster Stelle steht die elektroenzephalographische Untersuchung. Durch die Ableitung der Hirnströme sind Aussagen über eine Funktionsstörung vor allem der Hirnrinde möglich und durch die Anordnung der Ableiteelektroden über verschiedenen Hirnregionen sind lokalisatorische Hinweise zu erhalten. Die wesentlichen Parameter sind die Frequenz und die Amplitude der Hirnströme. Eine Übersicht über das Frequenzspektrum der Hirnrhythmen unter normalen und pathologischen Bedingungen gibt die Darstellung von JUNG (6). Abb. 1 zeigt, daß im wesentlichen fünf Faktoren das Hirnstrombild beeinflussen: das Alter, die Bewußtseinslage, der Hirnstoffwechsel, bestimmte Pharmaka und zerebral-organische Anfälle. Eine zerebrale Funktionsstörung kommt meist in einer Frequenzabnahme zum Ausdruck, die im allgemeinen mit einer Zunahme der Amplituden verbunden ist. Bestimmte Pharmaka (Barbitursäure, Tranquilizer, Psychostimulanzien) führen in therapeutischen Dosen zu einer Frequenzerhöhung mit Amplitudenminderung, andere (Neuroleptika und Thymoleptika) können bei höherer Dosierung und längerer Anwendung eine Verlangsamung mit Amplitudenanstieg hervorrufen. Die isolierte Betrachtung des EEG ist somit differentialdiagnostisch meist wenig hilfreich, da die verschiedensten Ursachen einer Hirnfunktionsstörung weitgehend identische Hirnstrombilder bedingen.

Eine normale hirnelektrische Aktivität wird durch die Unversehrtheit des Kortex und tiefer Hirnstrukturen bestimmt. Die Nervenzentren, welche das Bewußtsein beeinflussen, haben einen wesentlichen Einfluß auf das EEG, und die meisten Bedingungen, welche das Bewußtsein beeinträchtigen, verändern auch das EEG. Die Frage, ob ein Koma oder eine psychogene Bewußtseinsstörung vorliegt, kann somit allein nach dem EEG entschieden werden. In allen anderen Fällen ist das EEG eine wichtige Ergänzung der klinischen Untersuchungen und unter bestimmten Bedingungen lassen sich aus dem EEG-Befund therapeutische Konsequenzen und

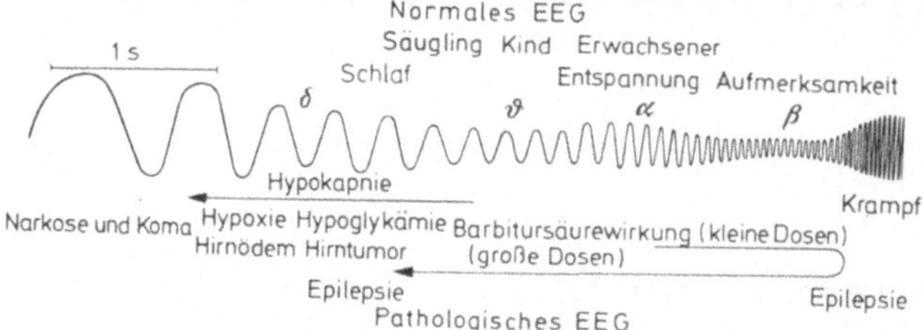

Abb. 1. Beziehung verschiedener Zustände des normalen und pathologischen EEG zur Frequenz des Grundrhythmus (Aus 6)

prognostische Schlüsse ziehen. So vor allem bei traumatischen Hirnläsionen (5) und akuten exogenen Intoxikationen (7, 9), wobei hier Verlaufsuntersuchungen besondere Bedeutung zukommt. Das EEG kann bei bestimmten Vergiftungen sehr typische Befunde zeigen; es wurden gute Korrelationen zwischen der Tiefe des Komas, der Medikamentenkonzentration im Blut und den EEG-Veränderungen gefunden. Die Bedeutung des EEG in der Diagnostik des Hirntodes ist unbestritten (1, 8).

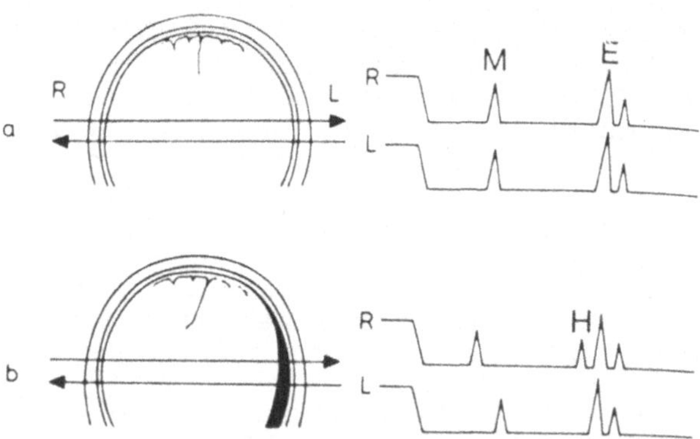

Abb. 2. a) Prinzip der Echoenzephalographie (A-Scan), normale Situation. b) Befund bei extrazerebralem Hämatom links mit Verlagerung der Mittellinie von links nach rechts. M = Mittelecho, E = Endecho, H = Hämatomecho. Modifiziert nach (4)

Bei ausreichender methodischer Erfahrung leistet die Echoenzephalographie wertvolle Hilfe bei der Diagnostik intrakranieller Massenverlagerungen. Mit der eindimensionalen A-Bild-Technik kann die Seitendiagnose von Raumforderungen mit Verlagerung der Mittellinie gestellt werden (Abb. 2), das Fehlen von normalerweise feststellbaren Pulsationen der Mittellinienstrukturen wird als ein Hinweis auf zerebralen Kreislaufstillstand gewertet. Bei guter Untersuchungstechnik kann die Weite des 3. Ventrikels und auch der Seitenventrikel bestimmt werden. Eine Verbesserung der Diagnostik von intrakraniellen Raumforderungen

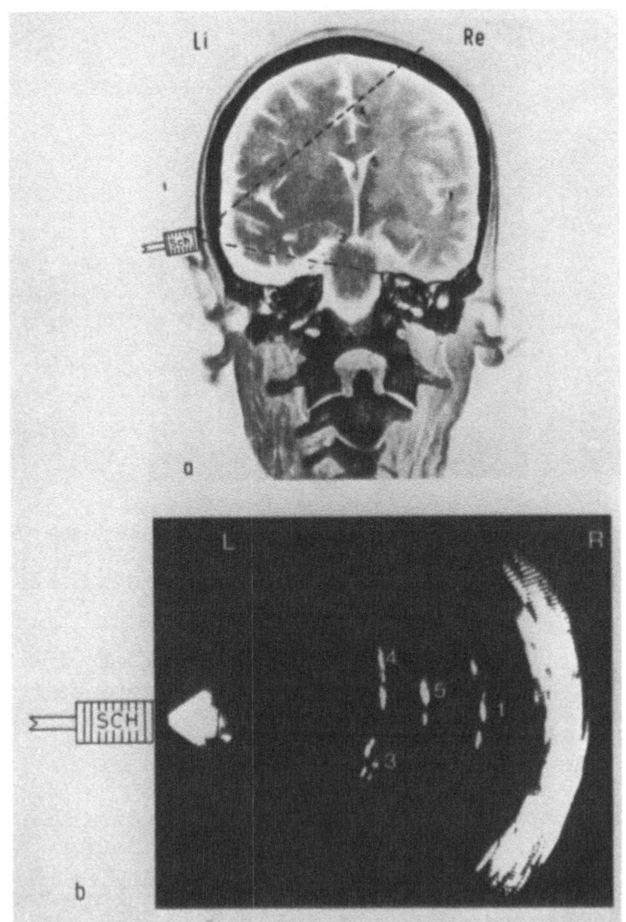

Abb. 3. Radioanatomisches (a) und echotomographisches (b) frontales Schnittbild. Sch = Schallkopf, 1 = Fissura Sylvii, 3 = Basalzisternen, 4 = Fissura interhemispherica und Falx cerebri, 5 = laterale Wand des Seitenventrikels (Aus 10)

mit Ultraschall ist durch die derzeit in Entwicklung befindlichen zweidimensionalen Methoden (B-Bild-Verfahren) zu erwarten. Erwähnt sei hier nur der elektronische Sektor-Scan, dessen besondere Vorteile die fortlaufende Abbildung von Echotomogrammen des untersuchten Schädelabschnitts sowie die freie Wahl der nach Richtung und Anzahl beliebig variablen Schnittebenen sind. Abb. 3 zeigt die Gegenüberstellung eines radioanatomischen und echotomographischen Schnittbildes, wobei diagnostisch Verlagerungen der Mittellinienstrukturen, des Seitenventrikels oder der Fissura Sylvii verwertbar sind. In Abb. 4 ist das Echotomogramm eines frontoparietal gelegenen Subduralhämatoms (SDH) dargestellt. Auch wenn derzeit mit Ultraschallmethoden noch nicht der Differenzierungsgrad und die Bildqualität der kranialen Computertomographie erreicht werden, können sie mit gutem diagnostischem Ergebnis gerade in Situationen, die eine rasche

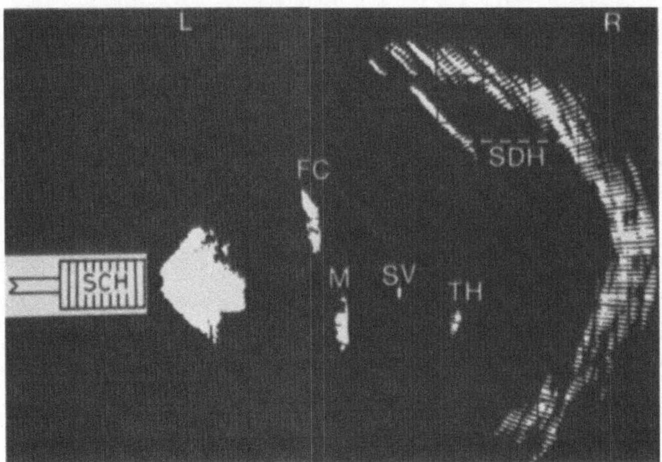

Abb. 4. Frontoparietales Echotomogramm eines Subduralhämatoms
(SDH) rechts. FC = Falx cerebri (nach links verlagert), M =
Mittellinienstrukturen. SV = laterale Wand des Seitenventrikels
rechts, TH = Temporalhorn rechts (Aus 10)

Entscheidung verlangen, eingesetzt werden. Dies gilt besonders
für die Diagnostik von traumatischen intrakraniellen Raumforderungen bei Kindern, deren Schädelkalotte wesentlich besser
schalldurchlässig ist als die des Erwachsenen.

Eine qualitative Beurteilung der Blutströmung in den extrakra-
niellen Hirnarterien (Aa. carotides und vertebrales) und des
intrakraniellen Strömungswiderstandes ist mit der Ultraschall-
dopplersonographie möglich. Gemessen wird die Blutströmungs-
geschwindigkeit in Form von Strompulskurven und die Strömungs-
richtung. Beurteilt werden die Formelemente der Dopplerpulskurven, die durch lokale und periphere Strombahnbehinderungen
charakteristisch verändert werden. Abb. 5 zeigt links die Un-
tersuchungssituation bei Beschallung der Karotiden und rechts
typische Dopplerpulskurven bei rascher und langsamer Zeitab-
lenkung. Normalerweise findet sich in der A. carotis interna
wegen des geringen intrakraniellen Strömungswiderstandes eine
hohe Strömungsgeschwindigkeit während der Diastole (vergleiche
Abb. 6 links), die im Abstand der Pulskurvenfußpunkte von der
Nullinie (Strömungsgeschwindigkeit 0) zum Ausdruck kommt. Die
Haut und Muskeln versorgende A. carotis externa zeigt infolge
des höheren peripheren Strömungswiderstandes eine größere systolische Amplitudenmodulation und eine nur geringe enddiasto-
lische Strömungsgeschwindigkeit. Die sichere Differenzierung
der Aa. carotis interna und externa gelingt durch Kompression
von Ästen der A. carotis externa (Aa. facialis und temporalis
superficialis), wie in Abb. 5 rechts dargestellt.

Neben der Diagnostik von Stenosen und Verschlüssen der extra-
kraniellen Hirnarterien hat sich die Dopplersonographie als
wertvolle Hilfsmethode bei der Untersuchung komatöser Patienten erwiesen (3). Die eindeutigsten Ergebnisse sind bei zere-

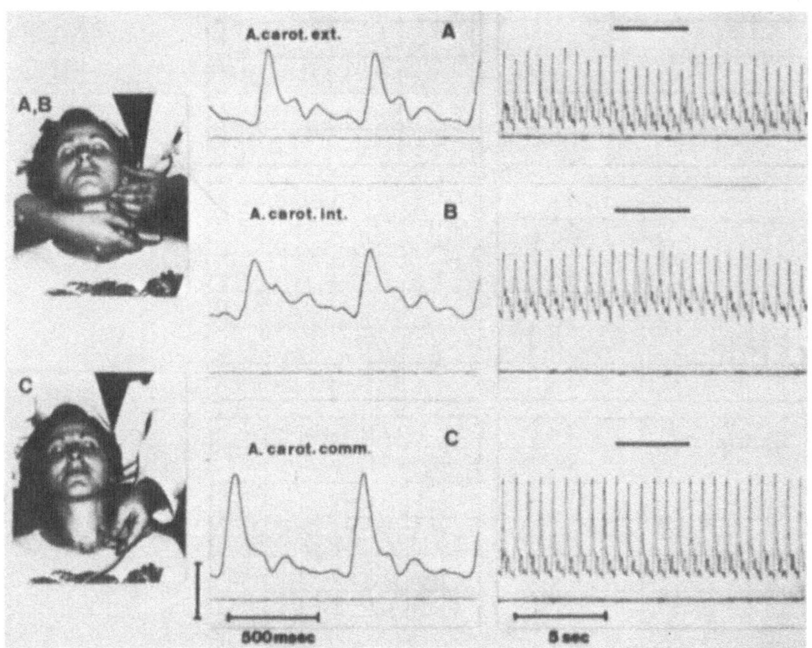

Abb. 5. Schallkopfposition und Dopplerpulskurven bei Beschallung der linken A. carotis externa (A), interna (B) und communis (C) bei einer gesunden Versuchsperson. Die Dauer der Kompression der A. temporalis superficialis und A. facialis ist durch Balken über den Pulskurven markiert. Ein deutlicher Kompressionseffekt ist nur bei Beschallung der A. carotis externa zu sehen (A). Papiergeschwindigkeit: 50 mm/s (links) und 5 mm/s (rechts). Die durchgezogene Linie unter den Pulskurven entspricht der Strömungsgeschwindigkeit 0 (Aus 2)

bralem Kreislaufstillstand zu erhalten. In Abb. 6 sind die Dopplerpulskurven eines Gesunden denen eines Patienten mit angiographisch nachgewiesenem zerebralem Kreislaufstillstand gegenübergestellt. Der zerebrale Kreislaufstillstand bedingt eine extreme Widerstandserhöhung im Stromgebiet der A. carotis interna. Die Verminderung des Durchflusses in der A. carotis interna kommt in einer Amplitudenreduktion der Pulskurve während der Systole und einer charakteristischen frühdiastolischen Rückstromphase zum Ausdruck. Die Pulskurve der A. carotis communis zeigt meist ebenfalls in der frühen Diastole eine herzwärts gerichtete Strömung, im Gegensatz zur A. carotis interna weist sie eine hohe systolische Amplitude auf, da die Strömung im Versorgungsbereich der A. carotis externa unbehindert ist. Die Pulskurven der A. vertebralis entsprechen im Normalfall und bei Hirntod denen der A. carotis interna. Alle bisher auch angiographisch untersuchten Patienten mit zerebralem Kreislaufstillstand (n = 24) zeigten diese "Pendelströmung" in der A. carotis interna, die meisten auch eine kurz dauernde Rückstromphase in der A. carotis communis.

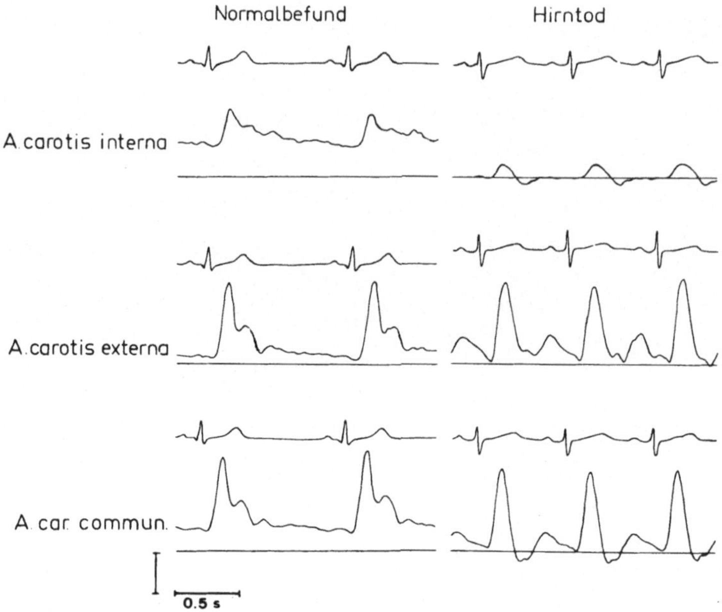

Abb. 6. EEG und Dopplerstrompulskurven der Karotiden bei einem Gesunden (links) und einem Patienten mit angiographisch nachgewiesenem zerebralem Kreislaufstillstand. Weitere Erklärungen siehe Abb. 5 und Text

Auch bei schweren exogenen Intoxikationen, bei hypoxämischem und posttraumatischem Hirnödem werden Veränderungen der Dopplerpulskurven gefunden, die auf eine Erhöhung des intrakraniellen Strömungswiderstandes hinweisen. Wichtigstes Merkmal hierfür ist eine deutliche Abnahme der diastolischen Strömung in der A. carotis interna. In einigen Fällen konnte dopplersonographisch eine Läsion der A. carotis interna an der Schädelbasis bei schwerem Schleudertrauma festgestellt und angiographisch bestätigt werden. Die Dopplersonographie hat sich somit als wertvolle Hilfsmethode bei der Untersuchung eines bewußtlosen Patienten erwiesen. Besondere Vorteile sind, daß sie völlig ungefährlich und am Krankenbett beliebig oft wiederholbar ist. Verläßliche Ergebnisse sind allerdings nur bei ausreichender methodischer Erfahrung zu erwarten, was prinzipiell für alle neurophysiologischen Untersuchungsmethoden gilt.

Die Ableitung von optisch, akustisch und somatosensorisch evozierten Potentialen, die Ableitung des Elektronystagmogramms und elektromyographische Untersuchungen werden nur bei ganz speziellen Fragestellungen angewandt und sind diagnostisch, therapeutisch und prognostisch wenig relevant, weshalb auf eine breitere Besprechung verzichtet werden kann.

Literatur

1. ARNOLD, H.: Hirntod. Nervenarzt $\underline{47}$, 529 (1976)

2. BÜDINGEN, H. J., REUTERN, G.-M. von, FREUND, H.-J.: Die Differenzierung der Halsgefäße mit der direktionellen Dopplersonographie. Arch. Psychiat. Nervenkr. $\underline{222}$, 177 (1976)

3. BÜDINGEN, H. J., VOGEL, W., REUTERN, G.-M. von: Doppler-ultrasound investigations in comatose patients. In: 11th World Congress of Neurology (eds. W. A. HARTOG-JAGER, G. W. BRUYN, A. P. J. HEIJSTEE). International Congress Series No. 427, p. 208. Amsterdam, Oxford: Excerpta Medica 1977

4. De VLIEGER, M.: Echo-encephalographie in head injury. In: Handbook of clinical neurology (eds. P. J. VINKEN, G. W. BRUYN), vol. 23, p. 265. Amsterdam: North-Holland Publishing Company 1975

5. GERSTENBRAND, F.: Das traumatische apallische Syndrom. Wien: Springer 1967

6. JUNG, R.: Neurophysiologische Untersuchungsmethoden. II. Das Elektroencephalogramm (EEG). In: Handbuch der inneren Medizin, Bd. V/1, p. 1216. Berlin: Springer 1953

7. KUBICKI, St., RIEGER, H., BUSSE, G., BARCKOW, D.: Elektroencephalographische Befunde bei schweren Schlafmittelvergiftungen. EEG-EMG $\underline{1}$, 80 (1970)

8. PENIN, H., KÄUFER, Ch.: Der Hirntod. Stuttgart: Thieme 1969

9. PFEIFER, G., LÜCKING, Ch.: Neurologische und elektroencephalographische Diagnostik akuter exogener Intoxikationen. Intensivbehandlung $\underline{2}$, 17 (1977)

10. VOIGT, K., KENDEL, K., BÜDINGEN, H. J., FREUND, H.-J.: Zweidimensionale Ultraschall-Diagnostik von Hirntumoren und Subduralhaematomen mit dem elektronischen Sector-Scan. Arch. Psychiat. Nervenkr. $\underline{220}$, 307 (1976)

Klinisch-chemische Untersuchungen bei komatösen Patienten

Von W. Prellwitz, S. Kapp und C. J. Schuster

Die folgenden Gesichtspunkte müssen für die Bedeutung klinisch-chemischer Untersuchungen bei komatösen Patienten diskutiert werden:
1. Unterstützung und Sicherung der klinischen Verdachtsdiagnose,
2. Erstellung wichtiger Kenngrößen für die Differentialdiagnose,
3. Früherkennung von Komplikationen,
4. Erstellung von Kenngrößen mit prognostischer Bedeutung,
5. Überwachung und Steuerung der Therapie.

Der erste Teil der Arbeit beschäftigt sich mit den klinisch-chemischen, hämatologischen und gerinnungsphysiologischen Untersuchungen der verschiedenen Formen des Komas.

Bei jedem komatösen Patienten sollte ein Basisprogramm durchgeführt werden, das erste diagnostische Hinweise auf die Ätiologie des Komas gestattet und gleichzeitig bestimmte komplizierende Erkrankungen ausschließt. Dieses Basisprogramm sollte nach unseren Erfahrungen folgende Kenngrößen enthalten: Blutbild und Thrombozytenzahlen, Bestimmung der Elektrolyte Natrium und Kalium, des Kreatinins, der Glukose und des Laktats, die Aktivitätsbestimmungen der SGOT, SGPT und Kreatinkinase, die gerinnungsphysiologischen Untersuchungen der PTT und der Thromboplastinzeit nach Quick, die Blutgasanalyse und die Untersuchung des Säuren-Basen-Haushalts.

Nach Sicherung der Diagnose müssen bei den verschiedenen Formen des Komas unterschiedliche Zusatz- und Verlaufskontrollen durchgeführt werden (Tabellen 1, 2, 3).

Bei dem ketoazidotischen Koma gehören dazu die Bestimmung der Osmolalität und der Nachweis einer Ketonurie und Glukosurie. Als Komplikation muß nach Beobachtungen von NOBIS und Mitarbeitern (10) in einem bestimmten Prozentsatz der Patienten mit einer Verbrauchskoagulopathie gerechnet werden. Zur Frühdiagnose eignen sich hier die Bestimmung der löslichen Fibrinmonomere und der Abfall des Antithrombin III.

Bei Patienten mit hyperosmolarem Koma muß neben der Osmolalität die Konzentration des Harnstoffs, des Gesamteiweißes und der Elektrolyte Kalzium und Magnesium bestimmt werden. Mögliche Komplikationen sind hier wiederum die Verbrauchskoagulopathie und die akute Pankreatitis, die nach der Literatur in einem Fünftel der Fälle auftritt.

Bei Patienten mit Leberkoma spielen neben der Aktivität der mitochondrialen GLDH im Serum das Ammoniak und die Untersuchungen der Syntheseleistung der Leber die entscheidende Rolle. Bei Herz- und Kreislaufversagen sollte bei Verdacht auf einen Myo-

Tabelle 1. Zusätzliche klinisch-chemische Untersuchungen bei
verschiedenen Komaformen

___

Ketoazidotisches Koma
Osmolalität (S, U)
Nachweis einer Glukosurie und Ketonurie (Urin-pH)
Gerinnungsphysiologische Untersuchungen (DIC)

Hyperosmolares Koma
Osmolalität (S)
Harnstoff
Gesamteiweiß
Elektrolyte: Ca^{++}, Mg^{++}, Cl^-
Gerinnungsphysiologische Untersuchungen (DIC)
Nachweis einer Glukosurie und Ketonurie
Alpha-Amylase und Lipase

Leberkoma
SGPT, Gamma-GT, GLDH
Bilirubin, LP-X
Ammoniak
Gerinnungsphysiologische Untersuchungen: Faktor II, V, VII, X,
Thrombinzeit, Reptilasezeit
Cholinesterasen

Herz- und Kreislaufversagen
CK, CK-MB

Zerebrales Koma
Liquoruntersuchungen: Zellzahl, Zellart, Proteine, Glukose

___

Tabelle 2. Zusätzliche klinisch-chemische Untersuchungen bei
Patienten mit exogenen Intoxikationen

___

Allgemeine Untersuchungen
SGPT, (GLDH, Gamma-GT), CK-MB, alk. Phosphatase
(Bilirubin, LP-X)
Gerinnungsphysiologische Untersuchungen (abhängig von Schwere-
grad und Art der Intoxikation)
Elektrolyte: Ca^{++}, Cl^- (S, U)
Gesamteiweiß

Spezielle Untersuchungen
CO-Hämoglobin
Methämoglobin
Cholinesterasen
Äthanol
(Haptoglobin, freies Hämoglobin)

Toxikologische Untersuchungen
Hypnotika (Enzymimmunoassay)
Brom
Pflanzenschutzmittel
Schwermetallbestimmungen

___

Tabelle 3. Zusätzliche klinisch-chemische Untersuchungen bei
Patienten mit endokrinen Krisen

Thyreotoxikose
Elektrolyte: Ca^{++}, Cl^- (S, U)
Gesamteiweiß
SGPT (GLDH, alk. Phosphatase), CK, CK-MB
(T_3, T_4)

Koma bei Myxödem
(Cholesterin)
(T_3, T_4)

Addisonkrise
Elektrolyte: Cl^- (S, U)
(Plasmakortisol, Aldosteron)
Gerinnungsphysiologische Untersuchungen: Faktor (II), V (X),
Thrombinzeit, Reptilasezeit

Hypophysäres Koma
Elektrolyte: Ca^{++}, Cl^- (S, U)
(T_3, T_4, Plasmakortisol)

Coma hypercalcaemicum
Elektrolyte: Ca^{++}, Cl^- (S, U)
(Anorganisches Phosphat), Harnstoff
(Alkalische und saure Phosphatase)

---

kardinfarkt die Aktivität des CK-MB-Isoenzyms durchgeführt werden.

Bei Patienten mit exogenen Intoxikationen müssen zusätzlich Untersuchungen durchgeführt werden, die eine Frühdiagnostik von
Komplikationen, wie dem akuten Nierenversagen, der Leberinsuffizienz und der Verbrauchskoagulopathie, anzeigen. An speziellen Untersuchungen werden heute in den meisten klinisch-chemischen Laboratorien lediglich das CO- und Methämoglobin, der
Äthanolspiegel und die Aktivität der Cholinesterasen bestimmt.
Bei Hämolyse, z. B. nach Säurevergiftung, müssen die Konzentrationen des freien Plasmahämoglobins und des Haptoglobins ermittelt werden.

Die toxikologischen Untersuchungen werden aufgrund der metho-
dischen Entwicklung wahrscheinlich bald routinemäßig auch außerhalb der Dienstzeit durchführbar sein.

Diagnose, Differentialdiagnose und prognostische Indizes bei
verschiedenen Erkrankungen, die zum Koma führen

In Tabelle 4 sind Befunde bei Patienten mit hyperosmolarem Koma aufgezeigt. Wichtig ist der hohe Blutzucker, während im Liquor die Glukose nur etwa 50 % der Konzentration des Blutes
aufweist, obwohl die Osmolalität in beiden Kompartimenten gleich

Tabelle 4. Klinisch-chemische Befunde im Serum bzw. arteriellen Blut bei Patienten mit Coma diabeticum hyperosmolare (Nach 4)

| | Glukose | | Osmolalität | Natrium | Kalium | Harnstoff | | pH |
	mg/100 ml	mmol/l	mosmol/l	mmol/l	mmol/l	mg/100 ml	mmol/l	
$\bar{x}$ S	1062	58,9	405	148	3,9	176	29,3	7,25
Bereiche	674 − 1667	37,4 − 92,5	373 − 440	129 − 170	1,8 − 5,3	147 − 214	2,4 − 35,6	7,10 − 7,34
$\bar{x}$ L	522	28,9	407	165	4,06	162	26,9	7,29
Bereiche	386 − 701	21,4 − 38,9	370 − 429	152 − 182	3,4 − 4,8	107 − 226	17,8 − 37,6	7,08 − 7,60

S = Serum, L = Liquor

ist. Dafür ist die Natriumkonzentration im Liquor höher. Dieses Natrium stammt nach Untersuchungen von HARDER aus den Hirnzellen und führt zu Veränderungen des Membranpotentials. Dieses veränderte Membranpotential ist nach Beobachtungen dieser Arbeitsgruppe verantwortlich für die neurologischen bzw. zerebralen Symptome bei Coma hyperosmolare.

Tabelle 5. Klinisch-chemische Befunde bei drei Patienten mit Laktazidose unter Biguanidtherapie

Kenngröße	Pat. I	Pat. II	Pat. III	Normbereiche
Leukozyten $(x\ 10^3/\mu l)$	24,5	10,0	30,0	4,8 – 10,8
Glukose mg/100 ml	113	125	78	60 – 100
mmol/l	6,27	6,93	4,32	3,33 – 5,55
Kalium mmol/l	6,8	5,7	7,6	3,5 – 5,5
Kreatinin mg/100 ml	2,0	2,1	5,3	0,4 – 1,2
μmol/l	176,8	185,6	468,5	35,6 – 106
Laktat mmol/l	33,8	40,6	27,9	0,6 – 2,0
pH	6,67	6,77	6,92	7,35 – 7,45
PCO_2 Torr	10,0	11,0	28,0	34 – 45
Basenexzeß mmol/l	-30,0	-30,0	-25,0	-3 – +3
Standardbikarbonat mmol/l	<5	<5	7	21,3 – 24,8
Azeton im Urin	Ø	+	+	Ø

In Tabelle 5 sind charakteristische Verläufe bei Patienten mit Laktatkoma unter Biguanidtherapie dargestellt. Auffallend sind neben der hohen Laktatkonzentration die Azidose, der erhöhte Kreatinin- und Kaliumspiegel sowie die Leukozytose. Differentialdiagnostisch wichtig ist die Beobachtung, daß bei einer Reihe von Erkrankungen ebenfalls erhöhte Laktatkonzentrationen auftreten, so besonders bei Schockzuständen, bei akuter Pankreatitis, bei Lungenembolie, Myokardinfarkt und Schlafmittelintoxikationen (Tabelle 6).

Tabelle 6. Mittelwerte und Bereiche der Blutlaktatkonzentration bei Patienten mit verschiedenen Krankheitsbildern

Erkrankungen	$\bar{x}$ mmol/l	Bereich mmol/l
Schlafmittelvergiftungen		
Reed III	1,83	0,96 - 2,84
Reed IV	3,24	1,50 - 7,82
Akute Pankreatitis		
(n = 6)	17,99	11,10 - 27,52
Lungenembolie		
(n = 4)	10,44	6,10 - 21,32
Schock		
(n = 3)	12,77	4,99 - 19,35
Normbereich	0,92	0,48 - 1,90

Tabelle 7. Klinisch-chemische Kenngrößen bei Patienten im Leberzerfallskoma (n = 16, Beginn des Komas)

	$\bar{x}$	Bereich
SGOT U/l	980	535 - 2100
SGPT U/l	850	410 - 1880
GLDH U/l	112	43 - 207
Quick %	22	6 - 33
Faktor II %	16	< 5 - 26
Faktor V %	14	< 5 - 24
Cholinesterase KU/l	0,6	0 - 1,5
NH_3 µmol/l	96,5	43 - 328
Laktat mmol/l	5,6	2,7 - 19,2

Das Leberzerfallskoma, beobachtet bei foudroyant verlaufender Hepatitis, nach Intoxikationen mit organischen Lösungsmitteln und Pilzen sowie bei Morbus Weil, ist charakterisiert durch den schnellen Abfall der plasmatischen Gerinnungsfaktoren und der Aktivität der Cholinesterasen, den Anstieg der Ammoniakkonzentration im Blut aufgrund des inneren Shunts und eines erhöhten Laktatspiegels (Tabelle 7).

Bei den Serumenzymaktivitäten fällt auf, daß die Aktivität der im Hepatozyten sowohl zytoplasmatisch wie mitochondrial lokalisierten GOT höher ist als die der nur zytoplasmatisch nachweisbaren GPT. Die Aktivität der mitochondrialen GLDH ist bei der

foudroyant verlaufenden Hepatitis praktisch nie höher als
200 U/l.

Prognostisch ungünstig (Tabelle 8) ist die Entwicklung einer
metabolischen Azidose, bedingt einmal durch das Nierenversagen,
zum zweiten durch den Anstieg des Laktats. Die Konzentration
des Ammoniaks im Blute steigt dabei weiter an.

Tabelle 8. Faktor V, Ammoniak-, Laktat- und Kreatininkonzentra-
tionen im Blut ($\bar{x}$) bei Patienten im Verlaufe eines endogenen
Leberzerfallskomas

	1.	2.	3.	4.	Normbereich
Faktor V %	19	15	10	10	75 - 100
Ammoniak mg/100 ml	121	158	210	317	60 - 100
µmol/l	71,1	92,9	123,4	186,3	35 - 58,8
Laktat mmol/l	2,8	5,9	9,8	14,7	0,6 - 1,88
Kreatinin mg/100 ml	1,4	1,8	2,9	4,4	0,4 - 1,2
µmol/l	123,7	159,1	256,3	388,9	35 - 106
Basenexzeß mmol/l	+6	-1	-6	-9	+3 - -3

Tabelle 9. Klinisch-chemische und gerinnungsphysiologische Befunde bei überlebenden (n = 9) und verstorbenen (n = 12) Patienten nach Intoxikationen mit Pilzen und organischen Lösungsmitteln

	Überlebende $\bar{x}$		Verstorbene $\bar{x}$		Signifikanz
SGOT	2300	U/l	2900	U/l	+
SGPT	2400	U/l	2850	U/l	-
GLDH	410	U/l	620	U/l	++
Faktor V	17,5	%	10	%	++
Ammoniak	102	µmol/l	128	µmol/l	++
Laktat	4,8	mmol/l	8,1	mmol/l	++

In Tabelle 9 sind die Befunde bei überlebenden und verstorbenen Patienten im Leberzerfallskoma nach Intoxikationen aufgezeigt. Signifikante Unterschiede ergeben sich zwischen beiden Gruppen in der Aktivität der GLDH, der Konzentration des Faktor V und VII und des Blutspiegels von Ammoniak und Laktat.

Tabelle 10. Klinisch-chemische Kenngrößen bei Patienten im Leberausfallskoma (n = 14; Beginn des Komas)

	$\bar{x}$	Bereich
SGOT U/l	114	71 - 190
SGPT U/l	86	43 - 137
GLDH U/l	9	4 - 16
Quick %	21	7 - 36
Faktor II %	18	6 - 29
Faktor V %	15	5 - 26
Cholinesterasen KU/l	0,8	0 - 1,7
NH_3 µmol/l	119	65 - 380
Laktat mmol/l	3,8	2,6 - 9,5

Das Leberausfallskoma auf dem Boden einer Leberzirrhose ist besonders charakterisiert durch den erheblichen Abfall der hepatischen Syntheseleistung und den deutlich erhöhten Ammoniakspiegel aufgrund eines äußeren Shunts (Tabelle 10). Bei ausgeprägter metabolischer Alkalose kann eine Hypokaliämie das Krankheitsbild komplizieren. In Tabelle 11 sind differentialdiagnostische Kriterien der Leberinsuffizienz aufgezeigt. Auffallend ist, daß bei Leberzerfallskoma auf dem Boden einer Hepatitis mitochondriale GLDH-Aktivitäten nur bis zu einer Höhe von etwa 200 U/l beobachtet werden, während bei einer Leberinsuffizienz nach Intoxikation, besonders nach akuter Leberstauung, Aktivitäten von 200 - 2.500 U/l gemessen werden. In allen Fällen ist die Aktivität der SGOT praktisch immer höher als die der rein zytoplasmatisch lokalisierten GPT. Die Syntheseleistung der Leber ist in allen Fällen deutlich eingeschränkt, während die Ammoniakkonzentration im Leberausfallskoma am höchsten ist.

Im Kreislaufschock gestattet die Konzentration des Laktats gewisse prognostische Hinweise.

JAHRMÄRKER und Mitarbeiter (5) untersuchten die Laktatkonzentration im Blut im Herz- und Kreislaufversagen. Bei Patienten mit Kreislaufstillstand setzt der Anstieg der Laktatkonzentration im Blut sehr schnell ein. Er hält auch während einer Reanimation an (Abb. 1). Im Durchschnitt beträgt der Anstieg 2 - 3 mmol/l innerhalb von 10 min. Steigt die Laktatkonzentration über 20 mmol/l, ist nach der Erfahrung von JAHRMÄRKER und Mitarbeitern eine Reanimation nur noch ausnahmsweise erfolgreich.

142

Tabelle 11. Klinisch-chemische Differentialdiagnose zwischen Leberzerfallskoma, Leberausfallskoma und akuter Leberstauung

| | Leberzerfallskoma | | Leberausfallskoma | akute Leberstauung |
	Hepatitis	Intoxikationen mit organischen Lösungsmitteln, Pilzen		
SGOT	↑↑	↑↑↑	↑	↑↑↑
SGPT	↑↑	↑↑↑	n – ↑	↑↑↑
GLDH (U/l)	↑↑ (43 – 207)	↑↑↑ (205 – 2080)	n – ↑ (4 – 16)	↑↑↑ (295 – 2500)
Faktor V	↓↓↓	↓↓↓	↓↓↓	↓↓↓
NH$_3$	↑ – ↑↑	↑ – ↑↑	↑↑↑	↑
Laktat	↑ – ↑↑	↑ – ↑↑↑	↑	↑ – ↑↑↑

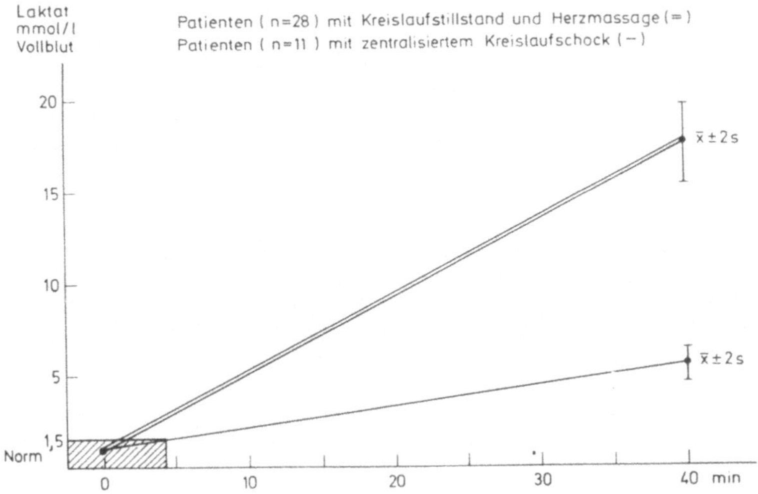

Abb. 1. Laktatkonzentration im Blut (Nach 5)

Im zentralisierten Kreislaufschock ist die Zunahme des Laktats
sehr viel diskreter.

Nach erfolgreicher Reanimation fallen die Laktatspiegel relativ schnell wieder ab und erreichen zwischen der sechsten und
zehnten Stunde nach Wiedereinsetzen der Herztätigkeit den Normbereich (Abb. 2).

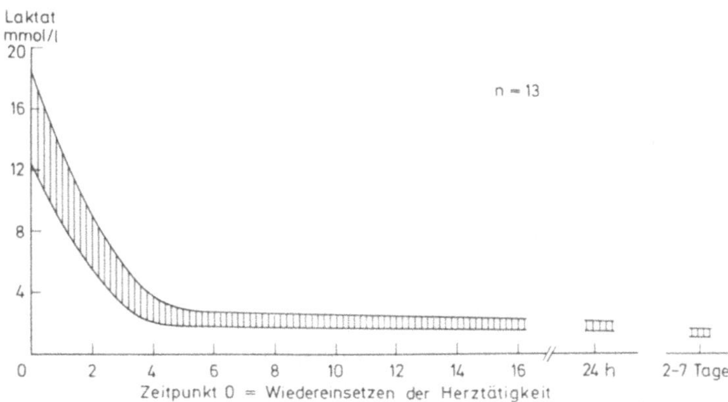

Abb. 2. Laktatkonzentration im Blut bei Patienten nach erfolgreicher Reanimation (Nach 5)

Ähnliche Hinweise auf die prognostische Bedeutung des Laktats
und des negativen Basenüberschusses gibt es auch bei Patienten

mit Myokardinfarkt und bei Patienten nach Lungenembolie. Bei
Lungenembolie ist die Erhöhung der Laktatkonzentration sicher
auch durch die Hypoxie und den Schock verursacht. Daneben muß
jedoch an die akute Leberinsuffizienz aufgrund einer Rechts-
herzinsuffizienz gedacht werden. Wir konnten bei drei Patienten mit massiver Lungenembolie Zusammenhänge zwischen der Laktatkonzentration im Blut und der Aktivität der mitochondralen
GLDH im Serum nachweisen.

Bei Patienten mit zerebralen Infarkten und Subarachnoidalblutungen bestimmten FEIBEL und Mitarbeiter (2) die Katecholaminausscheidung im 24-Stunden-Urin und die Konzentration des Plas-
makortisols. Nach diesen Untersuchungen konnten zwei Gruppen
gebildet werden, deren oben genannten Werte sich signifikant
unterschieden. In der ersten Gruppe betrug die Katecholaminausscheidung 224 - 1.029 µg/die, die Plasmakortisolspiegel lagen
bei 20,9 - 31,1 µg/100 ml. In dieser Gruppe, die zum Teil auch
schwere klinische und neurologische Symptome aufwies, verstarben 57 % aller Patienten. Dabei handelte es sich um sechs Patienten mit Subarachnoidalblutungen, die übrigen hatten zerebrale Infarkte. In der zweiten Gruppe betrug die Katecholaminausscheidung 13 - 190 µg/die, die Plasmakortisolkonzentration
schwankte zwischen 8 und 24,2 µg/100 ml. Die Letalität betrug
hier 8 %. Nach diesen Untersuchungen gestattet die Höhe der
Katecholaminausscheidung und des Plasmakortisolspiegels demnach eine gewisse prognostische Aussage.

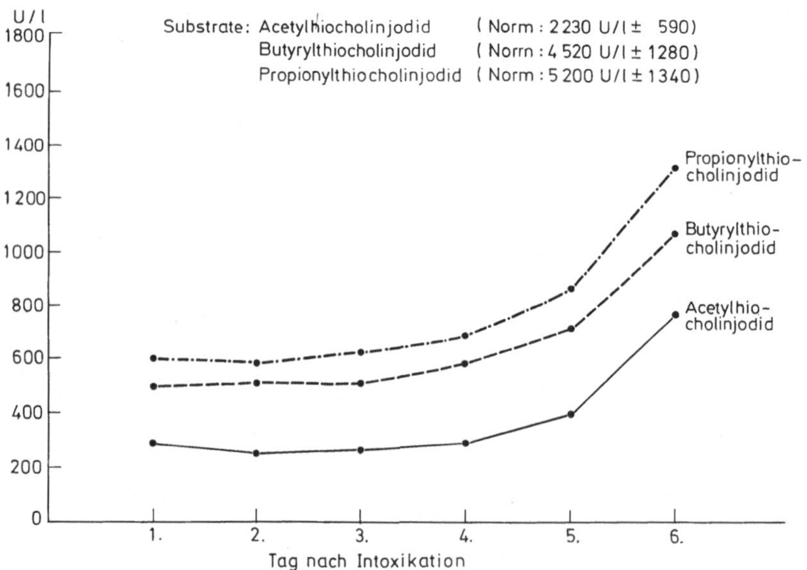

Abb. 3. Aktivitätsverlauf der Serumcholinesterasen bei Alkylphosphatvergiftungen

Bei Patienten mit exogenen Intoxikationen ist heute im allgemeinen nur die Bestimmung des CO- und Methämoglobins sowie bei
Vergiftungen mit Pflanzenschutzmitteln die Aktivitätsbestimmung

Tabelle 12. Serumaktivitäten der Gesamt-CK und des CK-Mb-Isoenzyms bei Patienten mit exogenen Intoxikationen verschiedener
Schweregrade

	Schweregrad	I	II	III		IV
	n	66	78	38	23	34
1. Tag	Gesamt-CK					
	$\bar{x}$ (U/l)	73	124	257	374	695
	s (U/l)	25	48	85	111	320
	CK-MB					
	$\bar{x}$ (U/l)	–	–	–	26	50
	s (U/l)	–	–	–	18	26
2. Tag	Gesamt-CK					
	$\bar{x}$ (U/l)	40	70	90	204	210
	s (U/l)	19	32	35	142	105
	CK-MB					
	$\bar{x}$ (U/l)	–	–	–	–	–
	s (U/l)	–	–	–	–	–

der Serumcholinesterasen möglich. Dabei ist die Wahl des Sub-
strates zur Bestimmung der Pseudocholinesterasen gleichgültig.
In jedem Falle werden parallele Aktivitätsverläufe beobachtet
(Abb. 3).

Bei exogenen Intoxikationen, speziell mit Sedativa und Psychopharmaka, beobachteten wir gewisse Korrelationen zwischen dem
Schweregrad der Vergiftung und der Aktivität der Kreatinkinase
(Tabelle 12). In den meisten Fällen stammte dieses Enzym mit
Sicherheit aus der quergestreiften Muskulatur. Hinweise dafür
geben auch die erhöhten Kreatininausscheidungen dieser Patienten (10). Bei schweren Intoxikationen treten im Serum dieser
Patienten jedoch auch CK-MB-Aktivitäten auf, die wir aufgrund
von Untersuchungen der Kontraktilitätsparameter des Myokards
als möglichen Ausdruck eines toxischen Herzmuskelschadens deuten (3, 14). Auch bei diesen Krankheitsbildern bietet die Bestimmung der Laktatkonzentration im Blut gewisse diagnostische
Hinweise (Abb. 4).

Nach eigenen Untersuchungen (6) bestehen statistisch gesicher-
te Korrelationen zwischen der Schlafdauer der Patienten und der
Laktatkonzentration im Blut. Die Konzentrationen der FDP sind
entsprechend erhöht.

Damit kommt in der Diagnose und als Hinweis für die Prognose
der Erkrankung der Laktatkonzentration im Blut eine immer größere Bedeutung zu. Wichtig für die richtige Interpretation der
erhaltenen Werte ist das Wissen um die erheblichen Fehlermög-
lichkeiten bei der Laktatbestimmung vor der Analyse. In Tabelle
13 sind die Veränderungen der Laktatkonzentration durch Stauung

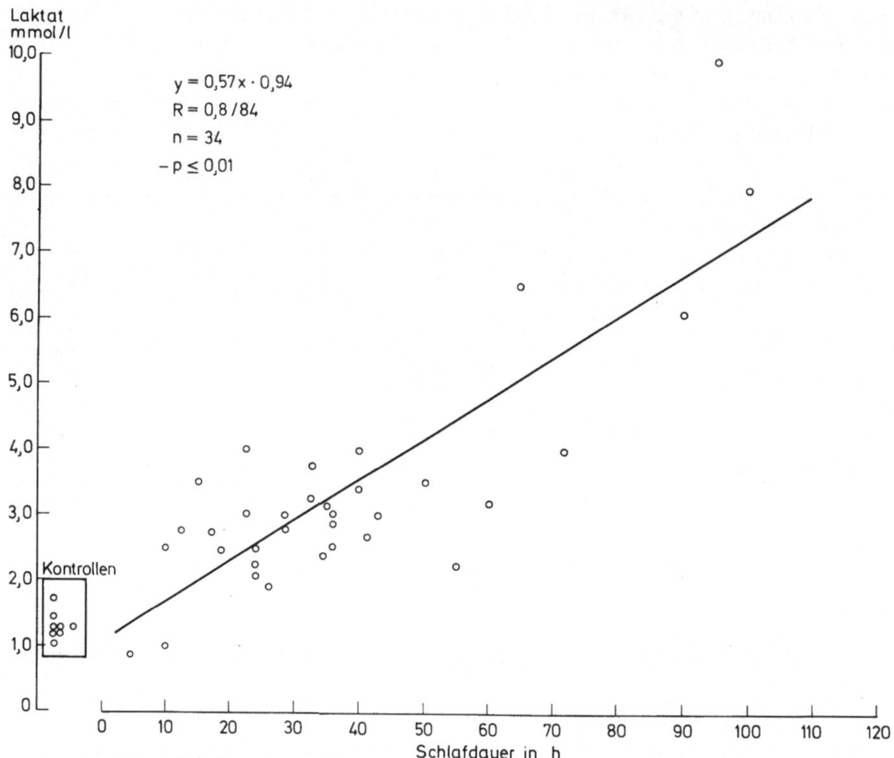

Abb. 4. Verhältnis der Laktatkonzentrationen im Serum zu der
Schlafdauer bei Patienten mit exogenen Intoxikationen

Tabelle 13. Abhängigkeit der Laktatkonzentration von der Blutentnahme und der Verweildauer des Blutes vor der Analyse

Blutentnahme	Ungestaute Vene	Stauung vor Blutentnahme (diastolischer Blutdruck)		
		2 min	4 min	6 min
mmol/l	1,2	1,9	2,7	3,9
	6,0	7,1	7,9	9,6

Verweildauer vor Analyse	4 min	10 min	15 min	20 min
mmol/l	1,1	1,6	2,4	3,2
	6,2	7,0	7,8	8,9

bei der Blutentnahme und Lagerung des Blutes vor der Analyse
aufgeführt.

Für die Diagnose, die Differentialdiagnose, die Verlaufskontrolle und Therapieüberwachung komatöser Patienten sind kli-

nisch-chemische, hämatologische und gerinnungsphysiologische
Untersuchungen unerläßlich. In enger Kooperation zwischen Labor und Klinik sollten die Möglichkeiten weiter optimiert werden, wobei der Erarbeitung diagnostischer Indizes Beachtung
geschenkt werden sollte.

<u>Literatur</u>

1. BEYER, J., CORDES, U., WOLF, E., SELL, G., BIERBACH, H.:
   Endokrine Krisen. In: Intensivmedizin in der Inneren Medi-
   zin (eds. H. JUST, H. P. SCHUSTER), p. 110. Stuttgart:
   Thieme 1977

2. FEIBEL, J., HARDY, P. M., CAMPBELL, R. G., GOLDSTEIN, M. N.,
   JOYNT, R. J.: Prognostic value of the stress response following stroke. JAMA <u>238</u>, 1374 (1977)

3. GILFRICH, H. J., SCHUSTER, C. J., BORK, R., JUST, H. J.,
   SCHUSTER, H. P., SCHÖLMERICH, P.: Nichtinvasive Messungen
   von Kontraktilitätsparametern bei Patienten mit Schlafmittelintoxikationen. 9. Gem. Tagung der Dtsch. und Österr.
   Ges. für Intern. Intensivmed., Linz 1977

4. IRSIGLER, K., KASPAR, L., BRUNEDER, H., LAGEDER, H.: Kein
   freies Wasser bei der Therapie des "Coma diabeticum hyperosmolare"!. Dtsch. med. Wschr. <u>102</u>, 1655 (1977)

5. JAHRMÄRKER, H., RACKNITZ, R., HAIDLER, M.: Azidosen und
   Alkalosen in der Intensivmedizin. In: Intensivmedizin in
   der Inneren Medizin (eds. H. JUST, H. P. SCHUSTER), p. 158.
   Stuttgart: Thieme 1977

6. KAPP, S., PRELLWITZ, W., SCHUSTER, H. P., SCHUSTER, C. H.,
   GILFRICH, H. J., SCHNELLBACHER, E., BORK, R., SCHÖNBORN, H.:
   Zusammenhang von Schweregrad der Vergiftung und dem Laktat-
   spiegel im Blut sowie der Creatin-Kinase-Serumaktivität bei
   Patienten mit Schlafmittelvergiftungen. 9. Gem. Tagung der
   Dtsch. und Österr. Ges. für Intern. Intensivmed., Linz 1977

7. LANDGRAF, R. M., LANDGRAF-LEURS, M. C.: Die Formen des Coma
   diabeticum: Laktatazidose. Diagnostik <u>10</u>, 96 (1977)

8. LASCH, H. G., HUTH, H., HEENE, D. L., MÜLLER-BERGHAUS, G.,
   HÖRDER, M. H., JANZARIK, H., MITTERMAYER, C., SANDRITTER,
   W.: Die Klinik der Verbrauchskoagulopathien. Dtsch. med.
   Wschr. <u>96</u>, 715 (1976)

9. MEHNERT, H.: Biguanid-induzierte Laktazidosen bei Diabetikern. Münch. med. Wschr. <u>119</u>, 9 (1977)

10. NOBIS, H., BRUNEDER, H., FISCHER, M., KOPP, W., PRACHAR, H.,
    WUTEKICH, St.: Untersuchungen der Blutgerinnung im Coma dia-
    beticum. 5. Gem. Tagung der Dtsch. und Österr. Ges. für In-
    tern. Intensiv Med., Wien 1973

11. PRELLWITZ, W., SCHUSTER, H. P., SCHYLLA, G., BAUM, P.,
    SCHÖNBORN, H., von UNGERN-STERNBERG, A., BRODERSEN, H. Ch.,
    POEPLAU, W.: Zur Differentialdiagnose von Organbeteiligun-
    gen bei exogenen Intoxikationen mit Hilfe klinischer und
    klinisch-chemischer Untersuchungen.
    Klin. Wschr. 48, 51 (1970)

12. PRELLWITZ, W.: Koma. In: Interne Intensivmedizin (eds. P.
    SCHÖLMERICH, H. P. SCHUSTER, H. SCHÖNBORN, P. BAUM), p.
    273. Stuttgart: Thieme 1975

13. PRELLWITZ, W.: Klinisch-chemische Diagnostik, 2. Auflage.
    Stuttgart: Thieme 1976

14. PRELLWITZ, W., NEUMEIER, D., KNEDEL, M., LANG, H., WÜRZ-
    BURG, U., SCHÖNBORN, H., SCHUSTER, H. P.: Isoenzyme der
    Kreatinkinase bei extrakardialen Erkrankungen und nach
    diagnostischen und therapeutischen Eingriffen. Dtsch. med.
    Wschr. 101, 983 (1976)

15. SCHÖNBORN, H., PRELLWITZ, W., SCHUSTER, H. P., BAUM, P.,
    POEPLAU, W., BRODERSEN, Ch.: Verbrauchskoagulopathien bei
    exogenen Vergiftungen. Dtsch. med. Wschr. 95, 2478 (1970)

16. SCHUSTER, H. P.: Akute exogene Intoxikationen. Dtsch. med.
    Wschr. 96, 326 (1971)

17. WEIL, M. H., AFIFI, A. A.: Experimental and clinical stu-
    dies on lactate and pyruvate as indicators of the severity
    of acute circulatory failure. Circulation 41, 989 (1970)

Prognose nach Koma traumatischer Genese

Von F. Gerstenbrand, W. Hengl und W. Poewe

Die klinische Beurteilung eines traumatischen Komas, d. h. des
Ausfalls von Vigilität, Bewußtseinsinhalt und Bewußtseinstätigkeit, in seiner Ausprägung und seiner Entwicklung ist für die
Erkennung von Komplikationen eines Schädel-Hirn-Traumas und für
die rechtzeitige Einleitung diagnostischer und therapeutischer
Maßnahmen von entscheidender Bedeutung. Dabei können schon aus
der Initialphase eines traumatischen Komas wichtige Schlüsse
auf Ätiologie, Verlauf und Prognose gezogen werden.

Prinzipiell muß beim sogenannten traumatischen Koma zwischen
dem primären und sekundären Koma unterschieden werden. Primäre
traumatisch bedingte Störungen des Bewußtseins in Form eines
Komas treten bei der akuten funktionellen Schädigung des Gehirns in Form des Kommotionssyndroms auf. Die Bewußtlosigkeit
besteht dabei ohne nachweisbaren Substanzschaden des Gehirns.
Die Bewußtlosigkeit im Rahmen der Commotio cerebri erlaubt in
bezug auf Tiefe und auch Dauer keine sichere prognostische Aussage.

Bei einer lokalen primären traumatischen Läsion entsteht die
Symptomatik einer Contusio cerebri.

Bei der Contusio cerebri ist die Lokalisation des zerebralen
Strukturschadens für den Verlauf und den möglichen verbleibenden Defektzustand von größerer Bedeutung als die Zeitdauer und
die Rückbildung der Bewußtseinsstörung, des Komas. Allerdings
weist eine länger dauernde Bewußtlosigkeit ohne zunächst faßbare Herdausfälle eher auf eine Contusio cerebri hin.

Dies trifft vor allem für das fronto-basale und fronto-konvexe
Syndrom bzw. das temporo-basale Syndrom zu.

Die Bewußtlosigkeit zeigt bei diesen primären traumatischen
Schäden einen bestimmten Aufhellungsverlauf, der bei dem tem-
poro-basalen Syndrom über eine Klüver-Bucy-Symptomatik zum Kor-
sakow-Syndrom führt, wobei diese Symptomenbilder charakteristische Bewußtseinsstörungen aufweisen können. Beim fronto-basalen
bzw. fronto-konvexen Syndrom nach primär traumatischer Schädigung
tritt beim Abklingen der Bewußtseinsstörung die für diese Hirnregionen charakteristische Symptomenkombination in Erscheinung.

Insgesamt hat das primäre traumatisch verursachte Koma bei der
Contusio cerebri nur insofern prognostische Relevanz, als die
Dauer der Bewußtlosigkeit einen Hinweis auf die Schwere des primären traumatischen Schadens erlaubt, allerdings nur in Verbindung mit den Herdsymptomen.

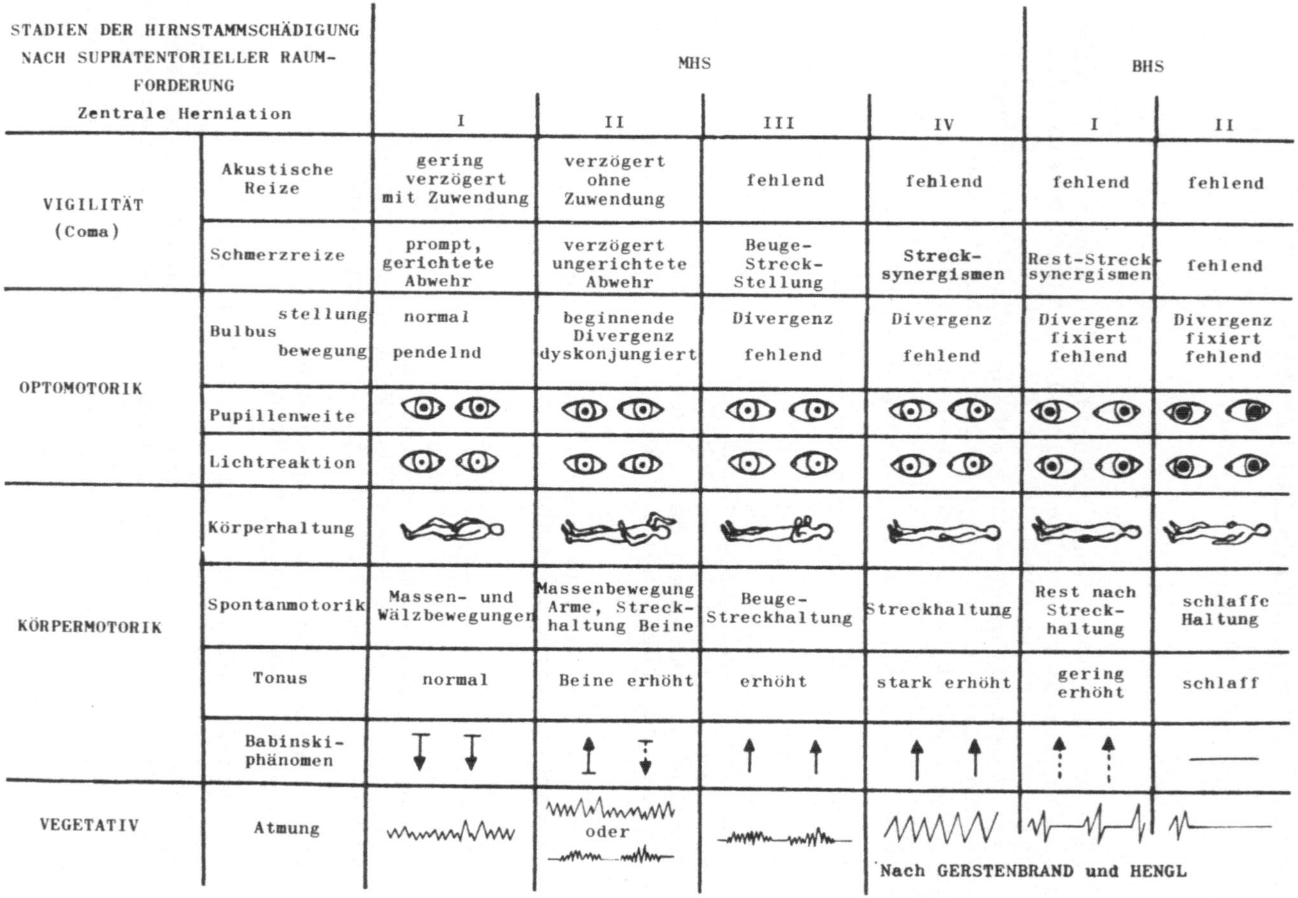

STADIEN DER HIRNSTAMMSCHÄDIGUNG NACH SUPRATENTORIELLER RAUM-FORDERUNG Zentrale Herniation		MHS				BHS	
		I	II	III	IV	I	II
VIGILITÄT (Coma)	Akustische Reize	gering verzögert mit Zuwendung	verzögert ohne Zuwendung	fehlend	fehlend	fehlend	fehlend
	Schmerzreize	prompt, gerichtete Abwehr	verzögert ungerichtete Abwehr	Beuge-Streck-Stellung	Streck-synergismen	Rest-Streck-synergismen	fehlend
OPTOMOTORIK	Bulbus stellung / bewegung	normal pendelnd	beginnende Divergenz dyskonjungiert	Divergenz fehlend	Divergenz fehlend	Divergenz fixiert fehlend	Divergenz fixiert fehlend
	Pupillenweite						
	Lichtreaktion						
	Körperhaltung						
KÖRPERMOTORIK	Spontanmotorik	Massen- und Wälzbewegungen	Massenbewegung Arme, Streck-haltung Beine	Beuge-Streckhaltung	Streckhaltung	Rest nach Streck-haltung	schlaffe Haltung
	Tonus	normal	Beine erhöht	erhöht	stark erhöht	gering erhöht	schlaff
	Babinski-phänomen						
VEGETATIV	Atmung		oder				

Nach GERSTENBRAND und HENGL

Abb. 1. Akutes Mittelhirnsyndrom und Bulbärhirnsyndrom. Entwicklungsverlauf nach GERSTENBRAND und HENGL, 1978

Primärschäden im Hirnstammbereich, vor allem in dessen oberen
Abschnitten, führen nach JELLINGER (1966) und PETERS (1966) unter anderem fast ausschließlich zum sofortigen Tod. Eine primäre traumatische Hirnstammläsion ist daher für Diagnostik und
Sofortmaßnahmen, aber auch für prognostische Erwägungen kaum
von Bedeutung.

Das sekundäre traumatische Koma verläuft unter dem klinischen
Bild des akuten sekundären Mittelhirn- und Bulbärhirnsyndroms.
In der Entwicklung dieser beiden Symptomenbilder lassen sich
klinisch verschiedene Phasen abgrenzen (Abb. 1). Das akute se-
kundäre traumatische Mittelhirnsyndrom ist als Beispiel dafür
zu werten, daß der Begriff Koma nur für ein einzelnes klinisches
Symptom, für die Bewußtlosigkeit, gilt. Das Koma stellt dabei
zwar ein Kardinalsymptom dar, ist aber von einer Reihe weiterer
Symptome begleitet, wie Störung der Optomotorik, Enthemmung der
Körpermotorik mit den typischen Strecksynergismen im Vollbild
(Abb. 2), sowie Enthemmung der vegetativen Funktionen. Beim akuten Bulbärhirnsyndrom kommt es wiederum neben dem Koma zu Ausfall der Regulationszentren für Optomotorik und Körpermotorik
sowie für die vegetativen Funktionssysteme. In der Abb. 1 sind
die verschiedenen Entwicklungsphasen des akuten Mittelhirnsyndroms und Bulbärhirnsyndroms in ihren wichtigsten klinischen
Symptomen zusammengefaßt.

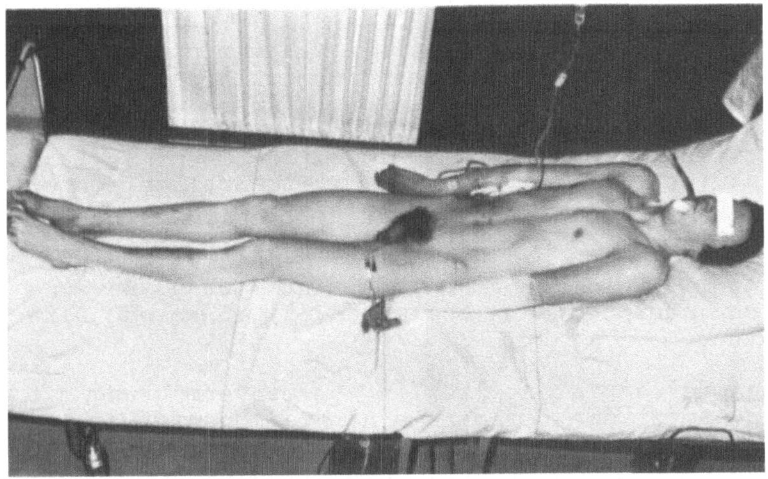

Abb. 2. Pat. I. H., 16 a, akutes Mittelhirnsyndrom Vollbild.
Koma. Streckstellung aller Extremitäten mit Strecksynergismen

Für die Entwicklung eines akuten Mittelhirn- und Bulbärhirnsyndroms ist eine supratentorielle Volumenvermehrung nach Ausschöpfung der Reserveräume in den drei Kompartimenten, Hirngewebsvo-
lumen, Blut- und Liquorvolumen, und die nachfolgende Massenverschiebung Voraussetzung. Zunächst entsteht die zinguläre Herniation, die von der unkalen Herniation gefolgt wird. Von Bedeutung

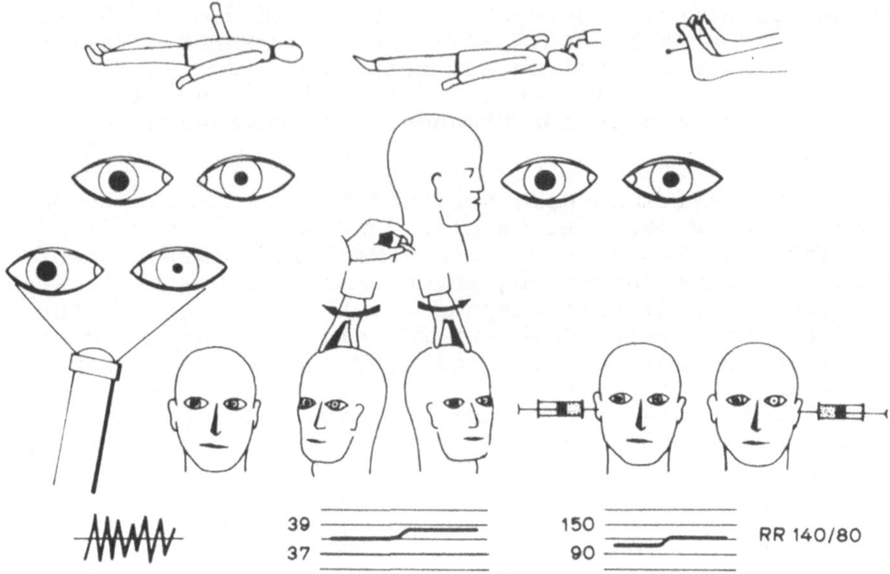

Abb. 3. Akutes Mittelhirnsyndrom mit Lateralisation durch einseitige Einklemmung (Phase II). Somnolenz bis Bewußtlosigkeit, fehlende Reaktion auf äußere Reize

dabei ist, daß die neurologischen Symptome weniger durch die Kompression der weichen Hirnanteile des Temporallappens als mehr durch den Druck der scharfen Kante des kontralateralen Tentoriumschlitzes auf das Mittelhirn und die umgebenden Strukturen ausgelöst werden. Klinisch kann sich bei einseitig akzentuierter Einklemmung ein akutes Mittelhirnsyndrom mit Lateralisation entwickeln (Abb. 3). Die Lateralisationssymptomatik kann auch nur gering ausgeprägt sein. Bei der Entstehung des Mittelhirnsyndroms ist neben dem direkten Druck auch der Mechanismus des downwards displacement mit Verschiebung des Hirnstamms und Zerrung der Hirnstrukturen, aber auch der begleitenden Gefäße und Hirnnerven von Bedeutung.

Durch Fortbestehen der supratentoriellen Volumenvermehrung mit Massenverschiebung setzt die foraminale Herniation ein, die das akute sekundäre Bulbärhirnsyndrom mit seiner klassischen Symptomenkombination auslöst.

Diese Bulbärhirnsymptomatik kann aufgrund unserer Erfahrungen nicht länger als 20 min bestehen, ohne daß ein irreversibler Hirntod eintritt.

Bildet sich das Vollbild des Mittelhirnsyndroms nicht innerhalb von fünf Tagen zurück, kommt es zur Entwicklung eines apallischen Syndroms. Dieses Symptomenbild entwickelt sich zumeist innerhalb von fünf bis 14 Tagen und läßt im Übergangsstadium drei Phasen unterscheiden (Abb. 4). Beim Symptomenkomplex des apallischen Syndroms stellt das Coma vigile das Kardinalsymptom dar, ein Koma, bei dem der Patient wach ist, jedoch alle anderen

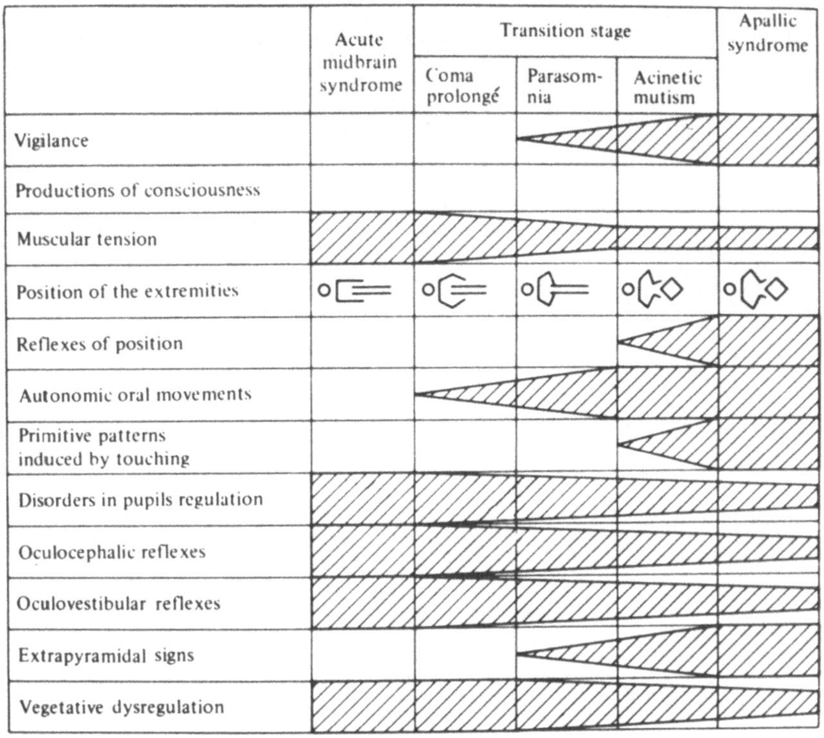

	Acute midbrain syndrome	Transition stage			Apallic syndrome
		Coma prolongé	Parasomnia	Acinetic mutism	
Vigilance					
Productions of consciousness					
Muscular tension					
Position of the extremities					
Reflexes of position					
Autonomic oral movements					
Primitive patterns induced by touching					
Disorders in pupils regulation					
Oculocephalic reflexes					
Oculovestibular reflexes					
Extrapyramidal signs					
Vegetative dysregulation					

Abb. 4. Phasenhafte Entwicklung im Übergangsstadium zum traumatischen apallischen Syndrom (Aus: AVENARIUS und GERSTENBRAND, 1977)

Bewußtseinsfunktionen fehlen und der Schlaf-Wach-Rhythmus ermüdungszeitlich reguliert wird. Daneben zeigen die Patienten Störungen der Optomotorik mit Divergenzstellung der Bulbi, Gesichtsund Körpermotorik mit Beuge- und Streckhaltung der Extremitäten, Rigidospastizität und Pyramidenbahnzeichen sowie ausgeprägte motorische Primitivschablonen und eine hochgradige Enthemmung der vegetativen Funktionen (Abb. 5).

Das apallische Syndrom kann im Vollbild oder im ersten Remissionsabschnitt der Rückbildung unverändert bleiben. In der überwiegenden Zahl der Fälle kommt es aber zur Remission, die zu Defektzuständen verschiedenster Ausprägung führt, aber auch einen defektfreien Ausgang zeigen kann. Im Remissionsstadium werden verschiedene Phasen durchlaufen, wobei die Phase des Klüver-Bucy-Syndroms besonders markant ist.

100 Patienten mit der klinischen Symptomatik eines traumatischen apallischen Syndroms wurden nach einem Zweijahrestermin nach dem Unfall im Zeitraum zwischen 1967 und 1977 einer klinischen Kontrolluntersuchung unterzogen. Aufgrund unserer Erfahrungen ist anzunehmen, daß zwei Jahre nach dem Akutereignis ein stabiler Zustand im Rahmen der Rehabilitation erreicht ist. Es ließen sich fünf Gruppen einteilen, und zwar

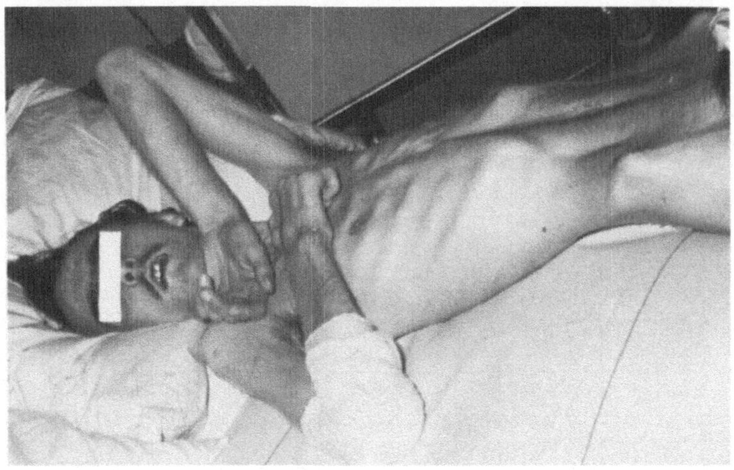

Abb. 5. Pat. H. S., 20 a. Vollbild eines traumatischen apallischen Syndroms. Coma vigile. Beugestreckstellung der Extremitäten

1. Exitus in den ersten zwei Jahren,
2. Patienten in Krankenhauspflege,
3. Patienten in Heimpflege,
4. Invalidität,
5. berufliche und soziale Rehabilitation.

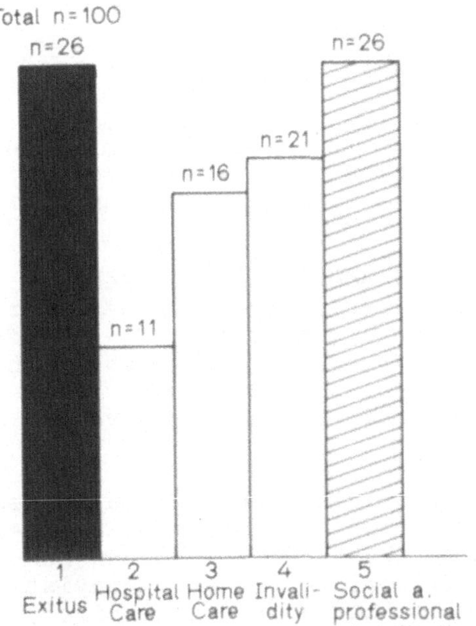

Abb. 6. Zustand von Patienten
mit einem traumatischen apallischen Syndrom zwei Jahre nach
dem Unfall

In der Abb. 6 sind diese fünf Gruppen zahlenmäßig aufgegliedert.
Es zeigt sich, daß identische Zahlen vorliegen für Patienten,
die beruflich voll rehabilitiert wurden, und apallische Patienten, die innerhalb der ersten zwei Jahre verstarben. Nahezu die
gleiche Anzahl von Patienten benötigte eine institutionalisier-
te Pflege, hingegen verblieb nur insgesamt ein Fünftel der Patienten invalide. Die Abb. 7 zeigt die Altersverteilung der fünf
Gruppen der 100 nachuntersuchten Patienten nach traumatischem
apallischem Syndrom. Die höchste Anzahl der voll rehabilitier-
ten Fälle findet sich in der Altersgruppe 16 - 30 Jahre, die
niedrigste in der Altersgruppe über 45 Jahre. Der hohe Prozentsatz von apallischen Patienten, die innerhalb der ersten zwei
Jahre in der Altersgruppe 16 - 30 Jahre verstarben, kann durch
die Schwere der Unfälle bei Jugendlichen erklärt werden.

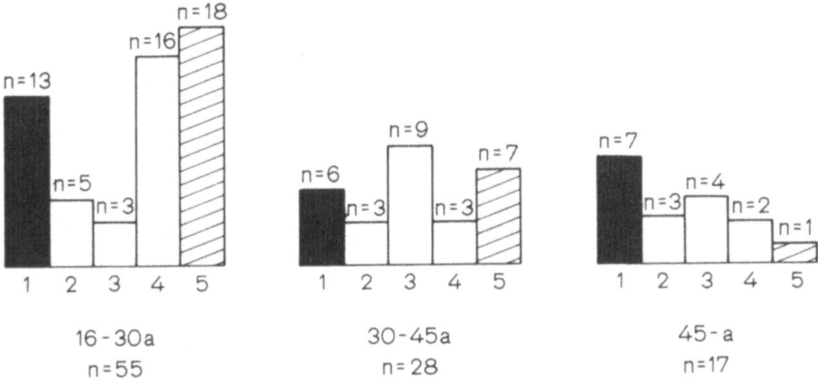

Abb. 7. Altersverteilung von Patienten mit einem traumatischen
apallischen Syndrom zwei Jahre nach dem Unfall

In der Gruppe der im Vollbild bzw. zu einer frühen Remissions-
phase Verstorbenen war 16mal ein irreversibler Kreislaufschock
mit Herzstillstand im Rahmen einer interkurrenten Komplikation
aufgetreten, zehn Patienten hatten neuerlich ein Mittelhirn- und
Bulbärhirnsyndrom entwickelt. Im Durchschnitt starben die 26 Patienten sieben Monate nach dem Unfall.

In der Gruppe der hospitalisierten Patienten boten zur Zeit der
Untersuchung sechs Patienten noch das Vollbild des apallischen
Syndroms, bei drei Patienten war es zu einer ersten Phase der
Remission, bei zwei Patienten zur Phase eines Klüver-Bucy-Syn-
droms gekommen.

In der Gruppe der in Heimpflege befindlichen Patienten hatten
sieben einen diffusen Hirnschaden mit Symptomen eines Klüver-
Bucy-Syndroms und superponierten Lokalsymptomen, neun Fälle zeigten einen schweren Defektzustand mit organischer Demenz, emotio-
naler Labilität sowie multifokalen, superponierten Herdausfällen. In dieser Gruppe war der Großhirnschaden prävalent.

In der Gruppe der Invalidisierten zeigten alle Patienten eine
organische Demenz geringer bis deutlicher Ausprägung mit emo-
tionaler Labilität sowie Herdausfällen, die allerdings deutlicher profiliert waren als in der dritten Gruppe.

In der Gruppe der sozial Reintegrierten waren zwei Untergruppen
zu unterscheiden. Acht Patienten zeigten keine klinisch relevan-
ten Residualsymptome. Der IQ (Hawie-Intelligenztest) lag zwischen 94 und 107. Bei sechs Patienten war eine geringe emotionelle Labilität mit Tendenz zur depressiven Verstimmung vorhanden, die sich auch im Rorschach-Test nachweisen ließ. Alle acht
Patienten waren in ihrem ursprünglichen Beruf tätig. Die zweite
Gruppe von 18 Patienten zeigte Minimalsymptome, wie eine gering
ausgeprägte organische Demenz, der IQ lag zwischen 88 und 107,
eine emotionelle Labilität sowie gering ausgeprägte uni- oder
multifokale superponierte Herdsymptome von Großhirn und Kleinhirn. In vier Fällen bestand eine leichte expressive Aphasie.
Sechs der 18 Patienten waren in ihren ursprünglichen Berufen
tätig, 12 hatten einen Berufswechsel vorgenommen.

Aus unserer Erfahrung ist zu sagen, daß für die Entwicklung und
den Verlauf eines traumatischen Komas im Rahmen eines Mittelhirnsyndroms bzw. eines traumatischen apallischen Syndroms mehrere Faktoren von Bedeutung sind, und zwar:

1. Aufgetretene Polytraumatisierung mit akuten hypoxischen Sekundärschäden des Zentralnervensystems.

2. Intensität und Lokalisation der primär traumatischen Schäden.

3. Der Zeitraum und das Stadium des akuten Mittelhirnsyndroms
   und die dadurch entstandenen Strukturschäden im Bereich des
   oberen Hirnstamms.

4. Der Zeitraum zur Entwicklung eines apallischen Syndroms. Bei
   Patienten mit defektfreier Rückbildung ist diese Phase kurz.

5. Auftreten von Tertiärschäden durch Nutritionsinsuffizienz,
   Elektrolytentgleisungen, Hypovitaminosen, Proteindefizit
   durch das Ernährungsregime oder durch Störungen im Intesti-
   naltrakt in Form von Malabsorption und Maldigestion mit Entwicklung einer sekundären Enzephalopathie, pontinen Myelino-
   lyse, spinalen Strangdegeneration und Polyneuropathie.

6. Auftreten von Komplikationen, wie Gelenkskontrakturen, peri-
   artikulären Ossifikationen und Druckschäden an peripheren
   Nerven.

Zusammenfassend läßt sich feststellen, daß die Prognose des sogenannten traumatischen Komas entscheidend von der Entwicklung
eines Mittelhirnsyndroms abhängig ist. Das Anhalten des Voll-
bildes eines Mittelhirnsyndroms über 24 h führt meist zum traumatischen apallischen Syndrom. Das Bestehenbleiben eines Voll-
bildes eines Mittelhirnsyndroms über fünf Tage weist auf sekundäre Lokalschäden im meso-pontinen Bereich hin, was für das ent-

stehende traumatische apallische Syndrom dubiöse Prognose bedeutet. Ein Übergangsstadium zum traumatischen apallischen Syndrom, das länger als acht Tage bestehen bleibt, läßt ebenfalls
auf Sekundärschäden im Hirnstamm und Großhirn schließen und eine schlechte Remission erwarten.

Das Vollbild eines apallischen Syndroms ohne lokale Hirnstamm-
symptome soll nach drei Wochen die ersten Remissionszeichen zeigen. Die ersten Remissionssymptome müssen aber noch kein verläß-
liches Zeichen für einen günstigen Remissionsverlauf sein. Nach
dem Abklingen des Klüver-Bucy-Stadiums ist der weitere Remissionsverlauf meist gesicherter und eine Interferenz durch Komplikationen kaum mehr zu erwarten. Ein apallisches Syndrom, das
drei Monate keine Zeichen einer Remission zeigt, läßt keine oder
nur eine geringe Teilremission erwarten.

Abschließend sei nochmals festgestellt, daß der Begriff Koma
lediglich ein Kardinalsymptom im Rahmen des Symptomenkomplexes
eines traumatischen Mittelhirnsyndroms oder traumatischen apallischen Syndroms darstellt. Die Kenntnis der klinischen Symptome des akuten traumatischen Mittelhirnsyndroms und des traumatisch apallischen Syndroms und die kontinuierliche klinische
Überwachung sind von entscheidender prognostischer Bedeutung
und erlauben die Weichenstellung in Richtung einer maximalen
intensiven Rehabilitation oder der Verlegung des Patienten in
eine Pflegebehandlung.

Literatur

1. GERSTENBRAND, F.: Rehabilitation of the head injured. In:
   The late effects of head injury (eds. A. E. WALKER, W. F.
   CAVENESS, CRITSCHLEY), p. 340. Springfield/Ill.: C. C. Tho-
   mas 1969

2. GERSTENBRAND, F.: Das traumatische apallische Syndrom. Wien,
   New York: Springer 1967

3. GERSTENBRAND, F., HENGL, W., RAINER, J., RUMPL, E., STRAL-
   KOWSKI, E.: The prognosis of patients with traumatic apallic
   syndrome. Vortrag: 11. World Congress. J. Neurology, Amsterdam 1977

4. GERSTENBRAND, F., HOFF, H.: Rehabilitation bei organischer
   Hirnschädigung. Psychiatrische Aspekte. Wien. med. Wschr.
   118, 754 (1968)

5. GERSTENBRAND, F., LACKNER, F., LÜCKING, C. H., POCK, J.,
   WAGNER, H., WATZEK, Ch.: Prognostische Aspekte der Myoklo-
   nien nach zerebraler Anoxie. Vortrag, Kongreß der Deutschen
   Gesellschaft für Neurologie, Gießen 1972

6. GERSTENBRAND, F., LÜCKING, Ch.: Die akuten traumatischen
   Hirnstammschäden. Arch. Psychiat. Nervenkr. 213, 264

7. GERSTENBRAND, F., LÜCKING, Ch., MUSIOL, A.: Wczesny obraz kliniczy wtornych uskodzen pnia mozgu po urazach czaski. Pol. Tyg. lek. 28, 1019 (1973)

8. JENNET, B., TEASDALE, G.: Aspects of coma after severe head injury. Lancet 1977 I, 873

9. KRETSCHMER, E.: Das apallische Syndrom. Zbl. ges. Neurol. Psychiat. 169, 576 (1940)

10. LINDERBERG, R.: Die Schädigungsmechanismen der Substantia nigra bei Hirntraumen und das Problem des posttraumatischen Parkinsonismus. Dtsch. Z. Nervenheilk. 185, 637 (1964)

11. LÜCKING, C. H.: Zerebrale Komplikationen bei Polytraumatisierung. Intensivbehandlung 1, 26 (1976)

12. McCORMICK, W. F., DANNEEL, C. M.: Central pontine myelinolysis. Arch. intern. Med. 119, 444 (1967)

13. McNEALY, D. E., PLUM, F.: Brainstem dysfunction with supratentorial mass lesions. Arch. Neurol. 7, 10 (1963)

14. PETERS, U. H.: Wörterbuch der Psychiatrie und medizinischer Psychologie. München: Urban & Schwarzenberg 1971

15. PETERS, U. H.: Bewußtseinstrübung - Vigilität - Vigilanz. Nervenarzt 47, 173 (1976)

16. PLUM, F., POSNER, J. B.: Diagnosis of stupor and coma. Philadelphia. F. A. Davis Co. 1972

17. PLUM, F., CARONNA, J. J.: Can one predict outcome of medical coma? In: Outcome of severe brain damage, a Ciba Foundation Symposium (ed. R. PORTER). London: Churchill 1975

18. POSNER, J. B.: Clinical evaluation of the unconscious patient. Clinical Neurosurgery 22, 281 (1975)

19. SELLIER, K., UNTERHARNSCHEIDT, F.: Mechanik und Pathomorphologie der Hirnschäden nach stumpfer Gewalteinwirkung auf den Schädel. Beih. z. Mschr. Unfallheilk. 76 (1963)

20. TERZIAN, H., DALLE ORE, G.: Syndrome of Klüver and Bucy reproduced in man by bilateral removal of the temporal lobes. Neurology, Minneap., 5, 373 (1955)

21. WALKER, E.: Summary for the international symposium of rehabilitation in head injury. Scand. J. rehab. Med. 4, 154 (1972)

22. WIECK, H. H., RETTELBACH, R., HEERKLÖTZ, B.: Verlaufsformen von protrahierten Komazuständen. Vortrag anläßlich der Sitzung Deutscher Nervenärzte 1974

Prognose nach Koma nichttraumatischer Genese

Von G. A. Neuhaus

Untersuchungen über die Wertigkeit prognostischer Indizes bei
vital bedrohlichen Zuständen gewinnen seit einiger Zeit - und
nicht nur hierzulande - in zunehmendem Maße an Interesse (1).
Hierfür scheinen unter anderem die folgenden Gründe wichtig.

1. In der nichtärztlichen Öffentlichkeit, aber auch bei Ärzten
   zeichnet sich ein Einstellungswandel gegenüber uneingeschränkter Anwendung intensivmedizinischer Maßnahmen in jedem Einzelfall akuter vitaler Bedrohung ab. Hierbei wird allerdings
   häufig nicht genügend scharf zwischen den ärztlich und ethisch
   indizierten intensivmedizinischen Maßnahmen bei vitaler Bedrohung bis dahin gesunder Menschen und der Einleitung solcher Maßnahmen bei unheilbar Kranken und betagten Menschen
   unterschieden (7).

2. Die Begrenzung materieller und personeller Möglichkeiten im
   Gesundheitswesen haben Überlegungen begünstigt, auch in der
   Intensivmedizin die verfügbaren Mittel nicht wenigen Kranken
   mit höchst zweifelhafter Prognose zukommen zu lassen. Zur
   Zeit betreffen solche Überlegungen nur die Forschungsförde-
   rung und noch nicht die Vorhaltung bestimmter medizinischer
   Einrichtungen. Wir werden uns aber darauf einstellen müssen,
   daß in Zukunft einige Bereiche der Medizin von solchen grundsätzlichen Überlegungen betroffen werden könnten. Um gesund-
   heitspolitische Fehlentscheidungen zu vermeiden, sind die
   Ärzte aufgefordert, die verfügbaren wissenschaftlichen Fakten bereitzustellen und mit ethischen Grundregeln zu verbin-
   den. Dieses Workshop leistet hierzu einen wichtigen Beitrag.

3. Auch aus dem Bereich der Intensivmedizin sind in letzter Zeit
   Vergleiche von Aufwand und Erfolg bei uneingeschränkter Anwendung intensivmedizinischer Maßnahmen angestellt worden,
   aus deren Resultaten Vorschläge zu einer strengeren Indika-
   tionshaltung abgeleitet wurden (10, 11).

Hinter dem Interesse an prognostisch verwertbaren Daten steht
auch und nicht zuletzt die Suche nach Begründungen für ärztli-
ches Handeln und Unterlassen bei Kranken in vitaler Grenzsitua-
tion. Prognostische Indizes müssen aber - als statistische Be-
griffe - im Einzelfall keineswegs zutreffen, gleichwohl können
sie unsere Entscheidungen tendenziell unterstützen und begrün-
den.

Die formale Feststellung der zeitlichen Entwicklung des zerebralen Komas erlaubt in bestimmten Fällen schon hinreichend sichere prognostische Schlüsse. Beispielsweise entwickelt sich
das Koma nach schwersten Verbrennungen nach einem Intervall von
ein bis zwei Tagen. Sein Eintritt zeigt dann, vor allem bei äl-

teren Kranken, eine infauste Prognose an. Es ist bemerkenswert, daß eine Arbeitsgruppe des Verbrennungszentrums der County University, Los Angeles (4), schwer verbrannte Patienten in dem noch verbleibenden freien Intervall über ihren Zustand eingehend aufgeklärt hat und ihnen die Wahl zwischen Unterlassen einer von den Ärzten für aussichtslos gehaltenen Intensivtherapie und dem Einsatz aller möglichen therapeutischen Maßnahmen gelassen hat. Unabhängig von der gefällten Entscheidung im Einzelfall war die prognostische Aussage zutreffend: Alle Kranken mit zerebralem Koma erlagen den schweren Verbrennungen.

Als weiteres Beispiel sei die Biguanid-Laktazidose angeführt. Auch hier tritt das Koma erst nach einem freien Intervall auf, in dem bereits alle Zeichen einer schweren Laktazidose nachweisbar sind. Nach unseren Erfahrungen und denen der Literatur ist die Prognose, wenn erst einmal ein zerebrales Koma eingetreten ist, meist als infaust einzuschätzen. Im Gegensatz zum Beispiel der Verbrennungen liegt bei der Laktazidose aber eine andere Situation vor, weil unmittelbar nach Erkennen der bedrohlichen Entwicklung zur metabolischen Entgleisung in jedem Falle alle erfolgversprechenden therapeutischen Maßnahmen eingeleitet werden müssen, um den bedrohlichen Zustand abzuwenden, der unter anderem durch das zerebrale Koma gekennzeichnet ist.

Bei der schweren subakuten Kohlenmonoxydvergiftung ist das zerebrale Koma - jedenfalls kurze Zeit nach Beginn der Sauerstoffbeatmung, nach der die CO-Konzentration im Blut pathogenetisch bedeutungslos geworden ist - ebenfalls Folge einer schweren metabolischen (Lakt-) Azidose (1). Vor der Aufklärung der metabolischen Azidose als prognostisch entscheidendem pathogenetischem Faktor bei der subakuten CO-Intoxikation sind Vergiftungsfälle beobachtet worden, die anfänglich infolge der noch hohen CO-Konzentration im Blut durch den zerebralen Sauerstoffmangel bewußtlos zur Aufnahme kamen, unter der Sauerstoffbeatmung ansprechbar wurden und wenig später durch die zunehmende metabolische Azidose wieder ins Koma gerieten. Im Gegensatz zur Biguanid-Laktazidose unterbricht die Sauerstoffbeatmung durch kompetitive Verdrängung des Kohlenmonoxyds die Laktatbildung. Bei konsequenter, gegen die metabolische Azidose gerichteter Therapie hat das zerebrale Koma nach CO-Intoxikation deswegen eine durchaus gute Prognose, sofern das Zeitintervall bis zum Behandlungsbeginn nicht zu lange war.

Nur kurz sei auf diejenigen Erkrankungen eingegangen, bei denen das zerebrale Koma Folge primärer zerebraler Störungen ist (intrazerebrale Blutung, Tumoren, entzündliche Erkrankungen des ZNS). Hier hängt die Prognose in erster Linie von Art und Schwere des Grundleidens ab. Freilich sind akute Primärerkrankungen des ZNS häufig von akuten Störungen des Herz-Kreislauf-Systems und der Atmung begleitet, die zusätzliche, dann prognostisch entscheidende sekundäre Schäden durch akuten Sauerstoffmangel am ZNS hervorrufen können. FEIBEL und Mitarb. (3) beobachteten nach akuten zerebralen Ischämien und Blutungen stark erhöhte Katecholaminausscheidungen im Urin und gleichzeitig erhöhte Plasmakortisolwerte. Die Kranken mit den höchsten Katecholaminwerten zu Beginn wiesen wegen sekundärer kardialer Komplikatio-

nen mit ihren Rückwirkungen auf das Gehirn die schlechteste
Prognose auf.

Nach akutem zerebralem Sauerstoffmangel durch primäres Herzver-
sagen und/oder akuter ventilatorischer Insuffizienz hängt die
Prognose von der raschen und anhaltenden Beseitigung der Primär-
störung ab und davon, ob das zerebrale Koma Ausdruck prinzipiell
noch reversibler Störungen des Funktionsstoffwechsels war oder
Folge irreversibler Zelluntergänge ist. Wegen der unterschiedlichen Vulnerabilität zentralnervöser Strukturen kann sich eine
länger anhaltende Atemlähmung, die an sich stets ein prognostisch
ungünstiges Zeichen ist, sogar nach schweren Hirnrindennekrosen
(Coma vigile, apallisches Syndrom) zurückbilden, ohne daß deswegen die Prognose dieser Kranken quoad vitam wegen der zwangsläu-
fig mit der Zeit auftretenden Komplikationen günstig gestellt
werden kann. Ein klares Bewußtsein kehrt bei diesen Kranken trotz
Stabilisierung von Atmung und Kreislauf nicht zurück. Im Beginn
solcher schweren zerebralen Sauerstoffmangelschäden auftretende
rhythmische tonische Kontraktionen der Extremitäten mit Innen-
rotationsbewegungen sind als prognostisch ungünstiges Zeichen
schwerer Stammhirnläsionen aufzufassen.

Der durch die anerkannten Kriterien (tiefes Koma, neurologische
Zeichen, EEG-Nullinie, angiographischer Befund des Perfusions-
stopps an der Hirnbasis) nachgewiesene intravitale Hirntod nach
akutem zerebralem Sauerstoffmangel oder Substratmangel (häufig
nach schwerer protrahierter Hypoglykämie!) erlaubt bei sicherem
Ausschluß einer Schlafmittelvergiftung eine eindeutige prognostische Aussage. Bizarre spinale Reflexmechanismen nach Total-
infarkten des Gehirns müssen als solche erkannt werden. Ihr Auftreten darf das prognostische Urteil nicht im günstigen Sinne
beeinflussen.

Bei Vergiftungen, insbesondere mit Schlaf- und Beruhigungsmit-
teln, ist das zerebrale Koma, von sehr schweren Vergiftungen mit
spontaner Hypothermie und besonderen Vergiftungsarten (z. B. Alkylphosphate, Zyanide usw.) abgesehen und moderne intensivmedi-
zinische Möglichkeiten vorausgesetzt, nur bedingt prognostisch
zu verwerten.

Ist die für die jeweilige Substanz charakteristische "narkoti-
sche Grenzkonzentration" im Blut und den zentralnervösen Gewe-
ben nach einer Intoxikation mit Schlafmitteln überschritten,
muß der Patient komatös werden, ohne daß deswegen unter sach-
gerechter Beatmung und eliminationsfördernder Therapie allein
wegen des zerebralen Komas die Prognose des Patienten gemindert
sein müßte. Tatsächlich korrelieren bei unkomplizierten Verläu-
fen unter der Behandlung die sinkenden Substanzkonzentrationen
im Blut recht gut mit dem neurologischen Status, typischen EEG-
Mustern und der Dauer der Bewußtlosigkeit. Wacht der Kranke nach
Unterschreiten der "narkotischen Grenzkonzentration" im Blut
nicht auf (und läßt sich die Verlängerung der Phase der Bewußtlosigkeit nicht durch eine zu diesem Zeitpunkt noch erhöhte Sub-
stanzkonzentration im Nervengewebe deuten), ist das zerebrale
Koma nun als prognostisch ungünstig aufzufassen.

Insofern sind die das zerebrale Koma begleitenden und verstär-
kenden (typische Unterschiede zwischen "Narkose-EEG" und "Ver-
giftungs-EEG"!) pathogenen Faktoren in ihrer gegenseitigen Wechselwirkung zwischen gestörten zentralnervösen Funktionen und
peripheren Vitalsystemen einschließlich von Störungen in der
Kreislaufperipherie prognostisch aussagekräftiger, weil sie die
Vielfalt aller schädigenden Faktoren sowie die Abwehrreaktionen
des Organismus global erfassen.

Wir (6) hatten früher schon auf prognostische Parameter, insbesondere auch auf die zeitliche Dauer der Eosinopenie des Blutes
hingewiesen, die in klarer Beziehung zur globalen Schwere des
Vergiftungsbildes steht. Eine zentrale Stellung im Schädigungs-
gefüge nehmen Störungen der Mikrozirkulation ein, die über einen
Sauerstoffmangel im Gewebe zu einer Laktazidose führen, und die
um so ausgeprägter sind, je schwerer das Vergiftungsbild ist und
je später die kausale Therapie einsetzt. KAPP, SCHUSTER und Mitarb. (5) fanden entsprechend signifikante Erhöhungen der Konzentration der Fibrinogenspaltprodukte im Plasma und Erhöhungen der
Laktatkonzentration im Serum in Abhängigkeit von der Schwere der
Schlafmittelintoxikation bzw. der Komadauer, denen sie neben einem initialen CK-Aktivitätsanstieg im Serum ausdrücklich prognostische Wertigkeit zuerkennen.

Einen Sonderfall bilden bestimmte Intoxikationen, bei denen das
Gift direkt in den Nervenstoffwechsel eingreift und somit unmittelbar an der Komaentstehung beteiligt ist. OKONEK (8, 9) konnte bei Patienten mit akuten Nitrostigminvergiftungen im Liquor
hohe Azetylcholinkonzentrationen messen und den Vergiftungsab-
lauf mit den für diese Vergiftung charakteristischen EEG-Abläu-
fen korrelieren. Gerade die Nitrostigminvergiftung ist aber ein
gutes Beispiel dafür, daß in die Prognose Faktoren eingehen, die
nicht mehr unmittelbar mit dem aufgenommenen Gift und seinen Metaboliten in Zusammenhang stehen: Bei besonders schweren Vergiftungen fand OKONEK noch in der zweiten und dritten Woche post
intoxicationem stark erhöhte Katecholaminausscheidungen. Bisher
schwer erklärbare Komplikationen können möglicherweise hiermit
in Zusammenhang stehen.

Zusammenfassung:

Prognostische Schlüsse lassen sich beim zerebralen Koma nichttraumatischer Genese aus Art und Schwere der zugrundeliegenden
Schädigung ziehen. Insbesondere bei Schlafmittelvergiftungen,
aber auch bei bestimmten anderen Intoxikationen erlauben typische EEG-Abläufe prognostische Aussagen.

Unspezifische prognostische Parameter, die bestimmte Schädigungs-
muster anzeigen, können für die globale Beurteilung der Schwere
des Krankheitsbildes herangezogen werden.

Literatur

1. BURMEISTER, H., NEUHAUS, G. A.: Die Behandlung der schweren
   subacuten Leuchtgasvergiftungen beim Menschen. Arch. Toxi-
   kol. 26, 277 (1970)

2. EISEMAN, B., BEART, R., NORTON, L.: Multiple organ failure.
   Surg. Gynec. Obstet. 144, 323 (1977)

3. FEIBEL, J. H., HARDY, P. M., CAMPBELL, R. G., GOLDSTEIN, M.
   N., JOYNT, R. J.: Prognostic value of the stress response
   following stroke. JAMA 238, 1374 (1977)

4. IMBUS, H. S., ZAWACKI, B. E.: Autonomy for burned patients
   when survival is unprecedented. New Engl. J. Med. 297, 308
   (1977)

5. KAPP, S., SCHUSTER, H. P., PRELLWITZ, W., SCHUSTER, C. J.,
   GÜNTHER, K., BORK, R., SCHÖNBORN, H.: Aussagemöglichkeiten
   über Schweregrad und Verlauf von Schlafmittelvergiftungen
   anhand der Blutkonzentrationen von Lactat, FSP, CK, CK-MB.
   Schweiz. med. Wschr. 107, 1638 (1977)

6. NEUHAUS, G. A.: Pathophysiologie und Klinik von Erkrankungen bei Patienten unter den Bedingungen der Vita reducta.
   Verh. dtsch. Ges. inn. Med. 69, 16 (1963)

7. NEUHAUS, G. A.: Ethik in der Intensivmedizin. Symposion
   Thyssenstiftung, Köln 1977 (Im Druck)

8. OKONEK, S.: Aktuelle Gesichtspunkte zur Intoxikation durch
   Alkylphosphate. Biochemische Befunde, Symptomatik und Therapie. Internist 16, 123 (1975)

9. OKONEK, S.: Akute Nitrostigmin-Intoxikation des Menschen.
   Biochemische Veränderungen, Verlauf und Verlaufskontrolle,
   neue therapeutische Möglichkeiten durch Hämoperfusion. Habilitationsschrift, Mainz 1977

10. SCHUSTER, H.-P., SCHÖNBORN, H., BORK, R., SCHUSTER, C. J.:
    Prognostische Indices - eine neue Behandlungsgrundlage in
    der Intensivmedizin. Med. Welt 27, 1268 (1976)

11. THIMME, W., SCHÄFER, J. H., TÖNNESMANN, U.: Ergebnisse der
    "Reanimation". Intensivmed. 14, 398 (1977)

Mittel, Methoden und Maßnahmen der Notversorgung komatöser Patienten mit akut operativen Problemen

Von H. J. Reulen

Mit dem Eintreffen eines bewußtlosen Patienten stellen sich
dem erstbehandelnden Arzt mehrere Aufgaben:
a) Die Notversorgung des Patienten, um die vitale Bedrohung
   abzuwenden und das Überleben in adäquater Weise sicherzu-
   stellen;
b) die neurologische und differentialdiagnostische Abklärung,
   die erst eine gezielte Therapie möglich macht.
Beide Aufgaben können nicht voneinander getrennt werden und
laufen häufig parallel ab. Da in der Notsituation meist kein
erfahrener Neurologe verfügbar ist und die Entscheidungen häufig vom erstbehandelnden Arzt alleine gestellt werden müssen,
soll im folgenden versucht werden, eine systematische Gliederung der notwendigen Maßnahmen durchzuführen.

1. Allgemeine Notfalltherapie

Die große Bedeutung der Sicherstellung von Atmung und Kreislauf kann gar nicht genug betont werden. Die richtige und rasche Durchführung dieser Maßnahmen am Unfallort oder im ersten
Krankenhaus entscheidet sehr häufig über das gesamte spätere
Schicksal eines solchen Patienten, denn bei einer Hypoxie oder
zusätzlicher Aspiration verschlechtert sich die Prognose ganz
erheblich. Es müßte eine Selbstverständlichkeit sein, die Sicherstellung der O_2-Versorgung durch Freilegung der Atemwege
von Schleim und Erbrochenem durchzuführen. Ein bewußtloser Patient sollte sofort intubiert, notfalls beatmet werden. Bei einer Zentralisation des Kreislaufs Substitution eines Volumen-
mangels, eventuell sofortige Versorgung stark blutender Wunden.
Bei starken Blutungen im Gesicht und Rachenbereich sofortige
Intubation zur Vermeidung einer Aspiration.

Gleichzeitig mit der Sicherstellung der Vitalfunktionen findet
die Erstuntersuchung und Beurteilung statt. Dabei wird zunächst
eine neurologische Beurteilung der Tiefe des Komas und eventuell auch eine Lokalisation des Prozesses vorgenommen. Handelt es sich um eine primär zerebrale Erkrankung, so muß sehr
rasch entschieden werden, ob ein operatives Problem vorliegt.
Die dafür notwendigen Untersuchungsgänge werden im folgenden
besprochen.

2. Symptome der akuten intrakraniellen Drucksteigerung

Bei der rasch progredienten intrakraniellen Drucksteigerung
kann die Anamnese völlig leer sein. Die Bewußtseinsstörung ist
hier erstes wichtiges Symptom eines erhöhten intrakraniellen
Druckes. Bei Patienten mit einem Hämatom, Tumor, Abszeß etc.

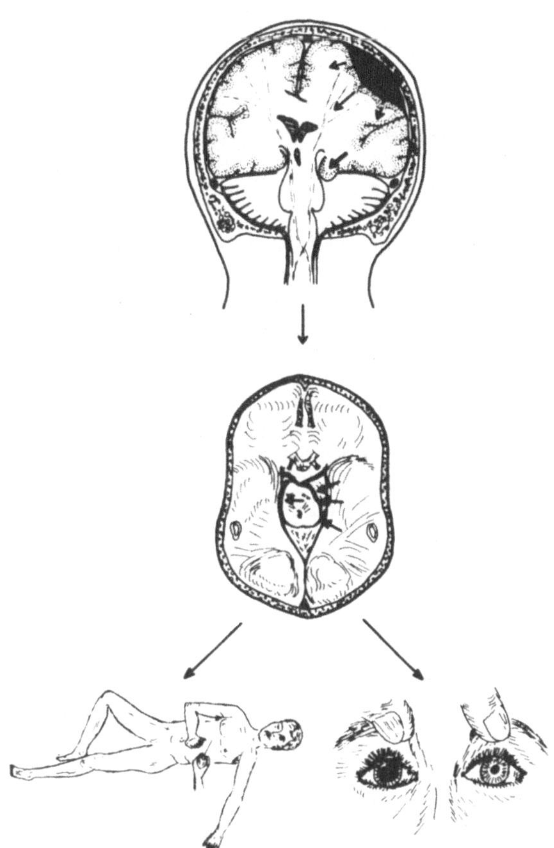

Abb. 1. Schematische Darstellung einer intrakraniellen Raumforderung mit ihren Folgen: Verlagerung der Mittelstrukturen, Einklemmung am Tentoriumschlitz, Einklemmung am Foramen magnum
(siehe Text) sowie den entsprechenden Symptomen der Mittelhirneinklemmung: ipsilaterale Pupillenerweiterung und Lichtstarre,
kontralaterale Parese (siehe Text)

führt die lokale Raumforderung zur Verdrängung von Hirngewebe
und schließlich zu den Massenverschiebungen, d. h. Verlagerung
der Mittellinienstrukturen, zur Mittelhirneinklemmung oder Einklemmung am Foramen magnum (Abb. 1). Die charakteristischen
Symptome der zunehmenden intrakraniellen Drucksteigerung sollen
im folgenden besprochen werden.

a) Allgemeine Drucksteigerung:
Bei zunehmendem intrakraniellem Druck kommt es zur Bewußtseinstrübung bei anfangs isokoren engen Pupillen und guter Lichtreaktion. Hinweise auf Paresen der Extremitäten, Veränderungen
des Muskeltonus, Reflexdifferenzen fehlen zu diesem Zeitpunkt.

Auf Schmerzreize reagiert der Patient rasch und gezielt mit Ab-
wehrbewegungen. Dieser Zustand läßt bei Druckentlastung eine
baldige Bewußtseinsaufhellung erwarten. Eine weitergehende He-

misphärenschädigung führt zum nächsten Stadium, zur Entwicklung von Halbseitenzeichen.

b) Mittelhirneinklemmung:
Durch die Einpressung medialer Anteile des Temporallappens in den Tentoriumschlitz wird der N. oculomotorius gegen die Clivuskante gepreßt. Dies ist die Ursache der einseitigen homolateralen Pupillenerweiterung und schließlich lichtstarren Pupille (Abb. 1). Weitere Folge der Einklemmung ist ein zunehmender Druck auf das Mittelhirn, zunächst auf der Seite der Läsion. Wegen der Kreuzung der Pyramidenbahn entwickelt sich eine kontralaterale Hemiparese. Mit zunehmender Kompression des Mittelhirns, d. h. funktioneller Unterbrechung der kortikospinalen Bahnen, treten dann Streckkrämpfe, Tonuserhöhung der Muskulatur und Pyramidenbahnzeichen zunächst kontralateral zur Läsion und später beiderseits auf, häufig verbunden mit Temperaturerhöhung und Tachypnoe. Dies ist das Vollbild des sogenannten Mittelhirnsyndroms. In diesem Stadium ist eine Restitution und Erholung nur möglich, wenn die Entlastung sofort durchgeführt wird.

Die motorischen Ausfälle verlaufen aber nicht immer in der geschilderten Weise. Nicht selten kommt es unmittelbar zu dieser Streckstarre.

c) Bulbäre Einklemmung:
Wird der raumfordernde Prozeß nicht behoben, so werden weitere Großhirnteile in die hintere Schädelgrube und anschließend die Kleinhirntonsillen in das Hinterhauptsloch eingepreßt. Damit wird die Medulla oblongata, das Bulbärhirn, komprimiert und funktionell ausgeschaltet. Dieses rasch auftretende Bulbärhirnsyndrom stellt die schwerste Form der neurologischen Veränderungen dar und ist in der Regel als prognostisch infaust anzusehen. Die Streckstarre des Mittelhirnsyndroms verschwindet und geht in einen schlaffen Muskeltonus und eine Areflexie über. Es kommt zu einer beidseitigen Mydriasis mit Lichtstarre, einer Atemstörung (Schnappatmung), schließlich einem Atemstillstand und einem Abfall der Körpertemperatur. Das EEG zeigt eine isoelektrische Linie.

In diesem Zustand des sogenannten "dissoziierten Hirntodes" ist die Funktion von Großhirn, Stammganglien und Mittelhirn komplett ausgefallen. Ein therapeutisches Bemühen ist bei nachgewiesener primär zerebraler Schädigung sinnlos.

Bei Patienten mit einem primär infratentoriellem Tumor, Hämatom etc. kann die bulbäre Einklemmung verständlicherweise ohne vorheriges Durchlaufen der Mittelhirneinklemmung eintreten.

3. Diagnostische Hilfsmittel

Neben der klinisch-neurologischen Untersuchung können als weitere diagnostische Hilfsmittel Röntgenbilder des Schädels, Echoenzephalographie, Kontrastmittelangiographie, in erster Linie jedoch die Computertomographie herangezogen werden. Die Compu-

tertomographie ist gerade für den Neurochirurgen ein unerläß-
liches diagnostisches Hilfsmittel geworden, welches in der Not-
falldiagnostik einen hohen Wert besitzt. Allerdings steht dieses Gerät nur wenigen Kliniken zur Verfügung. Bei speziellen
Problemen wird auch das EEG, eventuell ein Hirnszintigramm wei-
terhelfen können. Da die apparativen Hilfsmitel bereits vorher
abgehandelt worden sind, wird auf sie nicht mehr näher eingegangen.

Erwähnt werden sollen jedoch noch zwei Verfahren:
Eine <u>Lumbalpunktion</u> bei gesteigertem intrakraniellem Druck ist
wegen der akuten Einklemmungsgefahr äußerst gefährlich und
sollte z. B. bei schweren Schädel-Hirn-Verletzungen unterlassen werden. Bei anderen Fällen sollte der Lumbalpunktion immer
die Untersuchung des Augenhintergrundes, eventuell ein EEG und
die Angiographie vorausgehen.

Die Anwendung eines <u>Mydriatikums</u> zur Untersuchung des Augenhintergrundes ist wegen der Verschleierung einer Pupillenerweiterung bei diesen Fällen absolut kontraindiziert.

4. Differentialdiagnostische Erwägungen

Die rasche Klärung der Ätiologie des Komas ist deshalb so wichtig, weil davon das weitere therapeutische Verfahren sehr stark
abhängig ist.

Die Gruppe der schweren Schädel-Hirn-Traumen läßt sich meist
rasch abgrenzen. Hier ist der Zusammenhang mit der Bewußtlosigkeit offensichtlich. Sie bedürfen der höchsten Dringlichkeit in
der Versorgung. Ein Wochen bis Monate zurückliegendes Trauma
weist auf ein chronisch-subdurales Hämatom hin. Von dieser relativ klaren Gruppe sind die Fälle mit Koma nichttraumatischer
Genese abzugrenzen. Eine längere Anamnese mit psychoorganischen
Veränderungen, Kopfschmerzen, Erbrechen, eventuell Krampfanfällen, bietet Hinweise für eine langsam wachsende Raumforderung,
etwa einen Tumor oder einen Abszeß. Beim Abszeß werden je nach
Akuität Zeichen einer Infektion im Blut oder Liquor nachzuweisen sein. Auf eine frische Subarachnoidalblutung weisen neben
der typischen Anamnese mit plötzlich einsetzenden Kopfschmerzen Nackensteifigkeit und blutiger Liquor hin, wobei in erster
Linie an ein Aneurysma oder ein arteriovenöses Angiom zu denken ist. Die entscheidenden Hinweise werden dann die apparativen diagnostischen Hilfsmittel liefern.

5. Spezifische Maßnahmen zur Notversorgung

Nach Abklärung der Ätiologie der Bewußtseinsstörung trennen sich
teilweise die weiteren Wege bei der Versorgung des Patienten.
Gemeinsam ist jedoch allen die Behandlung des Hirnödems sowie
die Überwachung des intrakraniellen Druckes.

a) <u>Die Behandlung des Hirnödems:</u>
Die Steroide, insbesondere Dexamethason (Decadron) sind heute

als weitaus wirksamstes Mittel bei der Behandlung des Hirnödems
anzusehen. Ihre Wirkung ist inzwischen klinisch und tierexperi-
mentell exakt überprüft und gesichert. Die günstigste klinische
Ansprechbarkeit findet sich bei Hirnmetastasen und primären
Hirntumoren, gefolgt von Hirnabszessen, den Schädel-Hirn-Traumen und bedingt auch dem Hirninfarkt (7, 8).

Leider ist bislang beim Ödem nach schweren generalisierten
ischämischen und hypoxischen Zuständen überhaupt kein Erfolg
nachgewiesen. Der Wirkungseintritt ist, auch bei hoher Dosierung, erst nach 12 - 24 h sichtbar. Im akuten Stadium, d. h.
innerhalb der ersten Stunden, werden heute hohe Dosen verabreicht. Ist die Wirkung eingetreten und der Patient aufgeklart,
so kann die Dosis rasch auf eine niedrige Erhaltungsdosis reduziert werden. Das Vorgehen bei den einzelnen Grundkrankheiten wird dort später besprochen werden.

In der akuten Phase der Drucksteigerung wie auch bei der Dauertherapie können bestimmte Diuretika wie Lasix oder Hydromedin
die Wirkung des Dexamethason deutlich unterstützen. Ihr Wirkungsmechanismus verbessert die Rückresorption des Ödems durch
einen vermehrten Abfluß der Ödemflüssigkeit in das Ventrikelsystem (5, 8).

Die hypertonischen Lösungen sind durch die erwähnten beiden Medikamente stark zurückgedrängt worden. Da sie bei einer geschädigten Blut-Hirn-Schranke keine Wirkung entfalten können und
lediglich vorübergehend Flüssigkeit aus dem normalen Hirngewebe entziehen, werden sie heute nur noch gezielt zur Reduzierung
des erhöhten intrakraniellen Druckes eingesetzt. Daneben muß
aber immer die spezifische Ödemtherapie beginnen.

b) Die kontinuierliche intrakranielle Druckmessung:
Die epidurale Druckmessung mit serienmäßig hergestellten Geräten wird inzwischen in vielen Abteilungen routinemäßig angewandt. Ihr großer Wert liegt einmal in der Möglichkeit, den intrakraniellen Druck zu überwachen und zum anderen in der Möglichkeit, die Therapie zu kontrollieren. Damit ist es möglich,
Druckanstiege rechtzeitig zu erfassen und durch entsprechende
Maßnahmen, wie z. B. Temperatursenkung, Hyperventilation, hypertonische Lösungen etc., wieder zu senken. Wird die intraventrikuläre Druckmessung benutzt, so kann eine wichtige, zusätzliche Information erhalten werden. Dies soll anhand der intrakraniellen Druck-Volumen-Beziehung besprochen werden (Abb. 2).
Eine Volumenbelastung mit einer gleichen Flüssigkeitsmenge hat
bei verschiedenen Ausgangsdrucken eine sehr unterschiedliche
Auswirkung. Bei normalem intrakraniellem Druck wird diese Volumenbelastung ohne Auswirkung auf den Druck bleiben, da hier
zunächst die sogenannten Reserveräume - etwa 10 % - ausgeschöpft
werden können. Mit zunehmendem intrakraniellem Druck führt jedoch die gleiche Volumenzunahme zu einem wesentlich stärkeren
Anstieg des Druckes. Dies macht verständlich, warum bei einem
bereits erhöhten intrakraniellen Druck eine unzureichende Atmung, Hyperkapnie, eine arterielle Hypertension etc. zu kata-
strophalen Folgen und zur intrakraniellen Dekompensation führen kann. Die Bestimmung dieser intrakraniellen Druck-Volumen-

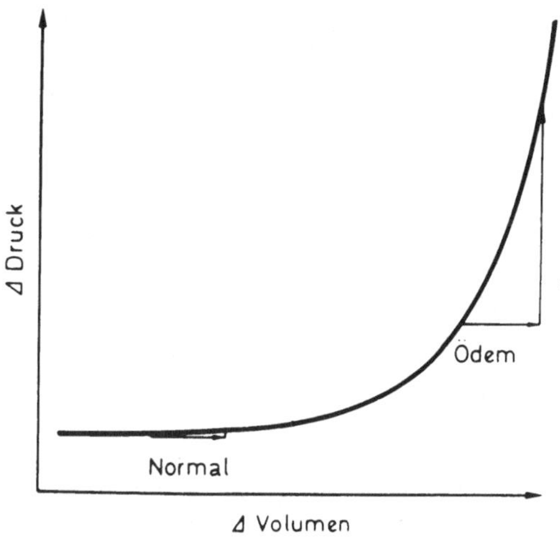

Abb. 2. Intrakranielle Druck-Volumen-Beziehung (Beschreibung siehe Text)

Beziehung bzw. intrakraniellen Elastance vermag eine wichtige Aussage über die Volumenkompensationskapazität zu vermitteln. Dies soll an folgenden, einfachen Beispielen dargestellt werden:

α) Intrakranieller Druck (ICP) ist niedrig, Elastance ist niedrig. Dies bedeutet, daß ein gesundes Hirn vorliegt.

β) ICP ist niedrig, Elastance ist erhöht. In diesem Fall befindet sich der Patient bereits an der Schwelle, an der ein weiterer Volumenzuwachs zu einem Druckanstieg führt. Dies ist z. B. der Fall bei einem Kontusionsherd oder einem Tumor, wobei die erhöhte Elastance darauf hinweist, daß eine Therapie notwendig werden kann.

γ) ICP ist erhöht (über 20 mm Hg), Elastance ist erhöht (über 1,0). Ein solcher Patient benötigt dringend eine adäquate Therapie.

δ) ICP ist erhöht, Elastance ist niedrig. Diese Konstellation wurde bei schweren Graden von Hydrozephalus nachgewiesen.

Der Wert der zusätzlichen Bestimmung der intrakraniellen Elastance bzw. ihres reziproken Wertes, der Compliance, liegt also darin, zu erfassen, wieweit bei dem jeweiligen intrakraniellen Druck die Volumenbelastungskapazität ausgeschöpft ist (4).

6. Besprechung der einzelnen Grundkrankheiten

Schädel-Hirn-Trauma

Einer besonderen Dringlichkeit in der Versorgung bedürfen die schweren Schädel-Hirn-Traumen (SHT). Da diese Patienten häufig polytraumatisiert sind, ist die Stabilisierung von Atmung und Kreislauf besonders wichtig.

Tabelle 1. Letalität bei schweren gedeckten Schädel-Hirn-Traumen nach Behandlung mit Dexamethason (siehe Text). Angabe der Gesamtzahl und der Anzahl verstorbener Patienten in jeder Gruppe. In Klammern Angabe der prozentualen Letalität
* = < 5 %; ** = < 1 %

Autoren	Plazebo	Niedrige Dosis	Hohe Dosis
GOBIET	35	24	31
	16 (46 %)	10 (42 %)	7 (22 %)
FAUPEL et al.	28	33	34
	16 (57 %)	10 (30 %)*	6 (18 %)**

Neuerdings konnte gezeigt werden, daß darüber hinaus der Verabreichung von Dexamethason große Bedeutung zukommt. Über längere Zeit war der Wert der Steroidbehandlung gerade bei SHT umstritten. Zwei neue Studien haben den Beweis erbracht, daß mit einer sehr hochdosierten Dexamethasonbehandlung die Mortalität gesenkt werden kann (2, 3) (Tabelle 1).

Die von uns kürzlich abgeschlossene Studie zeigt eindeutig, daß der Erfolg weitgehend von der frühzeitigen Verabreichung des Dexamethason abhängt (Tabelle 2).

Tabelle 2. Die Bedeutung des Zeitintervalls zwischen Unfall und erster Injektion von Dexamethason für die Letalität.
** = < 1 %. In Klammern Angabe der prozentualen Letalität (Aus FAUPEL et al.)

Zeitintervall zwischen Unfall und erster Injektion		Plazebo	Dexamethason zusammen
< 6 h	insgesamt	14	38
	verstorben	10 (71 %)	8 (21 %)**
> 6 h	insgesamt	14	29
	verstorben	6 (43 %)	8 (28 %)

Wurde mit der hochdosierten Decadronbehandlung innerhalb der ersten Stunden nach dem Trauma begonnen, so konnte die Mortalität signifikant gesenkt werden. Diese Besserung war deutlich geringer, wenn die Dexamethasonbehandlung mit einer Verzögerung von mehr als 6 h einsetzte (2). Initial werden 100 mg Decadron i.v. verabreicht, gefolgt von 8 mg alle 2 h über sechs bis acht Tage. Dann wird das Steroid über drei Tage reduziert (Tabelle 4).

Zunächst wurde befürchtet, daß bei dieser hohen Steroiddosierung mit einer starken Zunahme gefährlicher Komplikationen zu rechnen sei. Dies ist jedoch, wie Tabelle 3 demonstriert, nicht der Fall (2).

Tabelle 3. Häufigkeit von Komplikationen nach Dexamethasontherapie bei schweren gedeckten Schädel-Hirn-Traumen

Komplikationen		Plazebo (%)	Dexamethason zusammen (%)
Diabetes	< 200 mg%	11 (39)	38 (57)
	> 200 mg%	6 (21)	11 (16)
	> 400 mg%	1 (4)	2 (3)
Magen-Darm-Blutung		1 (4)	6 (9)
Pneumonie		6 (21)	9 (13)
Zystitis		0	12 (18)
Wundheilungsstörung		1 (4)	6 (9)
Meningitis		0	4 (6)

Hypertonische Lösungen (Sorbit, Mannitol) haben keinen Platz in der Soforttherapie. Sie können in der Anfangsphase wegen ihrer Wirkung auf das intrakranielle Volumen die neurologische Beurteilung ungemein erschweren und bei Schädel-Hirn-Traumen eventuell sogar die Bildung eines Hämatoms forcieren. Grundsätzlich sollten sie erst nach Abschluß der Diagnostik gezielt zur Bekämpfung eines erhöhten intrakraniellen Druckes eingesetzt werden. Eine Ausnahme dieser Regel kann bestehen, wenn bei einer stark hämatomverdächtigen Symptomatik während des Transportes zur Spezialabteilung etwas Zeit gewonnen werden soll. Dies sollte aber erst nach telefonischer Absprache mit der Spezialabteilung erfolgen.

Entwickelt sich nach einem schweren Schädel-Hirn-Trauma neben einer Bewußtseinsstörung eine Halbseitensymptomatik mit einer einseitigen Pupillenerweiterung und verzögerten Lichtreaktion sowie eine kontralaterale Hemiparese bzw. eine Strecktendenz, so ist das immer hochverdächtig auf ein intrakranielles Hämatom. Ich möchte noch einmal betonen, daß es wichtig ist, die Entwicklung einer solchen hämatomverdächtigen Symptomatik früh zu erfassen, um den Patienten rechtzeitig in eine neurochirurgische Fachabteilung zu verlegen. Die rettende Entlastung durch operative Entfernung eines Hämatoms muß erfolgen, ehe es zur schweren Mittelhirneinklemmung mit irreparablen Schäden kommt. Meist wird verkannt, daß die zur Verfügung stehende Zeitspanne nur relativ kurz ist. Selbst bei rechtzeitiger Erkennung einer hämatomverdächtigen Symptomatik muß immer der weitere Zeitverlust berücksichtigt werden, der durch den Transport in die Spezialklinik sowie die dort ablaufende Diagnostik entsteht.

Aus der Sicht der Spezialklinik sollte der Patient spätestens zu einem Zeitpunkt verlegt werden, wenn sich bei einem primär bewußtseinsklaren Patienten eine Verschlechterung der Bewußtseinslage eingestellt hat. Stellt sich eine einseitige Pupillenerweiterung bei einem solchen, aber auch bei einem bewußtlosen Patienten ein, so ist dies hochgradig verdächtig auf ein intrakranielles Hämatom. Ist dagegen eine Pupille bereits maxi-

Tabelle 4. Sofortmaßnahmen bei komatösen Patienten

Diagnose	Decadron	Lasix	Hypertone Lösungen	Sonstiges	Operation
Schweres Schädel-Hirn-Trauma	Initial 100 mg i.v., dann 2stündlich 8 mg	?	Kontraindiziert bis Hämatom ausgeschlossen ist		Möglichst rasch
Hirntumor mit exzessivem Hirndruck	Initial 50 - 100 mg i.v., dann 2stündlich 8 mg; bei Ansprechbarkeit Reduzierung auf 4 x 4 mg	Evtl. 500 mg in Infusion, dann 3 x 40 mg/die	Evtl. zusätzlich		Möglichst Bewußtseinsaufhellung abwarten
Hirnabszeß mit exzessivem Hirndruck	Initial 50 mg i.v., dann 2stündlich 8 mg; bei Ansprechbarkeit Reduzierung auf 4 x 4 mg/die	Evtl. 500 mg in Infusion, dann 3 x 40 mg/die	Evtl. zusätzlich	Antibiotische Abdeckung, z. B. Baypen und Gentamycin oder Cephalotin und Gentamycin	Möglichst Bewußtseinsaufhellung abwarten
Chronisch subdurales Hämatom	-	-	-	-	Möglichst rasch

mal dilatiert und lichtstarr, so wird die Prognose wesentlich
ungünstiger, und kaum ein Patient konnte gerettet werden, wenn
beide Pupillen dilatiert und lichtstarr waren. Das bedeutet,
daß bei perakuten Fällen die Nottrepanation sofort durch den
erstbehandelnden Chirurgen vorgenommen werden muß, eventuell
als Noteingriff mit anschließender Verlegung in eine Spezialklinik. Über die Prinzipien dieser Noteingriffe mittels Bohr-
löcher ist mehrfach berichtet worden (1, 6). Die fortlaufende
intrakranielle Druckmessung wäre bei allen Fällen mit schweren
SHT zur besseren Überwachung sowie zur Steuerung der Therapie
sehr wünschenswert.

Hirntumor, Hirnabszeß
Die Prognose bei einem Patienten mit einem Hirntumor oder einem Hirnabszeß verschlechtert sich rapid mit zunehmender Bewußtseinstrübung. Wird z. B. ein komatöser Patient mit Hirnabszeß operiert, so beträgt die Mortalität etwa 80 % im Gegensatz zu 10 % bei bewußtseinsklaren Patienten (9).

Aus diesem Grunde empfehlen wir, durch eine hochdosierte Dexamethasontherapie das Ödem und den intrakraniellen Druck zu senken und den Bewußtseinszustand zu bessern. Beim Hirnabszeß muß
gleichzeitig eine breite antibiotische Abdeckung erfolgen (Ce-
phalosporin und Aminoglykosid oder Baypen und Aminoglykosid).
Diese Taktik einer verzögerten Operation ist neu und nur unter
exakter neurologischer Überwachung möglich. Bessert sich der
Zustand innerhalb von ein bis zwei Tagen nicht sehr erheblich
oder verschlechtert er sich sogar, so muß trotz schlechter
Prognose eingegriffen werden. Die Mehrzahl der Patienten klaren aber erheblich auf, und die Operation kann dann unter besseren Bedingungen durchgeführt werden.

Zur Behandlung sollen initial 50 - 100 mg Decadron i.v. verabreicht werden, dann zweistündlich 8 mg. Wird der Patient wieder ansprechbar, so kann die Dosis auf 4 - 8 mg alle 6 h reduziert werden. Eine zusätzliche Gabe von 500 mg Lasix in einer
Infusion kann die akute Wirkung des Dexamethason noch verbessern. Alternativ zu Lasix kann in der Anfangsphase Sorbit oder
Mannit (1 - 2 g/kg) verwendet werden, wobei die Gabe wegen der
nur begrenzten Wirkungsdauer alle 4 - 6 h wiederholt werden
sollte. Die resultierenden renalen Flüssigkeitsverluste müssen
allerdings ausgeglichen werden.

Bei solchen Patienten empfiehlt sich ebenfalls eine intrakranielle Druckmessung zur Überwachung. Dies erlaubt dann auch einen gezielten Einsatz von hypertonischen Lösungen, um intrakranielle Druckspitzen abzufangen.

Chronisch subdurales Hämatom
Bewußtseinsgetrübte oder bewußtlose Patienten mit einem chronisch subduralen Hämatom sollten so rasch wie möglich operiert
werden. Die Prognose ist im allgemeinen als gut zu bezeichnen;
sie ist ebenfalls vom Bewußtseinsniveau und stark vom Alter des
Patienten abhängig. Eine Behandlung mit Dexamethason oder Lasix
ist hier nicht notwendig, da im Gegenteil die Ausdehnung des
oft stark komprimierten Gehirns sogar erwünscht ist, um ein Re-
zidiv zu vermeiden.

174

Literatur

1. BUSHE, K. A.: Dringlichkeit der operativen Versorgung des schweren Schädel-Hirn-Verletzten und ihre Durchführung im allgemeinen Krankenhaus. Langenbecks Arch. Klin. Chir. <u>334</u>, 377 (1973)

2. FAUPEL, G., REULEN, H. J., MÜLLER, D., SCHÜRMANN, K.: Double-blind-study on the effects of steroids on severe closed head injury. In: Advances in neurosurgery, vol. 4. Berlin, Heidelberg, New York: Springer 1977

3. GOBIET, W.: Die Behandlung des akuten traumatischen Hirnödems. Notfallmedizin <u>2</u>, 98 (1976)

4. HASE, U.: Klinische Erfahrungen mit der intrakraniellen Druckmessung. Habilitationsschrift, Mainz 1978

5. MEINIG, G., AULICH, A., WENDE, S., REULEN, H. J.: The effect of dexamethasone on peritumoral brain edema. In: Formation and resolution of brain edema (eds. H. M. PAPPIUS, W. FEIN-DEL). Berlin, Heidelberg, New York: Springer 1976

6. REULEN, H. J.: Akute neurochirurgische Notfälle. In: Notfallmedizin. Klinische Anästhesiologie und Intensivtherapie (eds. F. W. AHNEFELD, H. BERGMANN, C. BURRI, W. DICK, M. HALMAGYI, E. RÜGHEIMER), Band 10, p. 115. Berlin, Heidelberg, New York: Springer 1976

7. REULEN, H. J., HADJIDIMOS, A., HASE, U.: Steroids in the treatment of brain edema. In: Advances in neurosurgery, vol. 1. Berlin, Heidelberg, New York: Springer 1973

8. REULEN, H. J.: Vasogenic brain edema. New aspects in its formation, resolution and therapy. Brit. J. Anaesth. <u>48</u>, 741 (1976)

9. WALLENFANG, Th., REULEN, H. J., SCHINDLING, H.: Investigations on the prognosis of brain-abscess. In: Advances in neurosurgery, vol. 4. Berlin, Heidelberg, New York: Springer 1977

Mittel, Methoden und Maßnahmen der Notversorgung bei Koma unklarer Genese

Von P. Schölmerich

Außer bei äußerlich sichtbarem Schädel-Hirn-Trauma ist fast jedes Koma zunächst ein Zustandsbild unklarer Genese und damit eine diagnostische und therapeutische Herausforderung (1, 5). In den vorherigen Beiträgen sind morphologisches Substrat und pathophysiologische Deutung des Komas abgehandelt worden. Dabei ist deutlich geworden, daß das Koma häufig als bedrohliche Manifestation in einer Symptomfolge auftritt, in der parallel zu der hochgradigen Einschränkung von Reaktionsvermögen und Bewußtsein, dem Erlöschen sensorischer und motorischer Funktionen Ausfälle vitaler Grundfunktionen auftreten.

Jedes Koma bedeutet daher prinzipiell eine klare Indikation zu einer klinischen Behandlung. Unabhängig von dieser Entscheidung ergeben sich aber im Rahmen der Sofortmaßnahmen zwei Fragen:

1. Liegen Zeichen des Ausfalls oder der Bedrohung vitaler Funktionen vor?

2. Sind sofortdiagnostische Maßnahmen indiziert, die während oder nach Sicherung vitaler Funktionen spezielle therapeutische Maßnahmen veranlassen müssen?

<u>Zu 1.:</u>
Lassen sich Hinweise auf eine vitale Bedrohung erkennen, so sind unabhängig von Art und Auslösung des Komas Sofortmaßnahmen notwendig, die sich nach dem bekannten ABC-Schema (2, 24, 26) orientieren, also
Freimachen und Freihalten der Atemwege,
Aufrechterhaltung einer ausreichenden Ventilation,
Gewährleistung eines genügenden Herzzeitvolumens
anstreben.

Abweichungen der übrigen vitalen Funktionen - ausgeglichener Wasser-Elektrolyt- und Säuren-Basen-Haushalt, intakte Nierenfunktion, wirksame Temperaturregulation, Stoffwechselgleichgewicht - geben sehr viel seltener als primäre Ursache eines Komas Veranlassung zu Sofortmaßnahmen. Als sekundäre Erscheinungen sind solche Störungen aber mit zahlreichen Komaformen verbunden.

Zur Beurteilung des komatösen Zustandes stehen dem Arzt im Notfall lediglich klinische Zeichen zur Verfügung, die allenfalls durch einige wenige, auch am Notfallort anwendbare Teststreifenmethoden der neueren Labortechnik ergänzt werden (7, 10, 21). Tabelle 1 enthält eine Auflistung einfacher klinischer Kriterien, die zu prüfen sind. Von diesen sind Atemstillstand und Kreislaufstillstand leicht erfaßbar. Die Feststellung eines dieser beiden Zustände, die sich in 10 - 15 s bei isoliertem Aus-

Tabelle 1. Diagnostisches Sofortprogramm

1. Atmung	Stillstand, Bradypnoe, Tachypnoe, Kussmaul, Atemataxie
2. Herzaktion	Tachykardie, Bradykardie, Arrhythmie
3. Kreislauf	Puls, arterieller Druck, venöse Füllung
4. Inspektion	Mund, Rachen
5. Haut	Farbe, Turgor, Schweiß, Blutungen
6. Nervensystem	Pupillen, Nackensteife, Reflexverhalten
7. Mundgeruch	
8. Temperatur	

fall einer Funktion kombinieren, macht eine sofortige kardiopulmonale Reanimation notwendig, deren Technik standardisiert ist.

Besteht noch eine Spontanatmung, so sind zur Beurteilung ihrer Effizienz Atemform, Atemtiefe und Atemfrequenz von Bedeutung. Zusammen mit klinischen Zeichen, z. B. der Hautfarbe oder eventuell bestehender Zyanose der Schleimhäute, ist eine grobe Abschätzung möglich, ob eine ungenügende Sauerstoffaufnahme vorliegt oder nicht.

Die Tabelle 2 zeigt die verschiedenen Abweichungen der Ventilation und einige der typischen Beziehungen zwischen Abweichungen in Atemform, -rhythmus und -frequenz und klinischen Zustandsbildern, die bis zum Koma ausgeprägt sein können. Eine ungenügende Sauerstoffaufnahme kann Zeichen eines zerebral ausgelösten Komas sein und durch Hypoxie und Hyperkapnie dessen Tiefe noch verstärken (17). Andererseits vermag eine insuffiziente Sauerstoffversorgung natürlich auch eine zerebrale Dysfunktion mit Koma zu bewirken, z. B. bei primär kardialen oder pulmonalen Erkrankungen (3). Besteht eine ungenügende Ventilation, so ist eine Beatmung notwendig, nach Möglichkeit - außer bei Verschlechterung eines chronisch obstruktiven Emphysems - unter Zufügung von Sauerstoff. Der gleiche Gesichtspunkt gilt bei Diffusionsstörungen, etwa im Rahmen eines Lungenödems, gleich welcher Genese.

Während die Effizienz der Ventilation zumindest grob mit einfacher Beobachtung bewertet werden kann, erfordert die Bewertung der Herz- und Kreislauffunktion - abgesehen vom leicht erkennbaren Kreislaufstillstand - arterielle Druckmessung, Herzauskultation, Pulspalpation und Beurteilung der peripheren Zirkulation durch Wahrnehmung der Hauttemperatur, der Hautfarbe und die Erfassung der Venenfüllung, des Gewebsturgors - Symptome, die rasch und häufig ohne Systematik in der Notsituation aufgrund einfacher diagnostischer Kriterien zugänglich sind. Keineswegs darf in der perakuten Notsituation eine längere Einzeluntersuchung vorgenommen werden, vor allem nicht bei erkennbarem Kreislaufstillstand. Checklisten erleichtern diese Systematik in der

Tabelle 2. Atmung

Bradypnoe	Morphin Barbiturate Myxödem
Tachypnoe	Fieber Hyperthyreose Mittelhirnschädigung
Kussmaulsche Atmung	Azidose
Cheyne-Stokessche Atmung	gesteigerter intrakranieller Druck diffuse zerebrovaskuläre Insuffizienz
Atemataxie	Regulationsstörungen in Höhe Pons und Medulla

Erfassung dieser Symptome. AHNEFELD hat sich große Verdienste um die Systematisierung und Propagierung solcher Listen erworben (2).

Bestehen Zeichen einer Minderperfusion mit arteriellem Druckabfall, so ist eine intravenöse Infusion, in der Regel mit Plasmaexpander, vorzunehmen. Von Bedeutung sind Arrhythmien, die zerebrale Ausfälle auslösen (6, 15, 26), aber auch Folge eines zerebralen Prozesses sein können, vor allem im Rahmen des Hirnödems. Bei gehäuften Extrasystolen ist Lidocain am zuverlässigsten wirksam, bei Bradykardie Atropin oder Orciprenalin. Bei Kammerflimmern ist im Notarztwagen die Defibrillation die Methode der Wahl, während eine Stimulation bei Asystolie unter diesen Bedingungen selten effektiv durchzuführen ist.

Zur Erstversorgung komatöser Patienten gehört die Schaffung eines intravenösen Zugangs mit Infusion, bei der man ohne nähere Analyse im Notfall meist Plasmaexpander in Anspruch nehmen wird.

Zu 2.:
Die zweite oben gestellte Frage bezog sich darauf, ob neben dieser Basistherapie zur Stabilisierung von Vitalfunktionen in Einzelfällen besondere therapeutische Maßnahmen am Ort des Unfalls oder der Erkrankung notwendig seien, die sich aus der speziellen Diagnose des komatösen Zustandsbildes ergeben. Die Beantwortung dieser Frage setzt also eine Sofortdiagnostik voraus. Diese orientiert sich an einigen allgemeinen Gesichtspunkten und speziellen, auch in der Notsituation anwendbaren Labormethoden. Es handelt sich im Grunde um ein Problem der elementaren Differentialdiagnose. Eine bedeutsame Rolle spielen einfache Geruchswahrnehmungen (Tabelle 3), mit deren Hilfe ein urämisches Koma, ein hepatisches Koma, aber auch eine diabetische Azidose zumindest vermutet werden können. Ein anderer Gesichtspunkt ist die Frage, ob eine Temperatursteigerung vorliegt oder eine Unterkühlung besteht (Tabelle 4). Hohe Temperaturen, die durch einfache Palpation festgestellt werden können, sprechen für einen

Tabelle 3. Foetor ex ore

Alkohol

Hepatisches Koma

Urämisches Koma

Diabetisches Koma

Magenblutung

Giftstoffe

Tabelle 4. Temperaturabweichung

Fieber	Infektionskrankheit
	Hitzschlag
	zentrales Fieber
	Hyperthyreose
Untertemperatur	Hypnotika
	Alkohol
	Myxödem
	Unterkühlung
	Dehydratation

infektiösen Prozeß, z. B. eine Meningitis oder eine Sepsis mit
komatösem Verlauf. Untertemperaturen können Hinweise auf Vergiftungen, Myxödemkoma oder auch äußere Unterkühlung sein. Die
Hautfarbe läßt bei ikterischer Verfärbung an ein Leberkoma denken, bei schmutzig-grauer Farbe an ein urämisches Koma. Im übrigen vermag die Haut im Hinblick auf Turgor, geprüft an der Ab-
hebbarkeit, Hinweise auf den Hydratationszustand zu geben.

In der Differentialdiagnose spielen naturgemäß neurologische
Erscheinungen eine große Rolle (12, 13, 18, 19, 25). In den vorangehenden Beiträgen sind zu diesem Problem zahlreiche Daten
vermittelt worden, wobei erstaunlich ist, bis zu welchem Grad
der Exaktheit Intensität des Komas und Lokalisation der vermut-
lichen Störung - herdförmig bei Raumforderung, Trauma, Entzündung und Abszeß, diffus bei Einwirkung von Medikamenten und Gift-
stoffen, bei Schock, Stoffwechselstörung und Hypoxie - erfaßt
werden können.

Nehmen wir an, daß es auf diese Weise gelingt, einige spezielle
Komaformen, deren Vielfalt Tabelle 5 erkennen läßt, zu verifizieren oder zumindest wahrscheinlich zu machen, so ergibt sich
die Frage, ob es Komaformen gibt, die jenseits der Sicherung
vitaler Gefährdungen einer Soforttherapie bedürfen oder, genauer
gefragt, bei denen die Unterlassung von gezielten Maßnahmen spezieller Natur trotz Aufrechterhaltung vitaler Grundfunktionen
zu einer rasch fortschreitenden und damit unter Umständen irreversiblen Schädigung zu führen vermag. Es ist dies ein Problem

Tabelle 5. Nicht primär zerebral ausgelöste Komaformen

Medikamente
Gifte
Diabetische Azidose
Hypoglykämie
Hyperosmolarität
Laktazidose
Leberausfall
Allgemeininfektion
Elektrolytstörung
Hypoxie
Urämie
Addison-Krise
Myxödem

---

der Zeitgestalt eines Komas. Manche Komaformen entwickeln sich in Minuten, vor allem hypoxische und durch Kreislaufstillstand bedingte, andere haben wie das diabetische und hepatische Koma eine langsame Entwicklung über Stunden, andere sogar über Tage, so daß in der Regel eine Klinikeinweisung ohne Zeichen einer akuten vitalen Bedrohung erfolgen kann. In einigen Fällen ist aber die Dynamik der Komaentwicklung so dramatisch, daß jede verlorene Minute den Übergang in das irreversible Stadium einer Schädigung bedeuten kann.

Hypoglykämisches Koma

Das gilt in erster Linie für das hypoglykämische Koma (8, 9, 14, 16, 22), bei dem über prämonitorische Befunde, wie feuchte Haut, Tachykardie, initialen Blutdruckanstieg, lebhafte Reflexe, schließlich tonisch-klonische Krampfanfälle auftreten, mit Ausfall der Kornealreflexe, Streckstarre, Bradykardie, flacher Atmung und tiefem Koma. Die Vermutungsdiagnose hypoglykämisches Koma läßt sich durch einen Schnelltest mit Hilfe eines Teststreifens zumindest wahrscheinlich machen, wobei ein Glukosewert im Blut unter 40 mg% als Hinweis auf das Vorliegen eines hypoglykämischen Komas anzusehen ist. Dieser Befund muß eine sofortige Infusion bzw. Injektion von 100 ml 40%iger Glukose veranlassen, die außer bei protrahiertem hypoglykämischem Koma innerhalb von 3 - 10 min eine Aufhellung des Bewußtseins erwarten läßt. Es muß allerdings betont werden, daß ältere Menschen sehr viel längere Zeiten zur Restitution benötigen. Im allgemeinen ist die Diagnose, außer bei suizidalen Situationen durch Insulininjektion, leichter, weil hypoglykämische Phasen in der Fremdanamnese von Diabetikern erfaßbar sind. Man muß aber auch bedenken, daß bei einem Morbus Addison oder bei Vorliegen eines Insulinoms oder bei hypophysärer Vorderlappeninsuffizienz hypoglykämische Phasen auftreten können, die bei Infekten oder reduzierter Glukosezufuhr oder Alkoholeinwirkung zu Schockerscheinungen führen.

In der Klinik ist eine weitere ätiologische Klärung durch Blutzuckerbestimmung, Elektrolytkontrollen und Anwendung des in der

Intensivmedizin üblichen Laborspektrums möglich. Die Weiterbehandlung soll eine Zufuhr von 20 - 30 g Glukose alle 2 h für die
Dauer von 24 h vorsehen oder eine Infusion von 2 l 5%iger Glukose in 24 h. In schweren Fällen ist die Injektion von 1 mg Glu-
kagon alle 6 h indiziert.

Bemerkenswert ist, daß die Frage herdförmiger Ausfälle bei hypoglykämischen Zuständen bislang nicht genügend geklärt ist. Un-
gleicher regionaler Bedarf im zentralen Nervensystem oder un-
gleiche Verteilung der Glukose im Hirnstoffwechsel können als
Ursache angesehen werden.

Ketoazidotisches diabetisches Koma

Eine zweite Notfallsituation im Bereich des Kohlenhydratstoffwechsels ist das ketoazidotische diabetische Koma, dessen Symptomatologie eine klassische Kadenz von Exsikkose über Tachykardie, Blutdruckabfall, Oligo-Anurie, Kussmaulsche Atmung, Erbrechen, peritonitische Erscheinungen bis zur Bewußtlosigkeit mit
weiten Pupillen, Schock und Atemlähmung darstellt (9, 11). Hier
sind einige diagnostische Kriterien relativ leicht erfaßbar,
insbesondere der Azetongeruch, die Exsikkose, der Blutdruckabfall und das Schockbild. Auch in diesem Fall läßt sich mit Hilfe von Teststreifen die Höhe der Glukose zumindest approximativ
festlegen. Zugleich erlaubt die Verwendung von Teststreifen den
Nachweis von Azeton im Urin. Bei aller Begrenzung der Verwend-
barkeit von Teststreifen, auf die im Beitrag von PRELLWITZ eingegangen ist, kann die Wahrscheinlichkeit der Diagnose doch so
weit erhöht werden, daß therapeutische Konsequenzen möglich sind.
Sie bestehen in sofortiger Applikation einer Vollelektrolytlö-
sung und der Gabe von kleinen Insulindosen entweder in Form einer Infusion oder von Einzelinjektionen. Problematisch ist noch,
in welchem Umfang eine sofortige und intensive Azidosebekämpfung
mit Natriumbikarbonat zweckmäßig ist. Bei rascher Klinikeinweisung scheint es günstiger, eine solche Korrektur unter Kontrolle
des pH vorzunehmen.

Coma diabeticum hyperosmolare

Das hyperosmolare Koma hat eine vergleichbare Entwicklung von
Symptomen über prämonitorische Befunde, wie Austrocknen der
Schleimhäute, Verminderung des Hautturgors, Tachykardie, Blutdruckabfall, Adynamie, schließlich Hypokaliämie, Oligo-Anurie,
gesteigerten Muskeltonus, Hyperkinese, fokale Reizzustände bis
zu Hemiplegie und Übergang in Schock und Atemlähmung. Die Pathophysiologie (Abb. 1) hat ihre Besonderheit darin, daß eine massive osmotische Diurese infolge einer Hyperglykämie zustande
kommt, die zu Hypovolämie führt und einen Hyperaldosteronismus
auslöst, der Natriumretention und Kaliumverlust bewirkt. Auf
diese Weise kommt es zu einer hypertonen Dehydratation mit einem ausgeprägten osmotischen Gradienten vom Blut zum Hirngewebe.
Ein hoher Kochsalzgehalt im Liquor vermindert den Wassergehalt
im Bereich der Hirnzellen. Diese pathophysiologisch interessante Konstellation ist relativ selten und ereignet sich z. B. bei

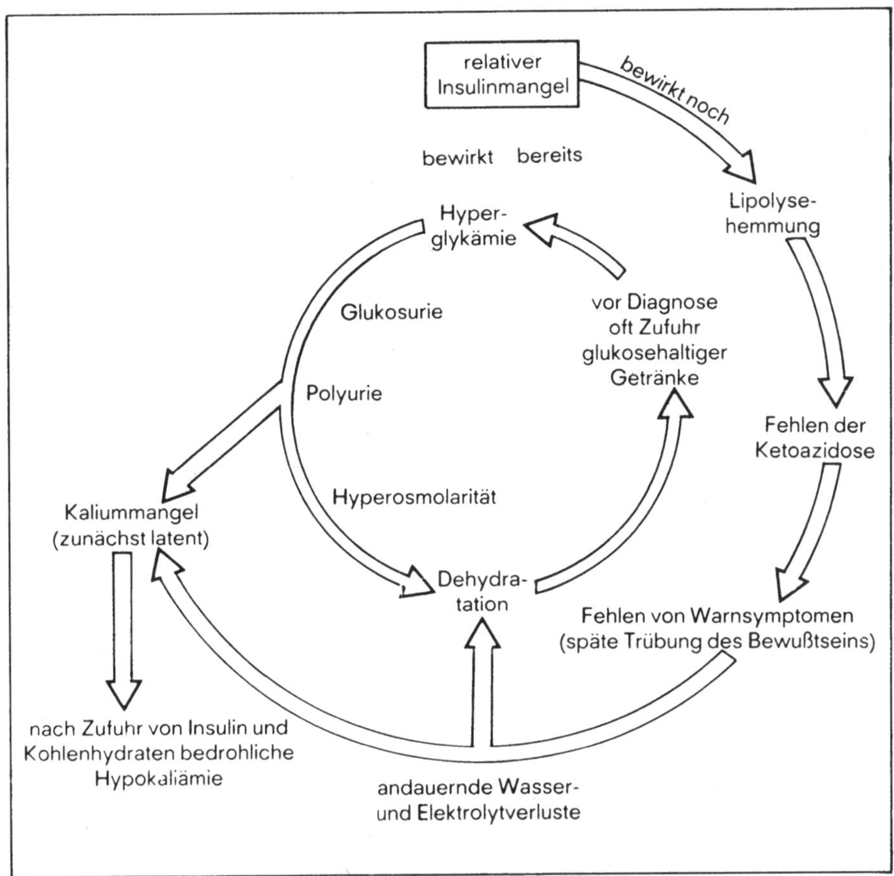

Abb. 1. Pathophysiologie des hyperosmolaren Komas (Nach H.
MEHNERT)

Anwendung von Saluretika und gestörtem Durstgefühl sowie bei
Durchfällen.

In der Therapie dieses Zustandsbildes haben wir in den letzten
Jahren umlernen müssen. Während früher eine rasche Normalisierung des Wasser-Elektrolyt-Haushaltes durch Zufuhr hypotoner
Lösungen propagiert und praktiziert wurde, haben jüngere Erfahrungen gezeigt, daß das Hirn sehr rasch eine Steigerung der Osmolarität erfahren kann, wobei die Mechanismen noch nicht völlig geklärt sind, so daß die rasche Infusion hypotoner Lösungen
einen osmotischen Gradienten zugunsten des Hirngewebes bewirkt
und damit Hirnödem provoziert. Deshalb werden heute isotone oder
gar leicht hypertone Lösungen infundiert. Allerdings kann die
Steuerung dieser Therapie nur unter Beachtung von Labordaten erfolgen, vor allem der laufenden Bestimmungen der Serumosmolarität. Sie ist also an die Intensivstation gebunden.

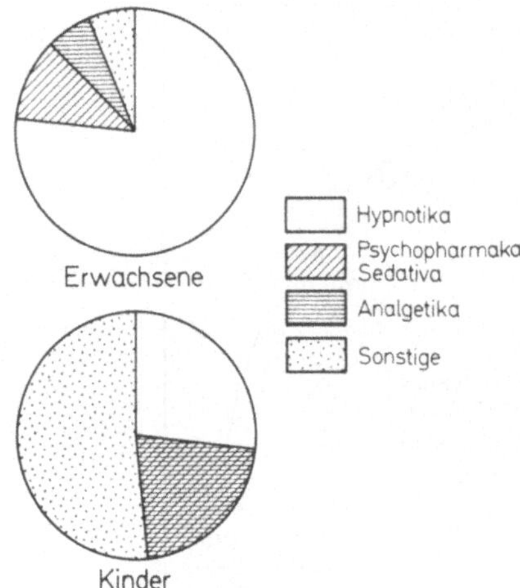

Abb. 2. Häufigkeitsverteilung einzelner Arzneimittelklassen bei
klinisch behandelten Fällen mit
Medikamentenvergiftungen im Er-
wachsenen- und Kindesalter (Aus:
Notfallmedizin (ed. H. P. SCHUSTER).
Stuttgart: Enke 1977)

Vergiftungen

Von allen internistischen Komafällen sind Intoxikationen mit Medikamenten (4, 24) die häufigsten. An der Baseler Universitätsklinik machen sie 40 % aller komatösen Zustände aus, obwohl in
diesem Krankengut auch Komaformen aus zerebrovaskulärer Ursache
miterfaßt sind, die ein Drittel aller Fälle umfassen (16).

Unter den Intoxikationen mit Medikamenten sind Hypnotika, Sedativa und Psychopharmaka, wie aus einer Abbildung von SCHUSTER
(23, 24) (Abb. 2) hervorgeht, bei weitem am häufigsten. Medikamentöse Ursachen umfassen Dreiviertel aller Fälle, 4 % sind im
Krankengut unserer Klinik durch Alkylphosphate bedingt, 3 %
durch CO-Vergiftungen.

Vergiftungen sind ein Beispiel für Möglichkeiten und Erfolge der
Notfallmedizin. Behebung von Vitalfunktionsstörungen haben die
von früher bekannte Sterblichkeit von über 20 % auf wenige Pro-
zent gesenkt. Die Symptome umfassen je nach Schwere des Zustandsbildes Atemdepression, Schockerscheinungen, Bewußtseinstrübung
bis zum tiefen Koma, Hypothermie und nicht selten auch Erbrechen
mit Aspiration.

Daraus lassen sich die klassischen Sofortmaßnahmen folgern, nämlich Lagerung in stabiler Seitenlage (außer bei der Notwendigkeit einer künstlichen Ventilation), Freimachen und Freihalten
der Atemwege, künstliche Beatmung. Steht ein arterieller Druckabfall im Vordergrund, so ist eine Volumeninfusion mit Plasmaexpander, bei Erbrechen im Koma die Einführung eines Magenschlau-
ches nach Intubation notwendig, um eine Aspiration zu vermeiden.
Hierbei kann, sofern die Umgebungsuntersuchung oder die Fremdanamnese Hinweise für eine Schlafmittelintoxikation ergeben haben, eine Magenspülung durch Drainage am Unfallort angeschlos-
sen werden. Im Notarztwagen wird je nach Ausprägung des Bildes
eine Intubation mit Beatmung indiziert sein. Weitere Maßnahmen
sollten der klinischen Behandlung auf der Intensivstation überlassen werden, wie ausgiebige Magenspülung, Applikation von Koh-
le und Laxanzien.

Tabelle 6. Charakteristische Symptome bei lebensbedrohlicher Aklylphosphatintoxikation in der Reihenfolge ihrer therapeutischen und diagnostischen Bedeutung (Aus: S. OKONEK: Notfallmedizin 2, 523 (1976))

Ateminsuffizienz	Skelettmuskellähmung Bronchosekretion ("Lungenödem") Bronchokonstriktion zentrale Atemlähmung
Muskuläre Insuffizienz	Fibrillationen Myoklonien Paralyse
Miosis Konjunktivale Injektion Salivation Intraabdominelle Spasmen Emesis, Diarrhö	
Azidose	metabolisch respiratorisch
Hypothermie	
Bewußtseinstrübung	Somnolenz (Sopor) (Koma)
Diagnosesicherung	Cholinesteraseaktivität im Serum Alkylphosphatnachweis im Serum im Magensaft

Eine große Anzahl von Vergiftungen bietet allerdings Sondersituationen, die hier nicht abgehandelt werden können. Es sei wegen der besonderen Dramatik im Verlauf nur auf die Alkylphosphatintoxikation hingewiesen, bei der die Symptomatologie sich von der bisher beschriebenen deutlich unterscheidet. Im Vordergrund stehen Speichelfluß, starke Tränensekretion, Vermehrung des Bronchialsekrets, Bronchospasmus, Muskelzuckungen und anschließend Muskellähmungen sowie Bewußtseinsstörungen, Koma und die Möglichkeit einer Atemlähmung (20, 23) (Tabelle 6). Therapeutisch ist die möglichst rasche Gabe hoher Dosen Atropin, 5 mg intravenös, mit 250 mg Toxogonin, notwendig. Die Dekontamination muß in Form einer Hautreinigung erfolgen, provoziertes Erbrechen vermag unter Umständen einen Teil der Substanz noch aus dem Organismus zu entfernen. Sekretabsaugung bessert nicht selten die ventilatorische Funktion, bei Hypoventilation ist eine Beatmung erforderlich, wobei der Atemspender die Kontamination vermeiden muß.

Die Weiterbehandlung muß eine Atropindauergabe, am besten in Form von Infusionen, berücksichtigen. Außerdem ist in der Regel eine Azidosetherapie notwendig, die an dem Säuren-Basen-

Haushalt orientiert ist. Vergiftungen mit Blausäure, mit Schwefelwasserstoff und Trichloräthylen haben spezielle Entgiftungsprogramme. Von Bedeutung ist noch die CO-Intoxikation, bei der die Entfernung aus dem gefährdeten Bereich, künstliche Hyperventilation und Beatmung mit Sauerstoff und die Gabe von Natriumbikarbonat notwendig sind. Bei allen Vergiftungen der genannten Art ist auf Rhythmusstörungen des Herzens zu achten. Von praktischer Bedeutung ist die Verwendung von Schnelltests zur chemisch-toxischen Analyse, mit denen Barbiturate, Phenothiazine, Alkylphosphate erfaßt werden können. Sie sind in der Regel erst unter klinischen Bedingungen anwendbar. Gleichfalls von nicht geringer Bedeutung sind Antidota, die für einen allerdings nicht zu großen Bereich von Intoxikationen bekannt sind. Im Notarztwagen sollten an solchen Medikamenten vorhanden sein:

Atropin und Toxogonin bei Alkylphosphatvergiftungen,
Lorfan bei Morphinvergiftungen,
Paraffinöl zur Verwendung bei Vergiftungen mit Lösungsmitteln,
Polysiloxane zur Verwendung bei Vergiftung mit Waschmitteln,
Antazida gegen Säurevergiftungen,
Äthanol bei Methanolvergiftung,
Thionin bei Methämoglobinvergiftungen,
2%ige Natriumbikarbonatlösung zur Behandlung von Reizgaswirkung,
Natriumthiosulfat bei Zyanidvergiftung.

Zerebrale Komafälle

Unter den zerebral ausgelösten Komaformen sind zerebrovaskuläre Störungen die häufigsten. Thrombosen oder Stenosen intra- oder extrakranieller Arterien verursachen enzephalomalazische Herde oder sind Auslöser einer reversiblen Ischämie. Die neurologische Symptomatik ist in den vorangegangenen Beiträgen bereits besprochen worden. Für die Differentialdiagnose sind Herdsymptome, Halbseitenlähmung, gestörte Pupillomotorik die wichtigsten Symptome, wobei allerdings je nach Lokalisation auch eine Tetraplegie oder eine Hemiplegie mit gekreuzten Hirnnervenlähmungen, z. B. bei Hirnstamminsulten im Bereich der Arteria vertebralis oder Arteria basilaris, vorkommen. Relativ oft sind hypertone Phasen nachweisbar. Bei diesen klinischen Bildern, ebenso wie bei embolischen Verschlüssen, fehlt Nackensteifigkeit.
Ein Teil der Fälle verläuft auch ohne Koma. Ein Koma ist obligat bei intrazerebraler Blutung, wobei häufig auch Nackenstarre und Erbrechen in Erscheinung treten. Bei diesen Zustandsbildern sind in der Regel, außer bei schweren intrazerebralen Blutungen, als Erstmaßnahmen stabile Seitenlagerung und Freimachen der Atemwege, z. B. bei Erbrechen, notwendig. Vitale Funktionsstörungen liegen seltener vor. Von Bedeutung ist die rechtzeitige Erfassung von Arrhythmien und eventuell hypotoner Phasen, die durch Antiarrhythmika und bei ausgeprägter Hypotonie durch Volumeninfusion mit Dextran oder Plasmaproteinlösung zu beseitigen sind. Bei intrazerebralen Blutungen mit Koma kommt es nicht selten zu frühzeitiger Hypoventilation, so daß eine Beatmung erfolgen muß. Weitere Erstmaßnahmen am Unfallort sind in der Regel nicht notwendig. In der Klinik muß eine sorgfältige Bilanzierung erfolgen, da Überinfusionen wegen der Gefahr eines Hirnödems zu mei-

den sind. Bei anhaltender Hypertonie ist eine Behandlung mit
Antihypertensiva, wie Catapresan oder Reserpin, sinnvoll.

Bei der subarachnoidalen Blutung ist die Diagnose durch plötzlich einsetzende sehr heftige Kopfschmerzen, rasch auftretende
Bewußtseinstrübung bis zum Koma und neurologische Herdzeichen
charakterisiert. Es besteht eine deutliche Nackensteifigkeit.
Sofortmaßnahmen sind nur bei Störung von Ventilation und Zirkulation notwendig, die in der ersten Phase aber selten in Erscheinung treten. Die weiteren therapeutischen Maßnahmen in der
Klinik machen in vielen Einzelfällen bei Hyperthermie und arteriellem Druckanstieg die Verwendung eines lytischen Cocktails
von Hydergin, Dolantin (100 mg) und Atosil (100 mg) in 500 ml
Glukose notwendig. Zu welchem Zeitpunkt die angiographische Untersuchung mit der eventuellen Konsequenz eines neurochirurgischen Eingriffs durchgeführt werden soll, wird nicht einheit-
lich beantwortet. Die Mehrzahl der Autoren pflegt eine Latenz
von ein bis zwei Wochen bis zur Untersuchung einzuschalten.

Bei allen zerebral ausgelösten Komaformen ist die Frage der Bedeutung des Hirnödems aktuell und damit auch die Frage der Therapie. Auf diese Probleme ist im vorangehenden Beitrag eingegangen worden. Mannit 20%ig sowie Dexamethason alle 4 - 6 h 4 mg
sind als wirksamste therapeutische Kombination bewährt. Unter
klinischen Bedingungen ist eine sorgfältige Flüssigkeitsbilanz
durchzuführen, wobei eine Hypervolämie vermieden werden muß.

Unter den entzündlichen Erkrankungen sind Meningitiden und Enzephalitiden nicht selten Ursache eines komatösen Zustandes.
Die Diagnose ist naheliegend, wenn Temperatursteigerung, Nackensteifigkeit, erhöhte Reflexerregbarkeit, eventuell Lähmung einzelner Hirnnerven nachweisbar sind. Am Notfallort kann in der
Regel nicht differenziert werden zwischen den verschiedenen Ursachen einer Meningitis, so daß sich die Erstbehandlung darauf
beschränken muß, eine ausreichende Atemfunktion zu gewährleisten,
die eventuell nur durch Intubation und Sauerstoffzufuhr erreicht
werden kann. Eine spezielle Therapie ist in der Regel erst unter klinischen Bedingungen nach Lumbalpunktion und weiterer diagnostischer Klassifizierung möglich.

Die Zahl der Komaformen ist außerordentlich groß. Die Notfallmedizin muß bestrebt sein, für die zahlreichen definierbaren
Formen, von denen neben den erwähnten der Hitzschlag, der Elek-
trounfall, das Koma nach Ertrinken und zahlreiche Sonderformen
gewerblicher Vergiftungen genannt werden müssen, therapeutische
Programme zu entwickeln.

Zusammenfassend ist zu betonen, daß bei allen Komaformen die
Methoden der Sicherung von Vitalfunktionen von elementarer Be-
deutung sind. Darüber hinausgehende therapeutische Maßnahmen im
Rahmen von Sofortmaßnahmen haben nur bei wenigen Komazuständen
Gewicht, nämlich dann, wenn nach Stabilisierung von Atem- und
Kreislauffunktion der Stoffwechselzustand, z. B. bei der Hypo-
glykämie oder einer Azidose beim diabetischen Koma oder die zen-

trale Wirkung von Alkylphosphaten, irreversible Schädigungen in kurzer Zeit erwarten läßt, die den Ausfall von Hirnfunktionen trotz erfolgreicher Elementarhilfe befürchten lassen.

<u>Literatur</u>

1. ADAMS, R. D.: Coma and related disturbances of consciousness. In: Principles of internal medicine (ed. HARRISON), 7th ed., p. 116. New York: Mc Graw-Hill Book Co. 1974

2. AHNEFELD, F. W.: Sekunden entscheiden - Lebensrettende Sofortmaßnahmen. Berlin, Heidelberg, New York: Springer 1967

3. BINDER, H., GERSTENBRAND, F.: Das anoxische Koma. Intensivbehandlung <u>1</u>, 84 (1976)

4. CLARMANN, M. von: Übersicht der häufigsten Vergiftungen und ihre Differentialdiagnostik. Intensivbehandlung <u>2</u>, 3 (1977)

5. DARMODY, W. R.: Management of the unconscious patient. Saint Louis: Mosby Comp. 1976

6. ENENKEL, W.: Bewußtlosigkeit bei Rhythmus- bzw. Überleitungsstörungen. Akt. Probl. Intensivmed. <u>2</u>, 325 (1976)

7. GILSBACH, J., SEEGER, W.: Differentialdiagnose der zentralen Atemstörung. Intensivbehandlung <u>1</u>, 185 (1976)

8. GROSS, R., GROSSER, K.-D., SIEBERTH, H.-G.: Der internistische Notfall. Stuttgart, New York: Schattauer 1973

9. GROSSER, K.-D., HÜBNER, W.: Stoffwechselkrisen. Internist <u>16</u>, 99 (1975)

10. HAERER, A. F.: Koma: Differentialdiagnostische und therapeutische Erwägungen. Tempo Med. <u>2</u>, 53 (1978)

11. HEESEN, D., HELBER, A., HUMMERICH, W., BÖNNER, G., WAMBACH, G.: Bewußtseinsstörungen bei Elektrolytentgleisungen. Notfallmedizin <u>3</u>, 576 (1977)

12. HERRSCHAFT, H.: Das Coma cerebrale. Notfallmedizin <u>3</u>, 611 (1977)

13. JENSEN, H.-P., KLINGE, H., MUHTAROGLU, U.: Subarachnoidalblutung und Massenblutung des Gehirns. Akt. Probl. Intensivmed. <u>2</u>, 338 (1976), Suppl. 2 "Intensivmed."

14. JUNGE-HÜLSING, G.: Interne Notfallmedizin. Berlin, Heidelberg, New York: Springer 1977

15. KLEIN, W.: Bewußtlosigkeit bei Herzfehlern und Kreislaufstörungen. Akt. Probl. Intensivmed. <u>2</u>, 332 (1976), Suppl. 2 "Intensivmed."

16. KOLLER, F., NAGEL, G. A., NEUHAUS, K.: Internistische Not-
    fallsituationen. Stuttgart: Thieme 1976

17. KUNST, H., VOGES, B., EITER, A., ROTHKOPF, A.: Beatmungs-
    therapie bei akuten neurologischen Krankheiten. Akt. Probl.
    Intensivmed. $\underline{2}$, 311 (1976), Suppl. 2 "Intensivmed."

18. KUNZE, K.: Neuropathie und Koma. Intensivmedizin $\underline{13}$, 363
    (1976)

19. MUMENTHALER, M.: Neurologie. Stuttgart: Thieme 1973

20. OKONEK, S.: Spezielle Probleme bei Vergiftungen mit Insekti-
    ziden und Herbiziden. Intensivbehandlung $\underline{2}$, 60 (1977)

21. SABIN, T. D.: The differential diagnosis of coma. New Engl.
    J. Med. $\underline{290}$, 1062 (1974)

22. SCHÖLMERICH, P., SCHUSTER, H.-P., SCHÖNBORN, H., BAUM, P. P.:
    Interne Notfallmedizin. Stuttgart: Thieme 1975

23. SCHUSTER, H.-P.: Exogene Intoxikationen. Notfallmedizin $\underline{3}$,
    604 (1977)

24. SCHUSTER, H.-P.: Notfallmedizin. Stuttgart: Enke 1977

25. SOYKA, D.: Hirnembolie und Hirninfarkt. Akt. Probl. Inten-
    sivmed. $\underline{2}$, 314 (1976), Suppl. 2 "Intensivmed."

26. STAUCH, M.: Kreislaufstillstand und Wiederbelebung. Stutt-
    gart: Thieme 1977

Besonderheiten der Notversorgung bei komatösen Neugeborenen, Säuglingen und Kleinkindern

Von U. Töllner

Ein besonderes Problem für viele Ärzte im Notdienst und im Rettungswesen bedeutet das schwerkranke Kind. Gerade komatöse Kinder, zumal wenn sie sehr klein sind, verunsichern den auf diesem Gebiet wenig Erfahrenen. Häufig fehlen Angaben zur Anamnese oder über Vorerkrankungen, die das Erscheinungsbild leichter einordnen lassen. Zusätzlich erschwert die häufig panikartige Stimmung der Angehörigen und der ganzen Umgebung das besonnene Überlegen und Vorgehen des Arztes. Der komatöse Patient verlangt aber im besonderen Maße eine sofortige Therapie, die möglichst nicht nur symptomatisch, sondern aufgrund einer Verdachtsdiagnose gezielt sein soll.

Anamnese

Wenn irgend möglich, sollte auch bei komatösen Patienten versucht werden, sich Informationen über Vorgeschichte, vorbestehende Erkrankungen, Dauertherapie, vorausgegangene Traumen oder eine schon eingeleitete Therapie zu verschaffen. Besonders bei Kleinkindern ist es wesentlich festzustellen, ob aufgrund von mangelhafter Flüssigkeitszufuhr, Fieber, Erbrechen, Durchfall oder Polyurie eine Exsikkose vorliegen könnte. Hier ist es wichtig, das vor der Erkrankung gemessene Gewicht zu erfahren. Ein Gewichtsverlust von 5 % bedeutet eine leichte, ein Verlust von 10 % eine schwere und ein Verlust von 15 % des Körpergewichts und mehr eine lebensgefährliche Exsikkose (4, 14).

Stets muß nach Einnahme von Medikamenten, Chemikalien oder Alkohol geforscht werden, wenn keine anderen Komaursachen zu erfragen sind.

Diagnostik

Klinische Diagnostik
Bei der Inspektion muß auf äußere Verletzungen, Hämatome, Hautblutungen, Farbe und Turgor der Haut sowie auf die Hautdurchblutung geachtet werden. Erbrochenes wird auf Beimengungen, Farbe und Geruch untersucht. Auf auffälligen Geruch der Ausatemluft muß geachtet werden. Bei der klinischen Untersuchung liegt der Schwerpunkt auf dem Reflexstatus, der Suche nach Meningismus, den Pupillenreaktionen und den Exsikkosezeichen (2, 5, 10, 14).

Labor- und weitere Untersuchungen
Eine große Bedeutung für die erforderliche umgehende Diagnosestellung unklarer komatöser Zustände haben die Schnellteste (12) erlangt. Ihr besonderer Vorteil liegt darin, daß sie zum Teil

Tabelle 1. Diagnostik bei komatösen Kindern. Zusammenstellung
der wichtigsten Schnellteste, Laboruntersuchungen und weiteren
Untersuchungsverfahren (2, 5, 9, 12, 16)

Blut

S   Blutzucker (z. B. Dextrostix)
S   Harnstoff (z. B. Merckognost Harnstoff)
R   Elektrolyte (Na, K, Ca, Cl)
R   Säuren-Basen-Status
R   Hb, Ery, Hk
R   Osmolalität
SpL Toxikologische Untersuchungen
SpL Aminosäuren

Urin

S   Spezifisches Gewicht (Urometer)
S   Azeton (z. B. Azetest)
S   Zucker (z. B. Glucotest)
SpL Organische Säuren
SpL Aminosäuren
SpL Toxikologische Untersuchungen

Liquor

S   Eiweiß (z. B. Albustix)
S   Zucker (z. B. Dextrostix)
R   Eiweiß und Zucker quantitativ
R   Zellzahl und Zytologie
R   Osmolalität

Sonstiges

Kerntemperatur/Hauttemperatur, Blutdruck,
Exspirationsluft, Magensaft, Röntgen,
Ophthalmoskopie, Computertomogramm, EEG,
EKG, Diaphanoskopie.

S: Schnellteste
R: im Routinelabor
SpL: im Speziallabor

---

auch außerhalb des Krankenhauses im Notfalleinsatz durchgeführt
werden können. So kann z. B. heute innerhalb 1 min zwischen einem hypoglykämischen und einem diabetischen Koma unterschieden
und gezielt therapiert werden. Mit tragbaren Mikrozentrifugen
läßt sich in 4 min das Ausmaß eines Blutverlustes bzw. einer
Exsikkose abschätzen. Die Tabelle 1 zeigt die für die Pädiatrie
wichtigsten Untersuchungsmethoden, unterschieden nach Schnell-
testen, Laboruntersuchungen im Routinelabor sowie in Spezial-
laboratorien. Ein in der Pädiatrie wichtiger Bereich sind die
Intoxikationen. Da die Mehrzahl der Fälle bei Kleinkindern ak-
zidentelle Ingestionen sind, liegt ein breites Spektrum aller
möglichen Chemikalien, Medikamente, Pflanzen, Haushaltsmittel
usw. vor, was die Diagnostik und die gezielte Therapie erheblich

erschwert. Hier soll nur auf die Alkoholbestimmung in der Ausatemluft sowie die Untersuchung der Ausatemluft z. B. auf Trichloräthylen oder ähnliche Stoffe, die sich mit Gasspürgeräten
feststellen lassen, hingewiesen werden. Lebensbedrohliche Erkrankungen können so erkannt und gezielt behandelt werden. Sehr
interessant sind in diesem Zusammenhang auch die teilweise noch
in der Entwicklung befindlichen Schnellteste für Intoxikationen
mit Medikamenten und Rauschgiften.

<u>Besonderheiten der Normalwerte im Kindesalter und ihre Bedeu-
tung für die Notfallversorgung</u>

Verschiedene Laborwerte weisen in der Pädiatrie erhebliche
Schwankungen in Abhängigkeit vom Alter auf. So wird bei Frühgeborenen in den ersten Lebenstagen erst bei Blutzuckerwerten
unter 20 mg%, bei Neugeborenen unter 30 mg%, in der zweiten Le-
benswoche bei beiden Gruppen unter 40 mg% mit Unruhe, Tremor,
Krämpfen und auch Bewußtlosigkeit zu rechnen sein (<u>20</u>). Die
Hälfte der Kinder weist dabei jedoch klinisch keine Symptome
auf. Bei älteren Kindern ist, ähnlich wie im Erwachsenenalter,
etwa bei Blutzuckerwerten zwischen 40 - 60 mg% mit dem Eintritt
eines hypoglykämischen Komas zu rechnen.

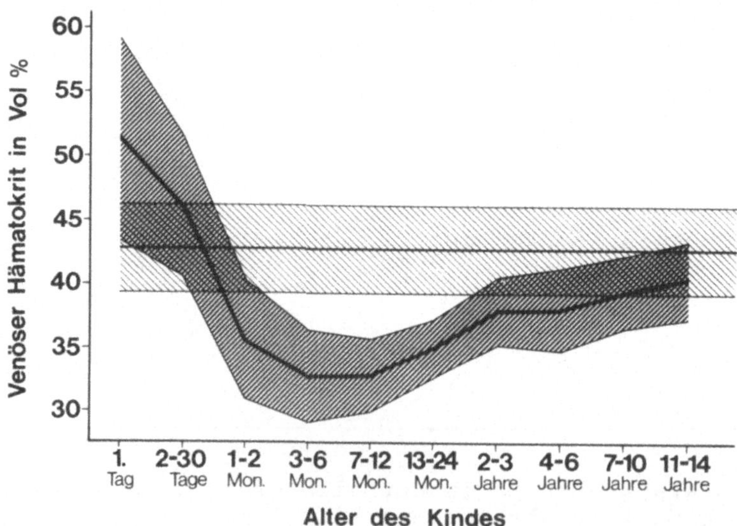

Abb. 1. Hämatokritwerte im Kindesalter. Änderung des venösen
Hk in verschiedenen Altersgruppen, Mittelwerte und Standardabweichungen (Modifiziert nach <u>13</u>). Der horizontale Bereich gibt
die Mittelwerte der Erwachsenen mit SD an (<u>19</u>)

Besonders wichtig ist die Kenntnis der unterschiedlichen Hämatokritwerte im Verlauf des Kindesalters. Die Abb. 1 zeigt nach
Angaben von LINDERKAMP und Mitarbeitern (<u>13</u>) modifiziert und
graphisch dargestellt die Änderung der Mittelwerte des venösen

Hämatokrits im Kindesalter mit Standardabweichungen. Der horizontale, schraffierte Bereich begrenzt nach Angaben von WATSON (19) den Mittelwert des venösen Hämatokrits im Erwachsenenalter. Die Werte wurden gemeinsam für weibliche und männliche gesunde Probanden dargestellt. Im Verlauf der Kurve fällt besonders im Neugeborenen- sowie im Säuglingsalter der Unterschied zu den Werten im Erwachsenenalter (42,9 $\pm$ 3,5 % Hk) auf.

So liegt der Normalwert für das Neugeborene erheblich über diesen Erwachsenenwerten. Bei kranken Neonaten wird im Bereich um 40 % eine sofortige Transfusion erforderlich, wohingegen eine Polyglobulie mit Krankheitswert, z. B. mit Atemstörungen und Krämpfen als Zeichen einer zentralen Durchblutungsstörung, erst im Bereich von 70 % zum Tragen kommt. Bei Säuglingen hingegen signalisiert ein Hämatokritwert im Erwachsenenbereich bei einem bewußtlosen Kind bereits eine ausgeprägte Exsikkose, die eine sofortige Infusionsbehandlung notwendig macht. Erst am Ende der Kindheit nähern sich die Hämatokritwerte denen des Erwachsenenalters an.

Bei der wichtigen Frage nach einer Anämie oder Exsikkose muß stets ein venöser oder arterieller Hämatokrit bestimmt werden, da besonders in den ersten Lebenswochen der aus dem Kapillarblut bestimmte Hk um mindestens 10 % höher liegt. Auch Schock, Ödeme, Unterkühlung usw. können bei kapillärer Entnahme zu erheblichen Abweichungen führen.

Therapie

Grundsätzliche Besonderheiten für die Therapie im Kindesalter
Die Abb. 2 zeigt eindrucksvoll am Beispiel eines Neugeborenen die Unterschiede zum Erwachsenenalter. Die Körperlänge entspricht bereits bei der Geburt mehr als einem Drittel der Erwachsenengröße. Die Körpergewichte verhalten sich wie 1:21. Bei der Dosierung von Medikamenten wird überwiegend pro kg Körpergewicht dosiert, da das Gewicht leicht zu schätzen bzw. schnell exakt festzustellen ist. Die Körperoberflächen, die als Bezugsgröße mehr den biologischen Gegebenheiten entsprechen, verhalten sich jedoch wie 1:9. Somit hat das Neugeborene, in geringerem Maße auch der Säugling und das Kleinkind, eine Körperoberfläche, die - bezogen auf die Körpermasse - wesentlich über der des Erwachsenen liegt. Daraus resultiert ein wesentlich höherer Wärmeverlust und ein größerer Grundumsatz. Besondere Beachtung muß daher dem Wärmeverlust im Kindesalter geschenkt werden. Neugeborene können nach der Geburt im Rahmen von Reanimationsmaßnahmen innerhalb weniger Minuten bei nicht genügender exogener Wärmezufuhr, besonders wenn sie nicht genügend abgetrocknet wurden, eine vital bedrohliche Unterkühlung erleiden (8, 17). Aber auch bei bewußtlosen Kleinkindern, z. B. im Rahmen von Intoxikationen, entsteht oft eine erhebliche Auskühlung. Wird dieses Problem nicht sorgfältig beachtet, kann dann noch zusätzlich auf dem Transport eine weitere Unterkühlung erfolgen.

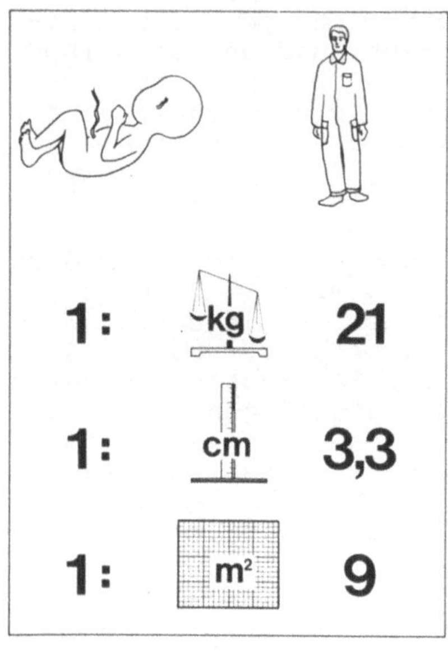

Abb. 2. Gewicht, Länge und Körperoberfläche beim Neugeborenen und
Erwachsenen. Beim Neugeborenen ver-
hält sich das Gewicht wie 1:21,
die Körperlänge wie 1:3,3, die
Oberfläche wie 1:9, bezogen auf
den Erwachsenen

Obwohl die gesamte Körperflüssigkeit beim Neugeborenen 75 % und
beim Erwachsenen nur 60 % des Körpergewichts beträgt, ist die
Flüssigkeitsmenge bezogen auf die Körperoberfläche geringer. So
beträgt die Gesamtkörperflüssigkeit beim Neugeborenen nur 21,7 l
gegenüber 43 l beim Erwachsenen, legt man die Körperoberfläche
des Erwachsenen mit 1,7 m² zugrunde. Dazu verteilt sich die
Flüssigkeit nahezu gleichmäßig auf Intra- und Extrazellulärraum. Die Perspiratio insensibilis ist pro kg Körpergewicht
rund zweimal größer als beim Erwachsenen. Der Wasserumsatz, bezogen auf den Extrazellulärraum, beträgt das Zwei- bis Dreifache des Erwachsenen (4, 9).

Aus diesen Fakten resultiert eine erhebliche Labilität im Was-
serhaushalt. Schon im Rahmen einer Nahrungskarenz treten erhebliche Flüssigkeits- und Elektrolytverluste auf (4), kommt dazu
z. B. noch Fieber, eine Gastroenteritis oder ähnliches, kann
es schnell zu einer lebensbedrohlichen Entgleisung des Wasser-
Elektrolyt- und Säuren-Basen-Haushaltes kommen.

Besonderheiten der Infusionstherapie
Bei Kindern, besonders aber bei Neugeborenen, besteht, wenn man
mit den Maßstäben der Erwachsenen an die Notfalltherapie heran-
geht, die Gefahr einer Volumenüberlastung. Die Abb. 3 zeigt
schematisch ein 3,5 kg schweres Neugeborenes mit seiner 65 kg
schweren Mutter. Wird beiden als Schnellinfusion 100 ml Flüssigkeit zugeführt, entspricht dies bei der Mutter nur einem
Fünfzigstel ihres Blutvolumens, bei dem Neugeborenen dagegen
einem Drittel seines gesamten Blutvolumens. Verwendet man in
der Schocktherapie ohne vorausgegangenen wesentlichen Blutver-
lust z. B. Dextran 60 als Schnellinfusion in einer Dosierung
von 5 - 10 ml/kg Körpergewicht, hätte dieses Neugeborene maximal 35 ml erhalten dürfen. Bei der langen Verweildauer des Plas-
maexpanders (6) wird durch die Zufuhr einer Infusionsmenge, die

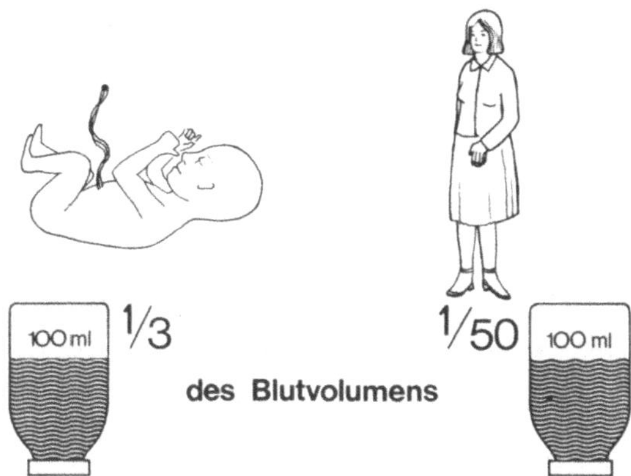

Abb. 3. Infusionsmenge bei Neugeborenen und Erwachsenen. 100 ml Infusionsmenge entsprechen bei einem Neugeborenen von 3,5 kg einem Drittel, bei der 65 kg schweren Mutter einem Fünfzigstel des Blutvolumens

einem Drittel des Blutvolumens entspricht, eine über viele Stunden andauernde, belastende Hypervolämie erzeugt. Wir beobachten nicht selten, daß bei schwerstkranken, asphyktischen Frühgeborenen auf dem Transport Infusionsmengen bis über 100 ml einlaufen. Daran knüpft sich die Forderung, möglichst kleine Infusionsflaschen zu verwenden und trotz der bedrohlichen Gesamtsituation des Patienten nie die Infusionsgeschwindigkeit aus den Augen zu verlieren. Gerade bei schwerkranken Kindern hat sich die Verwendung einer automatischen Pumpe bewährt, die - besonders wenn die Aufmerksamkeit des Arztes durch gleichzeitige Beatmung und weitere Intensivmaßnahmen in Anspruch genommen wird - die Sicherheit für den Patienten erhöht.

Besonderheiten der Intubation und der Tubuslage
Eine Intubation bei komatösen Patienten ist häufig erforderlich, besonders vor längeren Transporten sollte im Zweifelsfalle vorher intubiert werden. Bei Neugeborenen und Säuglingen läßt sich mit einem Trachealtubus ohne Cuff die Aspiration verhindern und eine Beatmung durchführen. Die Intubation von sehr kleinen Kindern und besonders von Frühgeborenen macht dem weniger Geübten oft erhebliche Schwierigkeiten. Dazu kommt die Unsicherheit über die korrekte Lage und die Fixation des Tubus. Der Eindruck einer seitengleichen Belüftung bei der Auskultation der Lungen schließt bei Neugeborenen die Fehllage des Trachealtubus nicht aus. Dieses bestätigen KUHNS und POZNANSKI (11), die nach 52 vorwiegend orotrachealen Notfallintubationen bei routinemäßiger Röntgenaufnahme des Thorax in 14 Fällen den Tubus in Höhe der Carina und in drei weiteren die Tubusspitze im rechten und bei einem Kind im linken Hauptbronchus fanden. Wir meinen jedoch nicht, daß deshalb bei jeder Intubation lediglich zur Kontrolle der Tubuslage eine Röntgenaufnahme angefertigt werden sollte. Schneller, ebenso aussagekräftig und für den Patienten weniger belastend ist das nachfolgend beschriebene Vorgehen.

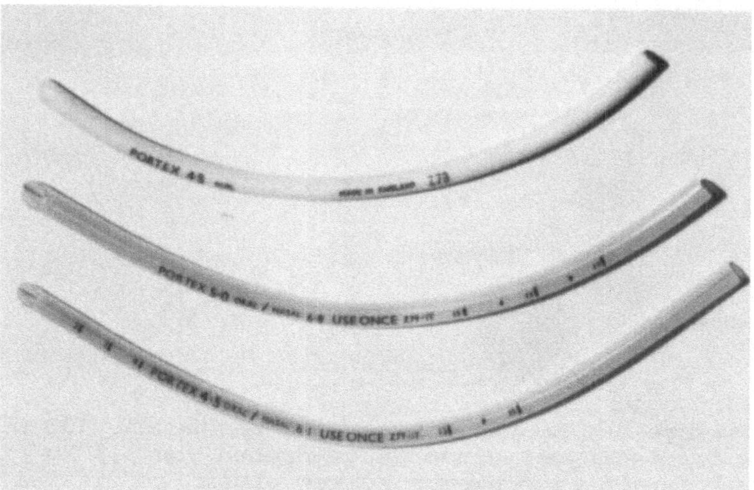

Abb. 4. Nasotracheale Tuben. Oben: Ohne Markierung zur Erkennung der Einführungstiefe in die Trachea; Mitte: Nur mit Markierungen am nasalen Ende; unten: Ideale Kennzeichnung an der
Spitze und am nasalen Ende des Tubus

Die Verwendung markierter Tuben ermöglicht, die exakte Einführungstiefe in die Trachea zu bestimmen. Leider werden noch lange nicht alle Trachealtuben mit diesen Sicherheitsmarkierungen
versehen. Die Abb. 4 zeigt oben einen völlig unzureichend gekennzeichneten, in der Mitte einen nur im Bereich des nasalen
Endes und ganz unten einen in idealer Weise an der Tubusspitze
zusätzlich mit den Marken bei 2, 3 und 4 cm von der Tubusspitze
an gekennzeichneten Trachealtubus. Zu fordern ist, daß auch
großlumige Tuben mit entsprechenden Markierungen versehen werden. So kann auch bei gleichzeitiger Lungenerkrankung oder bei
hohem Geräuschpegel während eines Transportes, wenn eine Lun-
genauskultation nicht aussagekräftig oder unmöglich ist, durch
direkte Laryngoskopie jederzeit die Kontrolle der Tubuslage erfolgen. Die nasotracheale Intubation ist wegen des günstigeren
anatomischen Verlaufes des Trachealtubus und der geringeren Ver-
lagerungsmöglichkeit vorzuziehen. Bewährt hat sich bei uns das
randständige Durchstechen des Tubus mit einer Sicherheitsnadel
und Heftpflasterfixation auf der Oberlippe in unmittelbarer Nä-
he des Nasenlochs. Bei der abschließenden Lagekontrolle durch
direkte Laryngoskopie ist zu beachten, daß in einer neutralen
Kopfhaltung des Patienten die in der Stimmritze verschwindende
Markierung auf dem Tubus kontrolliert wird, da es durch Flexion
oder Extension des Kopfes zu erheblicher Verlagerung der Tubusspitze kommt, z. B. beim Neugeborenen um 16,8 mm $\pm$ 5,98 SD (15).

Zusammenfassend ergeben sich folgende Forderungen:

1. Nur Trachealtuben verwenden, die an der Spitze mit Markierungen versehen sind.
2. Nasotracheal intubieren, besonders bei längerer Intubation
   oder vor Transporten.

3. Tubus sicher fixieren.
4. Abschließend Tubuslage laryngoskopisch kontrollieren.

Dieses sorgfältige Vorgehen erfordern die kleinen anatomischen
Verhältnisse, die aus Abb. 5 hervorgehen. Schon geringe Veränderungen der Tubuslage können bei der nur wenige Zentimeter langen Trachea zu Fehlintubationen führen.

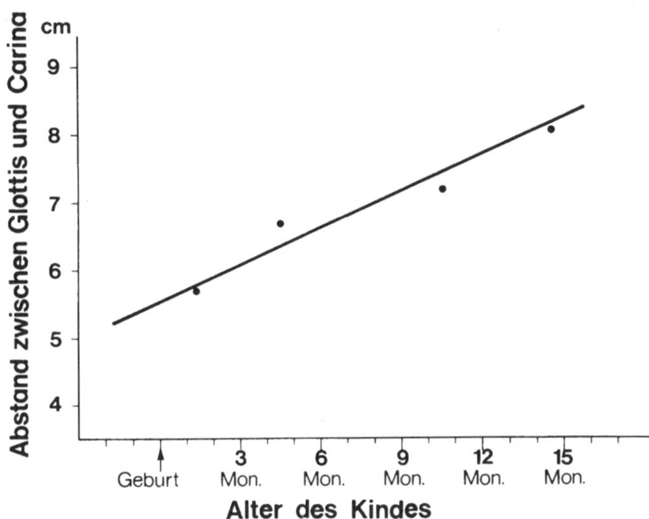

Abb. 5. Länge der Trachea im Kindesalter. Abstand von der Glot-
tis zur Carina in Abhängigkeit vom Alter (Modifiziert nach 7)

Die Abb. 6 zeigt die Röntgenaufnahme eines unreifen Frühgeborenen von 1.000 g Gewicht. Der Trachealtubus war auf dem Transport 15 mm nach distal gerutscht und führte zur Blockierung von
Dreiviertel der Lungenoberfläche. Nach Lagekorrektur zeigt sich
eine seitengleiche Belüftung bei Zeichen des Atemnotsyndroms.
Als Folge ähnlicher Tubusverlagerungen bei ungenügender Fixation sahen wir leider auch schon nach Reanimationen einen Span-
nungspneumothorax, der eine sofortige Thoraxdrainage erforderlich machte (18).

Daß möglichst dünne Trachealtuben verwendet werden sollen, um
Spätschäden an den Stimmbändern und der Trachea zu vermeiden,
wurde schon an anderer Stelle betont (17). Wichtig ist auch die
Wahl eines geeigneten Atembeutels für die entsprechende Größe
des Kindes und die Dosierung des Beatmungsdruckes (3).

Besonderheiten des Transports

Besondere Anforderungen müssen auch an den Transport von komatösen Kindern gestellt werden.

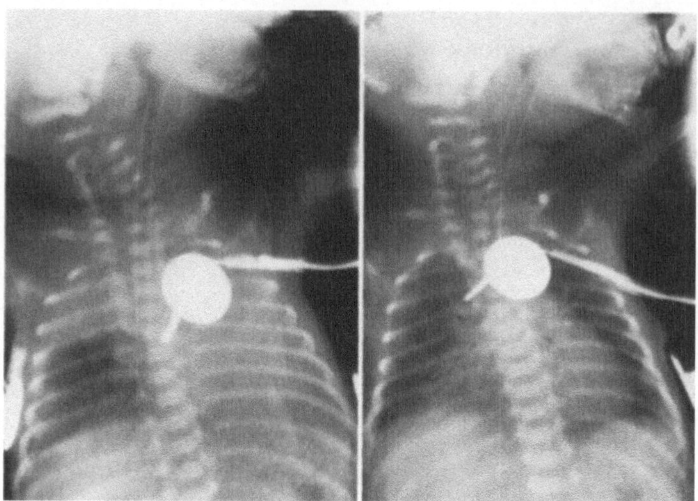

Abb. 6. Fehlintubation. Auf dem Transport bei nicht genügender
Fixation in den rechten Unterlappenbronchus gerutschter Trachealtubus bei einem Frühgeborenen von 1.000 g Gewicht. Röntgenaufnahme des Thorax unmittelbar nach der Aufnahme und nach Zurück-
ziehen des Trachealtubus um 15 mm

Personelle Anforderungen:
Bei geplanten Einsätzen sollte unbedingt ein in der Pädiatrie
erfahrener Anästhesist oder ein in der Intensivmedizin ausge-
bildeter Pädiater den Transport leiten. Der Ausbildungsstand
der Rettungssanitäter ist heute in der Regel gut, jedoch bei
besonderen neonatologischen Problemen hat sich die Mitnahme einer speziell ausgebildeten Kinderkrankenschwester für pädiatri-
sche Intensivpflege bewährt.

Medizinische Anforderungen:
Ein sicherer venöser Zugang ist in jedem Falle erforderlich.
Bei jedem Koma muß im Zweifelsfalle vor Transportbeginn intu-
biert werden, da dieses während des Transportes auf extreme
Schwierigkeiten stößt. Besonders bei Lufttransporten ist stets
Monitorüberwachung des EKG nötig, da eine Auskultation nicht
möglich ist. Das Legen einer großlumigen, offenen Magensonde
wird oft in der Eile vergessen und kann besonders bei größeren
Höhenunterschieden während des Transportes zu unangenehmen Über-
raschungen führen.

Technische Ausrüstung:
Neben der bekannten Ausrüstung des Notarztwagens (1) und Ret-
tungshubschraubers ist eine mobile Einheit für Neugeborene und
kleine Säuglinge mit Inkubator, batteriebetriebener Infusions-
pumpe und Monitor erforderlich. Die heute meist improvisierten,
für den Transportzweck umgebauten und kompliziert zu bedienen-
den Beatmungsgeräte werden wohl in Zukunft durch spezielle, für
diesen Einsatzzweck entwickelte Respiratoren abgelöst, die eine
Beatmung mit heutigem Standard ermöglichen. Vielversprechend
erscheint uns der neue Babylog 2 (Abb. 7), an dessen Erprobung

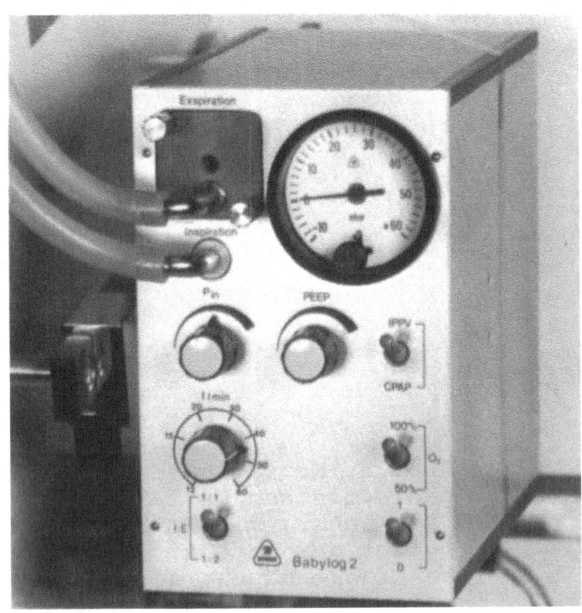

Abb. 7. Transportrespirator. "Babylog 2" (Drägerwerk AG Lübeck, Werksphoto)

die Anästhesieabteilung und wir mitwirkten. Nach einigen Änderungen kann hier ein leistungsfähiges, sicheres und vor allem auch unter extremen Bedingungen schnell und einfach zu bedienendes Beatmungsgerät entstehen.

Transportmittel:
Die Wahl des Transportmittels hängt von der Grundkrankheit oder den auslösenden Ursachen des Komas, der Entfernung und den am Orte schnell verfügbaren Fahrzeugen ab. Wir verwenden einen speziellen Abfragebogen, um den Zustand des Kindes und das Transportrisiko abzuschätzen und schlagen danach die Transportart vor. Die hohe Marschgeschwindigkeit, besonders zu Verkehrsspitzenzeiten, die erschütterungsärmere Lagerung des Patienten sowie die Möglichkeit, ein Spezialteam schnell an den Einsatzort zu bringen, haben den Rettungshubschrauber heute unentbehrlich gemacht. Unbegreiflich ist daher die immer noch zu beobachtende Zurückhaltung beim Einsatz dieses Transportmittels in der Pädiatrie. So wurde bei der letzten statistischen Erhebung des ADAC festgestellt, daß nur 10 % aller von den Rettungshubschraubern in Deutschland transportierten Patienten Kinder waren. Wird von dieser Zahl noch der erhebliche Anteil der Kinder abgezogen, die nach Verkehrsunfällen transportiert wurden, zeigt sich, daß man sich heute noch oft scheut, dieses aufwendige Transportmittel für schwerkranke Kinder einzusetzen.

Eine geringe Verbesserung der Situation konnten wir durch eine Aufklärungsaktion bei den niedergelassenen Kollegen und den umliegenden Krankenhäusern erreichen. Zu diesem Zweck wurden auch

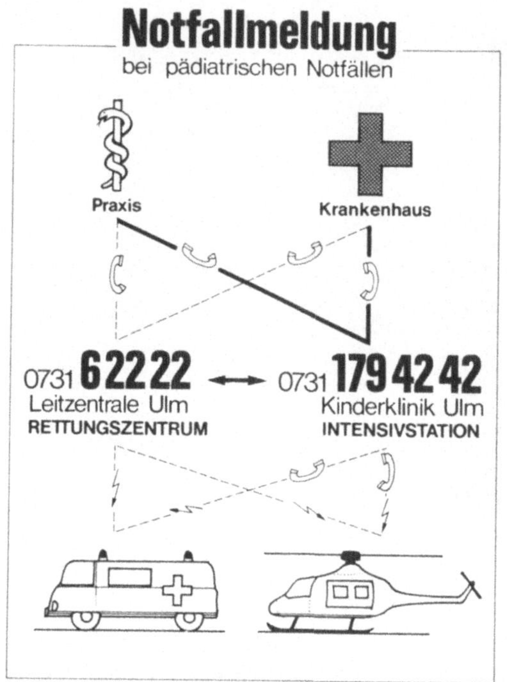

Abb. 8. Notfallmeldung bei pädiatrischen Notfällen. Haftkleber, die im Einzugsgebiet der Intensivstation an Krankenhäuser und niedergelassene Kollegen verteilt werden, um die Kommunikation und die Erstversorgung zu verbessern

die in Abb. 8 gezeigten Haftkleber verteilt und die Kollegen aufgefordert, bei schwerkranken Patienten mit der Intensivstation telefonische Verbindung aufzunehmen und die Sofortbehandlung sowie die Transportart durchzusprechen. Wir hoffen, daß der Anteil der unversorgten oder unsachgemäß transportierten, zum großen Teil unangemeldet eintreffenden schwerkranken Patienten zu reduzieren ist. Eine Verbesserung der Erstversorgung erwarten wir auch von Reanimationskursen, die für die Kollegen der Umgebung durchgeführt werden.

Literatur

1. AHNEFELD, F. W., DICK, W., MILEWSKI, P., REINEKE, H.: Die Neugeborenen-Reanimation als Aufgabe der Rettungsdienste. Anaesthesist 22, 517 (1973)

2. ABIGT, J., WINKLER, G., TELLER, W. M.: Das bewußtlose Kind als Notfallpatient. Teil I. Notfallmedizin 2, 512 (1976); Teil II. Notfallmedizin 2, 564 (1976)

3. DICK, W., AHNEFELD, F. W.: Primäre Neugeborenen-Reanimation. Berlin, Heidelberg, New York: Springer 1975

4. DICK, W., ALTEMEYER, K.-H., SCHÖCH, G.: Perioperative Infusionsbehandlung im Kindesalter. Infusionstherapie 4, 11 (1977)

5. EMMRICH, P.: Das hyperosmolare Syndrom. Notfallmedizin $\underline{3}$, 515 (1977)

6. EMMRICH, P., BAUMANN, W., STECHELE, U.: Studies on the kinetics and renal excretion of low and high molecular weight dextrans in preterm babies, newborns and young infants. Europ. J. Pediat. $\underline{125}$, 181 (1977)

7. FEARON, B., WHALEN, J. S.: Tracheal dimensions in the living infant. Ann. Otol. $\underline{76}$, 964 (1967)

8. HAUPT, H., MERSMANN, B.: Gefährdung Frühgeborener durch "Frühauskühlung" im Kreißsaal. Z. Geburtsh. Gynäkol. $\underline{31}$, 931 (1971)

9. HELWIG, H.: Der Basisbedarf im Wasser- und Elektrolyt-Stoffwechsel zur Erhaltung der Homöostase bei Säuglingen und Kleinkindern. In: Infusionstherapie I. Klinische Anästhesiologie (eds. F. W. AHNEFELD, C. BURRI, W. DICK, M. HALMAGYI), Bd. 3, p. 209. München: Lehmanns 1973

10. KÖHLER, B.: Das bewußtlose Kind. Med. Mschr. $\underline{27}$, 245 (1973)

11. KUHNS, L. R., POZNANSKI, A. K.: Endotracheal tube position in the infants. J. Pediat. $\underline{78}$, 991 (1971)

12. KUTTER, D.: Schnelltests in der klinischen Diagnostik. München, Berlin, Wien: Urban & Schwarzenberg 1976

13. LINDERKAMP, O., VERSMOLD, H. T., RIEGEL, K. P., BETKE, K.: Estimation and prediction of blood volume in infants and children. Europ. J. Pediat. $\underline{125}$, 227 (1977)

14. SCHAUB, J., RIEGEL, K.: Parenterale Therapie der Exsikkose bei Säuglingen. Dtsch. Ärztebl. $\underline{7}$, 431 (1975)

15. TODRES, I. D., de BROS, F., KRAMER, S. S., MOYLAN, F. M. B., SHANNON, D. C.: Endotracheal tube displacement in the newborn infants. J. Pediat. $\underline{89}$, 126 (1976)

16. TELLER, W. M.: Koma bei Stoffwechselstörungen im Kindesalter. Päd. Prax. $\underline{18}$, 475 (1977)

17. TÖLLNER, U., ABIGT, J.: Respiratorische Notfälle im Kindesalter. Notfallmedizin $\underline{2}$, 654 (1976)

18. TÖLLNER, U., HOFSTETTER, R.: Thoraxdrainage mit dem Matthys-Drain bei Kindern. Klin. Pädiat. $\underline{189}$, 161 (1977)

19. WATSON, C. J.: The erythrocyte coproporphyrin. Arch. intern. Med. $\underline{86}$, 797 (1950)

20. WILLE, L., OBLADEN, M.: Neugeborenen-Intensivpflege. Berlin, Heidelberg, New York: Springer 1978

Zusammenfassung der Diskussion zum Thema:
„Untersuchungsverfahren bei Bewußtlosen"

FRAGE:
Zur Beurteilung empfohlener Untersuchungsverfahren müssen zunächst die Anforderungen, die wir an sie stellen, definiert werden. Es muß klar sein, was die einzelnen Untersuchungsverfahren leisten können im Hinblick auf die Einschätzung der <u>Bewußtseinslage</u>, auf die <u>Ursache</u> der Bewußtseinsstörung und <u>Lokalisation</u> eines zerebralen Prozesses und im Hinblick auf die <u>Prognose</u> der Störung. Schließlich muß klar werden, wie sich das jeweilige Untersuchungsverfahren in den praktischen Behandlungsplan einfügt, insbesondere auch, welche Bedeutung die Verfahren im Hinblick auf notwendige Sofortmaßnahmen haben.

Was bringt nun die neurologisch-klinische Untersuchung im Hinblick auf die oben formulierten Anforderungen?

ANTWORT:
Wird man als Neurologe mit einem komatösen Patienten konfrontiert, muß als erstes geprüft werden: Warum ist ein Koma entstanden, ist die ganze Hirnrinde ausgefallen oder handelt es sich um einen Ausfall in der aufsteigenden Formatio reticularis (REGLI). Hier kann die Ursache rein funktionell-metabolisch oder strukturell bedingt sein.

Vor Beginn der neurologischen Untersuchung sollte immer eine Bilanz der vegetativen Funktionen erstellt werden; wie sind die kardiozirkulatorischen und respiratorischen Verhältnisse, liegt eine Hyper- oder Hypothermie vor. Anschließend wird eine neurologische Untersuchung erfolgen. Besteht der Verdacht auf eine strukturelle Störung im Bereich der Formatio reticularis, werden besonders die Augen- und Pupillenmotorik und die Atemform zu beurteilen sein. Die Beurteilung der Skelettmotorik vermag Hinweise auf fokale oder generalisierte Läsionen zu geben. Es muß beachtet werden, daß viele neurologische Symptome flüchtig auftreten und damit bei nicht sofortiger Untersuchung übersehen werden können. So kann z. B. ein A. basilaris-Verschluß durchaus als Vergiftung mißdeutet werden.

Erst die sorgfältige neurologische Untersuchung erlaubt, unter den verschiedenen, zur Verfügung stehenden technischen Verfahren gezielt das richtige und notwendige auszusuchen, das eine weitere Differenzierung oder Sicherung der Diagnose zuläßt.

Ohne Zweifel kann es in Spätstadien der Bewußtlosigkeit in manchen Fällen neurologisch schwierig sein, zwischen strukturellen und primär funktionellen Ursachen zu unterscheiden. Aber genau deshalb ist die frühzeitige und bei Bedarf regelmäßig wiederholte Untersuchung von eminenter Bedeutung. Es muß weiter betont werden, daß die neurologische Untersuchung zwar eine Aussage über die Lokalisation der Störung im Gehirn ermöglicht, dies bedeutet jedoch nicht eine Aussage über die Pathogenese der Störung.

FRAGE:
Nach welchen Kriterien soll die Beurteilung eines neurologisch auffälligen Patienten erfolgen? Welche Schemata sind für den Nichtneurologen zu empfehlen?

ANTWORT:
Dies ist eine Frage des angesprochenen Personenkreises. Die Überwachung durch Neurologen oder Neurochirurgen ermöglicht wesentlich differenziertere Überwachungsbögen als die Überwachung durch nicht neurologisch ausgebildete Ärzte. Es wird darauf ankommen, Leitsymptome herauszukristallisieren, bei deren Auftreten in jedem Falle die Rücksprache mit einem Spezialisten oder die sofortige Verlegung des Patienten in eine Spezialeinheit erfolgen muß. Für diese Belange hat sich das sogenannte "Gelbe Blatt", das auch von der Berufsgenossenschaft übernommen wurde, sehr bewährt[*]. Im "Gelben Blatt" wurden nur die wichtigsten, aussagekräftigsten Kriterien zur Beschreibung des neurologischen Zustandes aufgenommen. Darüber hinaus muß sich der Arzt mit den wichtigsten Befundkonstellationen befassen, die eine intrakranielle Drucksteigerung oder eine hämatomverdächtige Symptomatik anzeigen.

FRAGE:
Was können das Computertomogramm und die Angiographie beitragen zur Abklärung der Lokalisation einer Hirnschädigung, der Ursache und vielleicht auch der Prognose?

ANTWORT:
Wir können dem Kliniker helfen, die Lokalisation der Schädigung aufzuzeigen und die Ursache der Bewußtseinsstörung zu eruieren (KRETZSCHMAR). Anhand von Kontrolluntersuchungen lassen sich bei unklaren Krankheitsbildern die Differentialdiagnose eingrenzen, der Verlauf dokumentieren und bei Änderung der Bewußtseinslage die verantwortlichen Faktoren bestimmen.

Mit den angesprochenen Verfahren sind Dichteverteilungen innerhalb des Hirnparenchyms und der Gefäßverlauf erfaßbar. Wir verifizieren daher mit der Computertomographie substantielle Schäden oder Neubildungen, die Abklärung vasogener Störungen bleibt eine Domäne der Angiographie.

---

[*]Zu beziehen über: Firma Sharp & Dohme GmbH, Leuchtenbergring 20, 8000 München 80

Mit Hilfe dieser Untersuchungsmethoden sind prognostische Hinweise möglich, deren Relevanz der Kliniker zu bestimmen hat. Computertomographisch kann beispielsweise eine prognostisch wichtige Aussage über die klinische Bösartigkeit eines Tumors getroffen werden. So stellt sich ein Astrozytom mit niedrigem Malignitätsgrad vermindert dicht dar. Findet sich jedoch nach Kontrastmittelinjektion eine Anreicherung, muß eine zunehmende Entartung angenommen werden. Ebenso kann eine genaue Aussage über die Beteiligung der Stammganglien und die Wirkung auf den Hirnstamm erfolgen. Massenverschiebung und Volumenänderung summieren sich zu den unterschiedlichen Herniationsformen. Dabei bereitet einzig die Darstellung der Anfangsstufen der tentoriellen Herniation im Computertomogramm Schwierigkeiten. Bei der vorderen Herniation, der Verlagerung des Uncus in die Cisterna cruralis, oder bei der hinteren Herniation, der Einklemmung des Gyrus hippocampi in den Tentoriumschlitz, ist die Methode meist überfordert. Dagegen läßt sich eine fortschreitende Herniation mit Rotation des Hirnstammes oder Kompression der basalen Zisternen und schließlich einer Aquäduktobstruktion computertomographisch voll erfassen.

FRAGE:
Klinisch wichtig erscheint immer wieder die prognostische Beurteilung eines Komazustandes. Kann man durch die Quantifikation des Hirnödems und die wiederholte Messung prognostische Hinweise erwarten?

ANTWORT:
Es läßt sich zweifellos eine Konkordanz in der Rückbildung eines Hirnödems nach Ausdehnung und Intensität im Computertomogramm und der Bewußtseinsaufklarung des Patienten feststellen. Man kann also quantitativ den klinischen Befunden ein morphologisches Substrat zuordnen. Über die Wertigkeit der einzelnen Parameter bestehen aber noch Unklarheiten.

BAETHMANN: Die Frage, ob überhaupt ein Ödem im Computertomogramm erkannt wird oder nicht, hängt von dem Umfang der Dichteveränderungen gegenüber dem normalen Parenchym ab. Eigene Untersuchungen zusammen mit LANKSCH und KAZNER (Neurochirurgische Klinik der Universität München) zeigen, daß der Wassergehalt in der weißen Substanz um mindestens 3 % steigen muß (dies entspricht einer Volumenzunahme in diesem Areal von etwa 10 %), um im Computer-printout zu einer Änderung um eine Hounsfield-Einheit zu führen. Die Auflösung mit den neueren Geräten dürfte genau doppelt so hoch sein. Auf dem Bildschirm des Gerätes oder im Polaroidbild wird das Hirnödem wahrscheinlich erst nach größeren Dichteänderungen sichtbar werden.

REULEN: Es sei noch einmal darauf hingewiesen, daß bei Hirntumoren oder -abszessen das perifokale Ödem in der weißen Substanz scharf begrenzt vorgefunden wird, während das Ödem bei schweren Schädel-Hirn-Traumen das gesamte Gehirn betrifft, d. h. sowohl die graue als auch die weiße Substanz. Dabei kommt es im Computertomogramm zu einer homogenen, diffusen Dichteminderung.

FRAGE:
Welche einfachen Kriterien stehen zur Verfügung, die auf die
Notwendigkeit einer Verlegung eines traumatisierten Patienten
in eine neurochirurgische Klinik hinweisen?

ANTWORT:
REULEN: Gerade auf diesem Gebiet muß noch sehr viel Fortbildungs-
arbeit geleistet werden. Zunächst sollte ein einheitlicher und
nicht zu komplizierter Überwachungsbogen benutzt werden. Als
zweiter Schritt müßten klare Anleitungen zum Erkennen einer hämatomverdächtigen Symptomatik zur Hand gegeben werden. Schließlich muß der Arzt mit der Indikation vertraut werden, welche
Patienten in eine Spezialeinheit weiterverlegt werden müssen,
welche konservativ behandelt werden können und wann die Verlegung kontraindiziert ist.

Einer Verlegung bzw. neuroradiologischer Abklärung bedürfen z. B.:

- Patienten, die nach einem Schädel-Hirn-Trauma (SHT) zunächst
  bewußtseinsklar sind, dann aber sekundär eintrüben.

- Patienten, die nach einem SHT sofort bewußtlos sind und nun
  zusätzlich eine Halbseitensymptomatik entwickeln.

- Patienten mit primärer Bewußtlosigkeit (ohne Halbseitensymptomatik), die nach konsequenter konservativer Therapie über mehrere Tage keine Besserung der Bewußtseinslage aufweisen.

Werden diese Kriterien beachtet, sollten gefährdete Patienten
rechtzeitig erkannt werden.

FRAGE:
Welcher Stellenwert kommt dem EEG zu hinsichtlich der Beurteilung der Ursache, der Lokalisation und der Prognose einer Störung?

ANTWORT:
Quantitative Aussagen über die Bewußtseinsstörung können mit
dem EEG nicht gemacht werden. In manchen Fällen ist es möglich,
einmal aus Einzelergebnissen, einmal aus dem Verlauf prognostische Schlüsse zu ziehen, z. B. beim apallischen Syndrom. Eindeutig ist die EEG-Aussage beim Hirntod.

FRAGE:
Hat die Anwendung eines "EEG-Monitors" in der Notfallmedizin einen Sinn?

ANTWORT:
Bei einer akuten Gefährdung des Patienten würde man mit der Ableitung eines EEG, die Zeit und große Sorgfalt erfordert, un-
nötig Zeit verlieren, ohne entscheidend mehr an Information zu

erhalten. Darüber hinaus erfordert die Interpretation eines veränderten EEG große Erfahrung.

FRAGE:
Welche speziellen therapeutischen Maßnahmen sind über die Basismaßnahmen hinaus bei der Notversorgung von Patienten mit einem Koma unbekannter Genese erforderlich? Was kann die intern-klinische Diagnostik an Sofortuntersuchungen bringen?

ANTWORT:
Neben der klinischen Beurteilung des Patienten (z. B. Kreislauf-, Atmungsparameter, Hautturgor) kommt der Sofortlabordiagnostik eine große Bedeutung zu. Unter den metabolischen Komaformen ist für den Patienten das hypoglykämische Koma als die bedrohlichste Form anzusehen. Als Sofortmaßnahme ist die Bestimmung der Glukosekonzentration unumgänglich. Es hat sich jedoch gezeigt, daß alle erhältlichen Teststreifen im unteren Bereich außerordentlich ungenau anzeigen. Man erhält nur bis zu Werten von 50 - 60 mg% relativ exakte Werte. Auch die Bestimmung in der Tränenflüssigkeit hilft nicht weiter, da die Glukosekonzentration hier nur etwa die Hälfte der Blutzuckerkonzentration beträgt. Das Problem ist bei der Hyperglykämie nicht so ausgeprägt. Der Fehler in der Anzeige liegt im Bereich von 350 mg% bei $\pm$ 50 mg%.

Es kommt in Kürze ein Photometer der Firma Siemens in Taschenformat auf den Markt mit vorgefertigten Küvetten, in denen sich bereits alle notwendigen Reagenzien befinden. Erste Teste ergaben über den gesamten wünschbaren Meßbereich eine sehr gute Übereinstimmung mit den Ergebnissen, die im Labor mit üblichen Routinemeßverfahren gewonnen wurden (PRELLWITZ).

Die Abschätzung einer Azidose aus dem Urin-pH ist absolut abzulehnen, da die physiologische Schwankungsbreite des Urin-pH sehr groß ist und der pH-Wert sehr stark von der Art der Ernährung abhängt.

Der Nachweis von Ketonkörpern mit Teststreifen, die auf der Methode von Lange beruhen, ist ebenfalls kritisch zu bewerten. Mit diesen Sticks wird Acetessigsäure und nicht Azeton nachgewiesen. Es ist zu beachten, daß die Acetessigsäure vor allem in verunreinigten Gefäßen sehr schnell in Azeton umgewandelt wird. Die Empfindlichkeit des Teststreifens gegen Azeton ist aber zehnmal schwächer als gegen Acetessigsäure. Die Bestimmung darf also nur in ganz frischem Urin erfolgen. Bei der Bestimmung im Plasma, die eine Zentrifugierung erfordert, besteht die Schwierigkeit, daß bei Vorliegen einer Azidose die Acetessigsäure umgewandelt wird in Hydroxybuttersäure, die im Vergleich zu Azeton noch einmal um den Faktor 2 schwächer nachweisbar ist. Hier ist der Nachweis in der Tränenflüssigkeit aussagekräftig: Wird keine Acetessigsäure nachgewiesen, liegt keine oder nur eine geringe Ketoazidose vor.

FRAGE:
Gibt es Verfahren oder Schnelltests, um Vergiftungen rasch und
sicher zu diagnostizieren?

ANTWORT:
Die einzige Möglichkeit, bereits im Notarztwagen diagnostisch
tätig zu werden, ist der Teststreifen zum Nachweis der Aktivität der Cholinesterase. Voraussetzung ist, daß Serum gewonnen
werden kann. Man darf nicht vergessen, daß es Krankheitsbilder
gibt, z. B. die Leberzirrhose, bei denen die Cholinesterase
ebenfalls fehlen kann. Sicher ist aber auch der Geruch des Vergifteten ein guter Hinweis.

Konnte Erbrochenes asserviert werden, können darin bestimmte
Substanzen mit Hilfe von Schnelltests nachgewiesen werden. Es
gibt inzwischen Tests für LSD, Haschisch, Morphinderivate, Ko-
kain, Amphetamine, Mescalin, Marihuana, Heroin und Barbiturate.
Leider gibt es noch keine Teststreifen für Carbamide (TÖLLNER).

FRAGE:
Welche Bedeutung ist den Gasspürgeräten beizumessen? Eine rasche
Diagnose wäre besonders bedeutsam bei Vergiftungen mit fluorier-
ten Kohlenwasserstoffen, da in diesen Fällen bereits auf dem
Transport die Therapie mit Hyperventilation und - falls vorhan-
den - Kohlensäurezusatz einsetzen muß.

ANTWORT:
Da die Methode so einfach ist, sollte man sie auch verwenden.
Leider zeigen häufig mehrere Röhrchen für unterschiedliche Gase
ein positives Ergebnis an, so daß die Diagnose nicht sicher zu
stellen ist.

Da die Vergiftung mit fluorierten Kohlenwasserstoffen erfreuli-
cherweise ein seltenes Ereignis ist, wird aus Sicherheits- und
Platzgründen das Mitführen einer Kohlensäureflasche im Notarztwagen nicht möglich sein.

FRAGE:
Welche allgemeinen therapeutischen Maßnahmen müssen in der Erstversorgung spezieller Notfälle zur Anwendung kommen?

ANTWORT:
Es können fünf Bereiche genannt werden, die bereits auf dem
Transport therapiert werden sollen:

1. Die Regularisierung des Herzrhythmus durch Anwendung von Lidocain, Atropin, Orciprenalin.

2. Regulierung des Blutdruckes sowohl bei Vorliegen einer Hypo-
   als auch einer Hypertonie.

3. Anlegen einer Infusion bei schweren Dehydratationszuständen.

4. Behandlung einer akuten Herzinsuffizienz durch Lagerung und Furosemid.

5. Blindpufferung bei der klinischen Diagnose schwerer Azidosen (z. B. Kussmaulsche Atmung).

Eine Blindpufferung sollte jedoch nur dann erfolgen, wenn der Transport des Patienten längere Zeit in Anspruch nimmt, ansonsten sollte die Pufferung erst gezielt nach Bestimmung der Blutgase erfolgen. Selbstverständlich muß die Azidosekorrektur bei Kreislaufstillstand sofort und blind erfolgen.

FRAGE:
Gibt es Parameter, die uns die Aussage erlauben, ob ein Patient die erste Akutphase einer Erkrankung überleben wird? Welche Bedeutung haben hierbei die angesprochenen metabolischen Parameter?

ANTWORT:
Selbstverständlich steht hier im Vordergrund das klinische Gesamtbild.

Die Aussagen sind zur Zeit nur global möglich, die Indizes müssen außerdem auf einzelne Krankheitsbilder bezogen werden. Nach der Erfahrung ist z. B. für jedes Leberzerfallskoma ein prognostisch absolut ungünstiges Zeichen, wenn mit steigendem Ammoniakspiegel aufgrund eines inneren Shunts sich eine zunehmende metabolische Azidose entwickelt. Sie ist meist verursacht durch ein Nierenversagen mit Anstieg des Kreatinins und des Laktatspiegels. Dies gilt für die foudroyant verlaufende Hepatitis ebenso wie für die Tetrachlorkohlenstoff-, Halothan- oder Pilzvergiftung. Wenn diese Entwicklung einsetzt, ist die Prognose praktisch immer infaust. Bei Patienten im Kreislaufstillstand konnte JAHRMÄRKER nachweisen, daß es einen kritischen Wert von etwa 15 - 20 mmol/l Laktat im Blut gibt, der für die Prognose sehr ungünstig ist. Schwieriger ist die Situation beim diabetischen Koma, da hier meist noch andere Komplikationen mit beachtet werden müssen (Hypertonie, Koronarinsuffizienz). Die Angabe eines prognostischen Index ist daher sehr schwierig. Anders ist es wiederum bei Vorliegen eines hyperosmolaren Komas. Die früher übliche Behandlung mit hypotonen Lösungen hatte eine hohe Letalität, während die Behandlung mit isotonen oder hypertonen Lösungen die Letalität nach den Berichten von IRSIGLER et al. nahezu auf Null gedrückt hat (4). Schwierig ist die Aussage bei exogenen Intoxikationen. Hier war die Frage, ob es Kriterien gibt, die eine Aussage erlauben, ob eine aggressive Therapie wie Hämoperfusion oder Hämodialyse eingesetzt werden muß. Sofern bei einem Patienten mit einer Vergiftung unabhängig von der Noxe CKMP-Aktivitäten von mehr als 6 % der Gesamtaktivität auftreten, ist die Prognose sicherlich ungünstiger. Um für die Gruppe der Vergifteten prognostische Indizes erarbeiten zu können, müssen parallele Bestimmungen einmal der Konzentration der Noxe unter

Einschluß der vielleicht noch aktiven Metaboliten erfolgen, zum anderen Bestimmungen des Laktats und der Enzyme, die einen gewissen Rückschluß auf den Schweregrad der Intoxikation erlauben.

Bei Schädel-Hirn-Verletzten gibt das Liquorlaktat einen gewissen Hinweis auf die Prognose. CROCKARD konnte zeigen, daß bei Liquorlaktatwerten (durch Ventrikelpunktion gewonnen) über 5 - 6 mmol/l die Prognose meist ungünstig war (2). Als zweiter prognostischer Faktor wäre der intrakranielle Druck (ICD) zu nennen. Es gibt eine direkte Beziehung zwischen dem ICD und der Prognose. Liegt der ICD über ein bis zwei Tage über 30 mm Hg, so wird die Prognose ungünstiger, und kaum ein Patient überlebte ohne wesentliches Defizit, wenn der ICD gar längere Zeit über 50 - 70 mm Hg anstieg (1, 3, 5, 6).

<u>Literatur</u>

1. COLD, G., ENEVOLDSEN, E., MALMROS, R.: The prognostic value of continuous intraventricular pressure recording in unconscious brain-injury patients under controlled ventilation. In: Intracranial pressure II (eds. N. LUNDBERG, U. PONTEN, M. BROCK), p. 517. Berlin, Heidelberg, New York: Springer 1975

2. CROCKARD, H. A., TAYLOR, A. R.: Arterial and CSF lactate/pyruvate values as a guide to prognosis in head injury coma. In: Cerebral blood flow and intracranial pressure. Basel: Karger 1972

3. ENEVOLDSEN, E., COLD, G., JENSEN, F. T., MALMROS, R.: Dynamic changes in regional CBF, intraventricular pressure, CSF pH and lactate levels during the acute phase of head injury. J. Neurosurg. 44, 191 (1976)

4. IRSIGLER, K., KASPAR, L., BRUNEDER, H., LAGEDER, H.: Kein freies Wasser bei der Therapie des "Coma diabeticum hyperosmolare"!. Dtsch. med. Wschr. 102, 1655 (1977)

5. METZEL, E., ZIMMERMANN, W. E.: Changes of oxygen pressure, acid-base balance, metabolites and electrolytes in cerebrospinal fluid and blood after cerebral injury. Acta neurochir. 25, 177 (1971)

6. ZUPPING, R.: Cerebral acid-base and gas metabolism in brain injury. J. Neurosurg. 33, 498 (1970)

Besonderheiten der Intensivbehandlung bei komatösen Patienten in der operativen Medizin

Von M. Halmágyi

Komazustände in der anästhesiologischen Intensivbehandlung sind
in der Mehrzahl traumatischer oder hypoxämischer Genese, wobei
der Hypoxämie in der Regel zirkulatorische und mechanische Störfaktoren zugrunde liegen. Patienten mit sogenannter einfacher
Bewußtlosigkeit, d. h. ohne eigentliches Koma, werden selten und
dann auch nur zur Beobachtung in die Intensivstation verlegt.

Das klinische Zustandsbild der komatösen Patienten ist pathophysiologisch durch das Bild "Schock im Gehirn" im Sinne einer
zunehmend generalisierten Störung der Mikrozirkulation mit Sauer-
stoffmangelversorgung und insuffizientem Abtransport von sauren
Stoffwechselmetaboliten aus den geschädigten Gebieten charakterisiert.

Das frühzeitige Auftreten fixierter Mikrozirkulationsstörungen
ist zunächst auf eigenregulatorische Vorgänge der zerebralen
Zirkulation zurückzuführen. Sie beantworten eine Widerstandserhöhung im venösen Schenkel, welche in der Regel infolge Kompression durch Blutung, Ödem oder Tumoren auftritt, mit Dilatation der arteriellen Seite. Gewebsazidose und -hypoxie führen
dann zur Vasoparalyse und weiteren Zunahme des intrakraniellen
Volumens (6, 7, 9, 13).

Das Anwachsen des intrakraniellen Druckes in Abhängigkeit von
der Elastizität des Gehirns ist der entscheidende Faktor bei
der Generalisierung von Mikrozirkulationsstörungen im Schädel-
inneren, während der entscheidende Mediator der generalisierten
Störungen das Hirnödem ist (10).

Die Möglichkeiten einer Druckkompensation bei Zunahme des intrakraniellen Volumens durch Verminderung des Liquorvolumens, Abnahme des intrakraniellen Blutvolumens oder eine Massenverschiebung mit der Gefahr der Einklemmung sind sehr begrenzt (13).

Trotz dieser beschränkten Möglichkeiten müssen die therapeutischen Bemühungen bei komatösen Patienten darauf ausgerichtet
sein bzw. die aus anderen Indikationen her bereits eingeleite-
ten Maßnahmen der Intensivbehandlung so modifiziert werden,

1. daß die Ursache der generalisierten Störungen, das Hirnödem,
   behandelt wird, d. h. die Zunahme des Hirnödems verhindert
   und die Ödemdrainage begünstigt wird,

2. daß alle Faktoren, welche das intrakranielle Ödem verstärken,
   therapeutisch ausgeschaltet werden,

3. daß die Kompensationsmöglichkeiten bei Zunahme des intrakraniellen Volumens optimal ohne zusätzliche Schädigung genutzt
   werden und

4. daß der intrakranielle Druck innerhalb von tolerablen Grenzen, d. h. zwischen 15 und 25 mm Hg, gehalten wird.

In erster Linie sind es die Faktoren Hypoxie und Hyperkapnie, die ausgeschaltet werden müssen. Sie erhöhen durch Zunahme des intrakraniellen Blutvolumens und die Verstärkung des Hirnödems den intrakraniellen Druck (Tabelle 1).

Tabelle 1. Gefahren durch Hypoxie und Azidose beim Hirnödem

Verstärkung der Ödemazidose
Zentrale Gefäßdilatation
Verstärkung des Ödems
Erhöhung des intrakraniellen Blutvolumens
Erhöhung des intrakraniellen Druckes

Eine Aspiration durch Ausfall der Schutzreflexe, zentrale Störungen der Lungenfunktion und das foudroyante Lungenödem zentraler Genese müssen als Hauptursachen zusätzlicher hypoxämischer Insulte und einer respiratorischen Azidose bei komatösen Patienten angesehen werden.

Die dadurch ausgelöste zerebrale Vasoparalyse verursacht eine weitere Zunahme des Hirnödems durch Anstieg des Kapillardruckes auf arterielle Druckwerte (Tabelle 2).

Tabelle 2. Gefahren der hypertonen Krisen beim Hirnödem

Erhöhung des hydrostatischen Druckes im Kapillarbett bei zerebraler Vasoparalyse
Vermehrtes intrakranielles Blutvolumen
Verstärkte Ödembildung
Erhöhung des intrakraniellen Druckes

Zusätzliche Schädigungen treten auf, wenn man die zerebralen Krämpfe therapeutisch nicht unterbindet (Tabelle 3). Fuß- und Handschellen, mit denen man den Patienten an das Bett fesselt, sind sicherlich am wenigsten zu empfehlen.

Alle diese Faktoren können weitgehend ausgeschaltet werden, wenn die im Rahmen der Erstversorgung zwingend einzuleitende Intubation, eine kontrollierte Hyperventilation und die Sauerstofftherapie während der Intensivbehandlung fortgesetzt werden. Bei der Therapie aller komatösen Zustände ist entscheidend, daß die Indikation zur kontrollierten Beatmung nicht erst beim Auftreten von zentralen Atemstörungen gestellt wird.

Tabelle 3. Gefahren durch Streckkrämpfe beim Hirnödem

Hypoxämie und respiratorische Azidose

Erhöhung des intrakraniellen Blutvolumens

Erhöhung des intrakraniellen Druckes

Behinderung des venösen Abflusses

Separation des Tracheobronchialbaumes, Sedierung, Relaxierung
und kontrollierte Beatmung sind obligate therapeutische Maßnahmen bei komatösen Patienten in der Intensivbehandlung. Sie verhindern in Verbindung mit pflegerischen und krankengymnastischen
Maßnahmen zusätzliche Schäden des Gehirns durch Hypoxie, respiratorische Azidose oder Streckkrämpfe und ermöglichen die Durchführung weiterer gezielter Maßnahmen. Es muß hervorgehoben werden, daß die Beatmung allein nicht ausreicht; sie kann lediglich Störfaktoren ausschließen. Darüber hinaus soll sie optimal,
d. h. nur auf hierfür speziell ausgerüsteten Intensivbehand-
lungsstationen, durchgeführt werden. Andernfalls wird sie sehr
schnell selbst zu einem thanatogenetischen Faktor.

Tabelle 4. Therapeutische Wirkung der kontrollierten Hyperventilation beim Hirnödem

---

Abnahme der Durchblutung im gesunden Hirngewebe

Verminderung des intrakraniellen Blutvolumens

Umverteilung des intrakraniellen Blutvolumens (Robin Hood-Syn-
drom)

Respiratorische Kompensation der metabolischen Azidose im Ödem-
gebiet und Liquor

Reduktion des erhöhten intrakraniellen Druckes

Eine kontrollierte Hyperventilation vermag den intrakraniellen
Druck akut um 30 - 40 % zu senken. Sie ist sicher die Methode
der Wahl bei der Notversorgung (Tabelle 4). Bei protrahierter
Anwendung ist jedoch zu berücksichtigen, daß eine übermäßige
Senkung des arteriellen CO_2-Druckes zu einer starken Einschrän-
kung der Durchblutung gesunder Hirnareale führt. Dies ist bei
PCO_2-Werten unter 20 mm Hg sicher der Fall. Man sollte einen
PCO_2-Wert von 30 mm Hg daher nicht unterschreiten.

Die einphasische Überdruckbeatmung drosselt meist den venösen
Rückfluß zum Herzen. Wegen der Gefahr einer zerebralvenösen
Stauung infolge Abflußbehinderung wurde bei Patienten mit Hirnödem die Anwendung einer negativen Druckphase mäßigen Grades
empfohlen. Diese Empfehlung ist für die Dauerbeatmung nicht halt-
bar. Die Folgen einer zweiphasischen Überdruckbeatmung, wie Ate-
lektase, interstitielles Lungenödem, Bronchopneumonie usw., wie-

gen schwerer. Man sollte sich auf die einphasische Überdruckbeatmung beschränken und - wenn es aus pulmonalen Gründen erforderlich wird - auch die kontinuierliche Überdruckbeatmung anwenden.

Neben Hypoxie, respiratorischer Azidose und Streckkrämpfen hat
die Erhöhung der Körpertemperatur durch die Zunahme des Sauerstoffbedarfes und einer Beschleunigung der Ödementwicklung eine
ungünstige Wirkung beim komatösen Patienten. Eine Hypothermie
verlangsamt dagegen die Ödembildung und setzt den Sauerstoffverbrauch herab (Tabelle 5). Die Senkung der Körpertemperatur
auf 28 - 30°C hat sich bei operativen Eingriffen am Gehirn bewährt, sie kann aber ohne größere Schwierigkeiten in der Intensivbehandlung nicht fortgeführt werden. Nach unseren zwar spär-
lichen Erfahrungen treten bei protrahierter Anwendung der Hypothermie bei 28°C generalisierte Ödeme und eine Kreislaufdepres-
sion auf. Die künstliche Senkung der Körpertemperatur auf 32 -
33°C ist ebenfalls eine fragwürdige Maßnahme, da in diesen Tem-
peraturbereichen sympathische Gegenregulationen mit Anstieg des
Sauerstoffbedarfes beobachtet wurden.

Tabelle 5. Therapeutische Wirkung der künstlichen Temperaturregulation beim Hirnödem

---

Senkung des O_2-Bedarfes

Reduktion des erhöhten intrakraniellen Volumens

Reduktion des erhöhten intrakraniellen Druckes

Bessere Überlebensrate

Aus diesen Gründen soll die Körpertemperatur um 36,5°C gehalten
werden. Bei relaxierten und beatmeten Patienten gelingt es durch
vegetative Dämpfung, Anwendung von Antipyretika und durch einfache physikalische Maßnahmen, die Körpertemperatur um den Normalwert zu halten. Die Anwendung von Alkoholpackungen und Ven-
tilatoren ist nicht vorteilhaft. Es ist offensichtlich, daß hierdurch ein zu starker Kältereiz gesetzt wird.

Ein weiterer wesentlicher Bestandteil der Therapie ist die Infusion hypertoner Lösungen, um das intrakranielle Volumen zu
reduzieren (Tabelle 6). Diese Lösungen erzeugen durch rasche
Erhöhung der Serumosmolarität einen osmotischen Druckgradienten
zwischen Blut und Gehirngewebe bzw. Blut und Liquor. Sie können
ihre Wirkung allerdings nur in den Gehirnarealen voll entfalten,
in denen die Blut-Hirn-Schranke voll intakt ist. Daher sehen
wir bei erfolgreicher Wiederbelebung nach einem Herz-Kreislauf-
Stillstand ohne intrakranielle Prozesse bessere und raschere
Erfolge der Osmotherapie als z. B. bei Schädel-Hirn-Traumen.
Reine ischämische Insulte erzeugen ein zytotoxisches Ödem. Bei
Schädel-Hirn-Traumen überwiegt in den primär geschädigten Gebie-
ten das vasogene Ödem mit schweren Störungen der Blut-Hirn-
Schranke (11). Zytotoxische Ödembereiche entstehen dann sekun-

Tabelle 6. Therapeutische Wirkung der Osmo-Onko-Therapie beim Hirnödem

---

Verminderung des Wassergehaltes im gesunden Gewebe

Entzug von Wasser aus dem Liquorraum

Reduktion des erhöhten intrakraniellen Volumens

Reduktion des erhöhten intrakraniellen Druckes

---

där durch Ischämie, so daß letzten Endes eine Mischform beider Ödemarten vorliegt.

Bei komatösen Patienten nach Schädel-Hirn-Trauma erfolgt daher die Abnahme des intrakraniellen Volumens unter der Osmotherapie überwiegend durch Flüssigkeitsentzug aus nicht geschädigten Gehirnarealen und aus dem Liquorraum, nicht aber aus den Ödemgebieten. Bei einem generalisierten Hirnödem mit hohem intrakraniellem Druck bleibt der Erfolg einer Osmotherapie daher nicht selten aus.

Nach Ausschluß einer intrakraniellen Blutung werden hypertone Lösungen bereits im Rahmen der Erstversorgung infundiert. Während der Intensivbehandlung verabreicht man je nach Wirkungsdauer und Verhalten des intrakraniellen Druckes wiederholt Osmotherapeutika (5, 15). In der Regel werden sie vierstündlich über drei bis vier Tage infundiert. Wir bevorzugen die 40%ige Sorbitlösung für die Therapie komatöser Patienten. Sorbit kann im Gegensatz zu Mannit im Organismus verstoffwechselt werden, daher sind die Nachteile bei eingeschränkter Nierenfunktion weniger bedeutsam.

Hypertone Lösungen sollen in niedrigeren Dosen verabreicht werden als dies früher üblich war. Die Erfahrungen der Arbeitsgruppe von REULEN mit der kontinuierlichen intrakraniellen Druckmessung haben gezeigt, daß bereits 50 - 80 ml der 40%igen Sorbitlösung ausreichen, um Druckanstiege über 35 mm Hg zu verhindern. HASE fordert die gezielte und kontrollierte Anwendung der Osmotherapeutika unter kontinuierlicher Messung des intrakraniellen Druckes, um die Indikationsstellung und die Dosierung exakt festlegen zu können. Die Wichtigkeit dieser Forderung kann nur unterstrichen werden, zumal die Wirkungsdauer der Osmotherapeutika von Patient zu Patient sehr unterschiedlich sein kann. Es gibt Fälle, bei denen bereits nach einer halben Stunde der intrakranielle Druck wieder ansteigt. Darüber hinaus tritt bei einigen Patienten nach Schädel-Hirn-Trauma das Ödem und damit die intrakranielle Drucksteigerung später, d. h. erst am sechsten bis zehnten Tag auf. Dieses Ödem der Spätphase kann während der Intensivbehandlung nur mit Hilfe einer kontinuierlichen intrakraniellen Druckmessung rechtzeitig erkannt werden. Die Dosierung der hypertonen Lösungen soll so erfolgen, daß Druckanstiege über 35 mm Hg verhindert und Druckabfälle unter 15 mm Hg vermieden werden.

In Verbindung mit der wiederholten Anwendung von Osmotherapeutika muß darauf aufmerksam gemacht werden, daß Verluste an Wasser und Elektrolyten ersetzt werden müssen, um eine Exsikkose, eine Hypokaliämie und eine intravasale Hypovolämie mit Hämokonzentration zu vermeiden (5). Diese Regel gilt auch für die Anwendung von Diuretika.

Eine andere Nebenwirkung, ein sekundärer Wiederanstieg des intrakraniellen Druckes über den Ausgangsdruck im Sinne eines Rebound-Effektes, hat seit der Anwendung von Sorbit oder Mannit an Bedeutung verloren. Unter kontinuierlicher Kontrolle des intrakraniellen Druckes dürfte er therapeutisch keine Probleme mehr bieten.

Tabelle 7. Therapeutische Wirkung von Diuretika (Furosemid, Etacrynsäure) beim Hirnödem

Reduktion der Liquorproduktion
Verstärkte Ödemdrainage
Reduktion des erhöhten intrakraniellen Druckes

Eine weitere Möglichkeit, das intrakranielle Volumen bei Hirnödem zu reduzieren und damit den erhöhten intrakraniellen Druck zu senken, ist durch die Gabe von Diuretika gegeben (Tabelle 7). Insbesondere Furosemid und Etacrynsäure haben sich bewährt. Ihre zerebrale Wirkung scheint weniger direkt antiödematös zu sein, sondern mehr in einer Reduzierung der Liquorproduktion zu liegen (16). Damit wird das Abströmen der Ödemflüssigkeit in Richtung der Ventrikel begünstigt. Die Wirkungsdauer von Furosemid beträgt etwa 1,5 - 2 h. Höhere Dosen als 20 - 40 mg erbringen keine besseren Resultate. Wir bevorzugen daher die wiederholte Gabe kleinerer Dosen; 250 mg oder mehr sollten höchstens als Initialdosis gegeben werden. Diuretika als alleinige Mittel bei der Behandlung des traumatischen Hirnödems kommen weniger in Betracht. Relativ häufig entfalten sie keine ausreichende Wirkung. Besonders wertvoll scheinen sie in Kombination mit Dexamethason zu sein. Sie verstärken die antiödematöse Wirkung in dieser Kombination.

Die Steroide können heute als die wirksamsten Mittel bei der Behandlung des Hirnödems angesehen werden (8, 12). Sie hemmen die Neubildung von Ödemflüssigkeit (Tabelle 8). Die meisten Erfahrungen liegen mit Dexamethason vor, weniger mit Methylprednisolon und Betamethason. Das Mittel wurde erst bei Hirntumoren, Hirnabszessen und intrazerebralen Hämatomen zur Behandlung des perifokalen Ödems verwendet. Wir verabreichen aufgrund der Empfehlungen der REULENschen Arbeitsgruppe seit etwa zwei Jahren Dexamethason bei der Behandlung von Schädel-Hirn-Traumen (3). Die Dosierung liegt nach einer Initialdosis von 100 mg bei 8 mg zweistündlich, in der Regel über sieben Tage; anschließend wird die Behandlung in drei bis vier Tagen abgebaut (4). Erfolge sehen wir dann hauptsächlich, wenn das Mittel bereits vor der Ver-

Tabelle 8. Therapeutische Wirkung der Steroide beim Hirnödem

Reduktion der Ödembildung

Reduktion der Liquorproduktion

Verbesserung der Liquordrainage

Verbesserung der Autoregulation des Kreislaufes

Direkte Wirkung auf gestörte zerebrale Funktionen

---

legung in die Intensivstation verabreicht wurde. Wir wollen denen beipflichten, die die Anwendung von Dexamethason bereits bei der Erstversorgung befürworten.

Nebenwirkungen, wie gastrointestinale Blutungen, verzögerte Wundheilung und Wundinfektionen, traten während der Behandlung nicht vermehrt auf. Lediglich mit den Blutzuckerwerten haben wir unter dieser Therapie vorübergehend Schwierigkeiten. Die gleichzeitige Gabe von Breitbandantibiotika wird jedoch empfohlen.

Aldosteron oder Spironolakton haben wir für die Behandlung komatöser Patienten nicht regelmäßig verwendet, so daß ich hierzu auf die Literatur verweisen möchte (1, 14).

Ich komme in Hinblick auf die Hirndurchblutung noch kurz auf die Frage der Regulierung des Blutdruckes bei komatösen Patienten zurück. Ebenso gefährlich wie die hypertonen Krisen sind bei diesem Krankengut hypotone Zustände (9). Jede kreislaufwirksame Arrhythmie - diese sind bei gleichzeitiger Herzkontusion nicht selten - muß sofort behoben werden. Mangels spezieller Steuerungsgrößen wird der Blutdruck im Normbereich gehalten. Ob die kontinuierliche intrakranielle Druckmessung eine gezielte Einstellung des zerebralen Perfusionsdruckes ermöglichen wird, kann heute noch nicht beantwortet werden. Die Digitalisierung wird wegen der Gefahr eines akuten Lungenödems infolge Linksherzversagens, das nach Schädel-Hirn-Traumen mehrfach beobachtet wurde, empfohlen (2).

Es sind noch mehrere Einzelheiten, insbesondere im Rahmen der pflegerisch-therapeutischen Maßnahmen zu beachten, wie z. B. keine Kopftieflagerung, keine Stauung der Halsvenen usw., die alle darauf abzielen, zusätzliche hypoxämische Insulte oder eine weitere intrakranielle Ödembildung zu vermeiden.

Die Behandlung des komatösen Patienten in der anästhesiologischen Intensivbehandlungsstation erfolgt in enger Kooperation mit dem Neurochirurgen, Neurologen, Internisten und in der Erholungsphase mit Psychotherapeuten, Logopäden und Rehabilitationszentren.

Welche therapeutischen Erfolge die kontinuierliche Messung des intrakraniellen Druckes, die Anwendung hoher Barbituratdosen und eventuell die postischämische hyperbare Oxygenisation mit sich bringen werden, bleibt noch abzuwarten. Die Fortentwicklung dieser Verfahren muß jedoch aufmerksam verfolgt und intensiv diskutiert werden.

Literatur

1. BAETHMANN, A., KOCZOREK, R., REULEN, H. J., WESEMANN, W., HOFMANN, H. F., BRENDEL, W.: Die Beeinflussung des traumatischen Hirnödems durch Aldosteron, Aldosteron-Antagonisten und Dexamethason im Tierexperiment. In: Postoperative Störungen des Elektrolyt- und Wasserhaushaltes (eds. E. S. BÜCHERL, F. KRÜCK, W. LEPPLA, F. SCHELER). Stuttgart, New York: Schattauer 1968

2. DUCKER, T. B., SIMMONS, R. L.: Increased intracranial pressure and pulmonary edema. II. The hemodynamic response of dogs and monkeys to increased intracranial pressure. J. Neurosurg. $\underline{28}$, 118 (1967)

3. FAUPEL, G., REULEN, H. J., MÜLLER, E., SCHÜRMANN, K.: Double-blind study on the effect of dexamethasone on severe head injury. In: Formation and resolution of brain edema (eds. H. PAPPIUS, W. FEINDEL). New York: Springer 1966

4. GOBIET, W.: Die Behandlung des akuten traumatischen Hirnödems. Notfallmedizin $\underline{2}$, 98 (1976)

5. HALMAGYI, M.: Veränderungen des Wasser- und Elektrolythaushaltes durch Osmotherapeutika. Anaesthesiologie und Wiederbelebung (eds. R. FREY, F. KERN, O. MAYRHOFER), Bd. 46. Berlin, Heidelberg, New York: Springer 1970

6. KLATZO, J.: Neuropathological aspects of brain edema. J. Neuropath. Exp. Neurol. $\underline{26}$ (1967)

7. KLATZO, J., SEITELBERGER, F.: Brain edema. Wien, New York: Springer 1967

8. KULLBERG, G.: Clinical studies on the effect of corticosteroids on the ventricular fluid pressure. In: Steroids and brain edema (eds. H. J. REULEN, K. SCHÜRMANN), p. 253. Berlin, Heidelberg, New York: Springer 1972

9. LEECH, P. J., MILLER, J. D.: II. The effect of induced changes in systemic arterial pressure and cerebral blood flow. J. Neurol. Neurosurg. Psychiat. $\underline{37}$, 1099 (1974)

10. LUNDBERG, N.: Continuous recording and control of ventricular fluid pressure in neurosurgical practice. Acta psychiat. neurol. scand. $\underline{36}$, Suppl. 149 (1960)

11. REULEN, H. J.: Vasogenic brain edema. New Aspects in its formation, resolution and therapy. Brit. J. Anaesth. $\underline{48}$, 741 (1976)

12. REULEN, H. J., HADJIDIMOS, A., HASE, U.: Steroids in the
    treatment of brain edema. In: Advances in neurosurgery
    (eds. K. SCHÜRMANN, M. BROCK, H. J. REULEN, D. VOTH), vol. 1,
    p. 92. Berlin, Heidelberg, New York: Springer 1973

13. RISBERG, J., LUNDBERG, N., INGVAR, D. H.: Regional cerebral
    blood volume during acute transient rises of the intracra-
    nial pressure (plateau waves). J. Neurosurg. 31, 303 (1969)

14. SCHMIEDEK, P., OETTINGER, W., BAETHMANN, A., ENZENBACH, R.,
    MARGUTH, F.: Aldosterone - A new therapeutic principle for
    the treatment of brain oedema in man. Acta neurochir. 30,
    59 (1974)

15. SHENKIN, H. A., GOLUBOFF, B., HAFT, H.: The use of mannitol
    for the reduction of intracranial pressure in intracranial
    surgery. J. Neurosurg. 19, 897 (1962)

16. THILMANN, J., ZEUMER, J.: Untersuchungen zur Behandlung des
    Hirnödems mit hohen Dosen Furosemid. Dtsch. med. Wschr. 99,
    932 (1974)

Besonderheiten der Intensivbehandlung bei komatösen Patienten hepatischer, renaler, endokriner und exogen toxischer Genese

Von H. Schönborn

Die Besonderheiten der Intensivbehandlung intern-komatöser Patienten betreffen vor allem Probleme der Infusionstherapie und der Elimination von endogenen und exogenen Giften.

Exogene Vergiftungen

Sieht man bei exogenen Vergiftungen von der anfänglichen Dekontamination des Patienten und von den Möglichkeiten der Neutralisations- und der Antidotbehandlung ab, so kommen für die Giftelimination vier Verfahren in Frage:
- die forcierte Diurese,
- die Peritonealdialyse,
- die Hämodialyse,
- die Hämoperfusion mittels Aktivkohle oder Kunstharzen.

Die unterschiedliche Wertigkeit dieser Verfahren kann am besten durch Vergleich ihrer Clearance-Raten veranschaulicht werden (37). Tabelle 1 zeigt die unterschiedliche Effektivität der einzelnen Eliminationsverfahren in Abhängigkeit von der zugrunde liegenden Vergiftung.

Die Clearance-Werte allein besagen allerdings nichts über die Effektivität der Entgiftung im Hinblick auf die insgesamt eliminierbare Giftmenge. Hier spielen zusätzliche Faktoren wie Serumkonzentration und Eiweißbindung der Gifte, Giftverteilung zwischen Blut und Gewebe und Gewebsaffinität der Gifte eine wesentliche Rolle (37, 45).

Grundsätzlich ist davon auszugehen, daß die Giftelimination immer dann unbefriedigend ist, wenn ein ungünstiges Verteilungsmuster zwischen Blut und Gewebe mit starker Gewebeanreicherung der giftigen Substanzen vorliegt und wenn die Gewebsaffinität der Toxine so hoch ist, daß bei Senkung des Serumspiegels keine nennenswerten Giftmengen aus dem Gewebe ins Blut nachströmen.

Nach den erreichbaren Clearance-Raten müssen forcierte Diurese und Peritonealdialyse bei allen Vergiftungen als am wenigsten effektiv eingestuft werden. Die Hämodialyse ist zur Behandlung der verschiedenen Schlafmittelvergiftungen gut geeignet. Die Indikation zur Anwendung der Hämodialyse ist aber nur bei schwersten Vergiftungsbildern gegeben (19).

Als eventuelle Indikation zur Hämoperfusion kommen Vergiftungen mit potentiell letalen Dosen von halogenierten Kohlenwasserstoffen (5, 42) und schwerste Alkylphosphatvergiftungen und Digitoxinvergiftungen (17, 36, 37) in Frage. Bei den gefürchteten Vergiftungen durch die Unkrautbekämpfungsmittel Paraquat und

Tabelle 1. Clearance-Raten bei verschiedenen Methoden der Schlaf-
mittelelimination (36)

Schlafmittel	Forcierte Diurese	Peritoneal-dialyse	Hämo-dialyse	Hämo-perfusion
Kurzzeitbarbiturate	5	10	20	50 - 120
Langzeitbarbiturate	17	10	60	90 - 120
Bromcarbamide	6 - 8	?	50 - 70	110 - 120
Methaqualon	?	(8)	23	118 - 156

VALE, J. A. et al.: Brit. med. J. 1, 5 (1975)
LEBER, H. W. et al.: Klin. Wschr. 54, 517 (1976)
WIDDOP, B. et al.: Arch. Toxicol. 34, 27 (1975)

Diquat (41, 50) hat man wegen der extrem hohen Gewebsaffinität
dieser Substanzen nur dann eine Chance, relevante Giftmengen mit
Hilfe der Hämoperfusion zu eliminieren, wenn diese Behandlung
innerhalb der ersten 12 - 24 h einsetzt (36). Ähnliches gilt
wahrscheinlich auch für die Pilzvergiftungen (5, 43).

Urämie

Die biochemische Natur der Substanzen, die die Symptome der Urämie und das Coma uraemicum auslösen, ist bis heute nicht bekannt. Harnstoff und Kreatinin sind ursächlich nicht beteiligt.
Für andere Substanzen, die als "Urämiegifte" angeschuldigt werden, ist der toxische Effekt bislang nicht sicher erwiesen. Für
die Entstehung der zerebralen Symptomatik spielen wahrscheinlich
auch Elektrolyt- und Wasserverschiebungen mit Hirnödem, die Hypertonie und die Anämie eine mitbestimmende Rolle (9, 20, 23).

Für die Urämie bei akuter Niereninsuffizienz sind zwei intensiv-
medizinische Besonderheiten hervorzuheben:
1. das Konzept der "prophylaktischen Hämodialyse",
2. die parenterale Behandlung mit essentiellen Aminosäuren.

Die von TESCHAN und Mitarb. (48) schon 1960 propagierte "prophy-
laktische Hämodialyse" bei akuter Niereninsuffizienz zielt auf
einen möglichst frühzeitigen Einsatz der Hämodialyse ab, um die
Entwicklung urämischer Symptome und Komplikationen zu vermeiden.
Die Autoren konnten zeigen, daß bei frühzeitiger Anwendung der
Hämodialyse urämische Symptome ausbleiben, Wunden rascher heilen
und septische Komplikationen seltener auftreten.

Die parenterale Verabreichung essentieller Aminosäuren ist unter
zwei Aspekten bedeutsam:
1. Sicherstellung einer ausreichenden kalorischen Versorgung unter Utilisation unspezifischer körpereigener Stickstoffquel-
   len.
2. Verminderung der Morbidität und Mortalität des akuten Nierenversagens.

Bei alleiniger Zufuhr essentieller Aminosäuren werden stickstoffhaltige Metaboliten zur Synthese von nichtessentiellen Aminosäuren und von Proteinen herangezogen und die Bildung von Harnstoff entsprechend verringert. Infundiert man dagegen essentielle und nichtessentielle Aminosäuren gemeinsam, so besteht kein Zwang zur Synthese nichtessentieller Aminosäuren aus körpereigenen stickstoffhaltigen Metaboliten, und die Harnstoffbildung nimmt zu (11, 18).

Wenngleich diese theoretischen Vorstellungen nicht immer der Praxis entsprechen, so ist doch die Entwicklungsrichtung gegeben. Wie auch beim Leberkoma richten sich weitere Erwartungen auf die Anwendung von Alpha-Ketoanalogen (33).

Der Einfluß dieser Therapie auf Morbidität und Mortalität des akuten Nierenversagens wurde von ABEL und Mitarb. (1) in einer Doppelblindstudie untersucht. Sie wiesen nach, daß eine Infusionstherapie mit essentiellen Aminosäuren und hochkonzentrierter Glukose die Normalisierung der Nierenfunktion beschleunigt, die prognostisch ungünstigen Komplikationen wie Pneumonie, Sepsis und Gastrointestinalblutung besser beherrschbar macht und zu einer signifikanten Abnahme der Mortalität führt. Diese Befunde wurden von BAEK und Mitarb. (4) bestätigt. Um das Risiko eines hyperosmolaren Komas zu vermeiden, werden den hochkonzentrierten Glukoselösungen im deutschsprachigen Raum Mischlösungen von Zuckeraustauschstoffen und Glukose vorgezogen.

Thyreotoxische Krise

Die thyreotoxische Krise ist definiert als eine "akute lebensbedrohliche Dekompensation des Organismus gegenüber der Wirkung erhöhter Schilddrüsenhormonkonzentrationen" (22).

Der Dekompensation des Organismus liegt ein exzessiv gesteigerter Energieumsatz mit vermehrter Wärmeproduktion und erhöhtem Sauerstoffverbrauch zugrunde. Durch noch nicht näher definierte Interaktionen mit den Schilddrüsenhormonen spielen die Katecholamine eine mitbestimmende Rolle. Weiterhin wird der Aktivierung der Nebennierenrinde und der Gefahr der Nebennierenrindeninsuffizienz eine pathogenetische Bedeutung zugemessen (Abb. 1). Entsprechend diesen Mechanismen umfaßt die Therapie eine Blockade von Hormonsynthese und Hormonausschüttung durch Favistan und Endojodin, eine Sympathikolyse mit Hilfe von Alpha- und Betablockern und eine Substitution von Glukokortikoiden, die die Konversion von T_4 zu T_3 zu hemmen vermögen (3, 6, 22).

Nach neueren Untersuchungen scheint die blockierende Wirkung von Jodit bei einer durch Jodkontamination ausgelösten thyreotoxischen Krise wenig erfolgreich zu sein. In diesen Fällen kann durch Zufuhr von Lithium ein rascher Rückgang der Hormonaktivitäten, vor allem der T_3-Spiegel erzielt werden (22).

In der Krise sind die Schilddrüsenhormonkonzentrationen im Serum aber zu hoch und die Halbwertszeiten der Hormone zu lang, um die bedrohliche Situation durch medikamentöse Maßnahmen al-

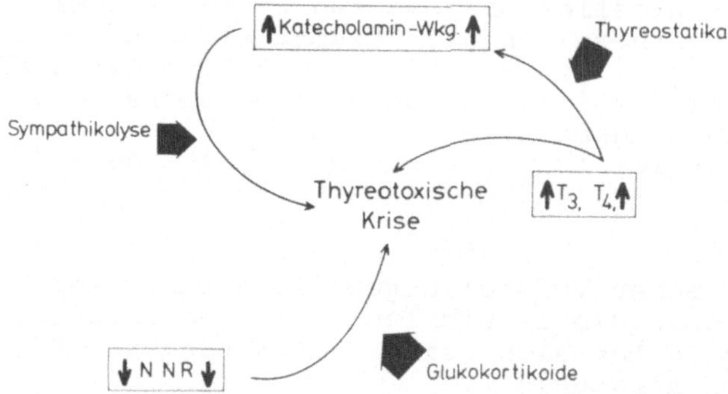

Abb. 1. Pathogenese und Therapie der thyreotoxischen Krise

lein überwinden zu können. Um die Hormonspiegel aus dem kritischen Bereich zu senken, müssen zusätzliche Methoden wie Plasmapherese oder Hämoperfusion angewendet werden. Hinsichtlich der Hormonelimination sind beide Verfahren von gleicher Effektivität (6, 22, 51, 53) und der früher propagierten Peritonealdialyse (21) überlegen.

Die Plasmapherese (Abb. 2) ist technisch einfach durchführbar und bietet bei guter Kreislaufüberwachung keinerlei Risiken.

Die Hämoperfusion ist durch Gerinnungsstörungen belastet und setzt Gefäßzugänge und eine Heparinisierung voraus. Im Zusammenhang mit der Heparinisierung ergibt sich ein zusätzliches Problem. Wie Abb. 3 erkennen läßt, kommt es unter der Zufuhr von Heparin zu einem Anstieg der freien Plasmaspiegel von T_3 und T_4, die erst im weiteren Behandlungsverlauf wieder abfallen. Dieser Anstieg kommt wahrscheinlich durch eine Blockade plasmatischer und intrazellulärer Hormonbindungsstellen zustande. Es ist ungeklärt, ob der im Hinblick auf die gewünschte Elimination vorteilhafte Konzentrationsanstieg der Hormone im Serum die Gefahr einer zusätzlichen toxischen Schädigung von Herz und Gehirn in sich birgt (22).

Coma diabeticum

Beim ketoazidotischen Koma des Diabetes mellitus führt der Insulinmangel zu einer Herabsetzung von Glukose- und Ketonkörperutilisation und zu einer Steigerung von Glukoneogenese und Lipolyse. Hieraus resultieren Hyperglykämie und Ketoazidose. Die Hyperglykämie ist wiederum Ausgangspunkt für Hyperosmolarität, Zelldehydratation und osmotische Diurese und löst wahrscheinlich über diese Mechanismen auch die zentralnervöse Symptomatik des Komas aus (Abb. 4). Bei der seltener auftretenden hyperosmolaren Form des Coma diabeticum finden sich exzessiv erhöhte Blutzuckerwerte, und die Ketoazidose fehlt.

In der Therapie hat sich in den letzten Jahren ein grundlegender Wandel vollzogen. Zwei Besonderheiten sind hervorzuheben:

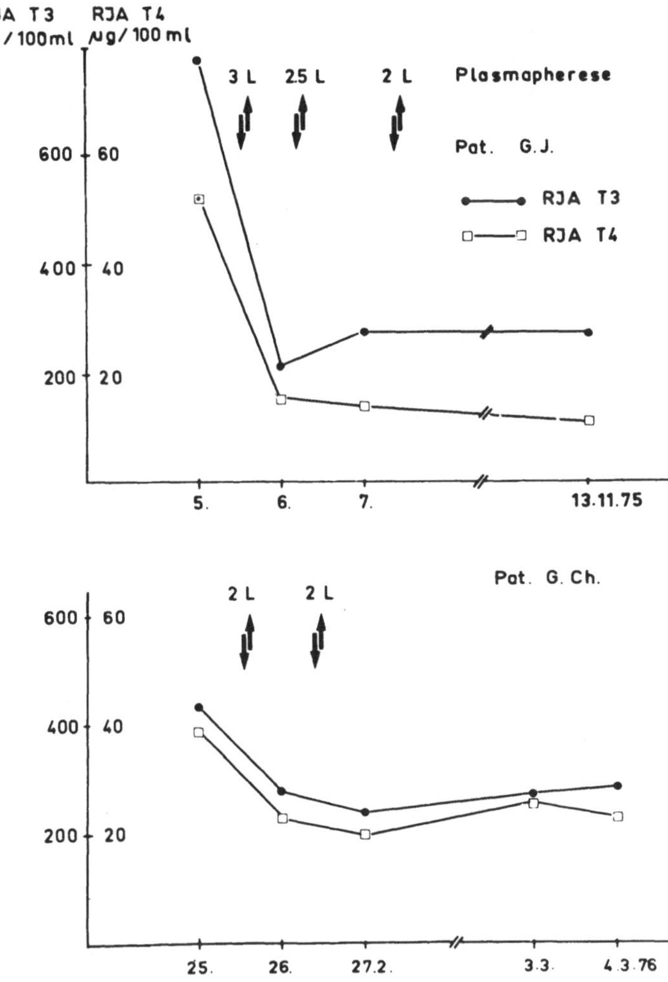

Abb. 2. Plasmapherese bei zwei Patienten mit Thyreotoxikose (6)

1. das neue Konzept der niedrig dosierten Insulintherapie,
2. die Verabreichung von iso- bzw. hypertonen Infusionslösungen anstelle von freiem Wasser.

Für die niedrig dosierte Insulinzufuhr wird vor allem geltend gemacht, daß die Halbwertszeit von Insulin mit 3 - 5 min außerordentlich kurz ist und daß eine optimale Utilisation von Glukose und die gewünschte Inhibition der Lipolyse bereits durch Insulinspiegel im Bereich von 40 - 200 mU/ml (entsprechend einer stündlichen Insulinzufuhr von 2 - 12 Einheiten) gewährleistet sind und durch Dosiserhöhung von Insulin nicht weiter gesteigert werden können (2, 12, 27, 28, 44).

Bei einem Vergleich zwischen niedrig und hoch dosierter Insulintherapie fanden KITABCHI und Mitarb. (28) keinen signifikanten Unterschied im Abfall der Blutglukose. Nur der Abfall der Ketonkörper verlief bei niedriger Insulindosierung langsamer (Abb. 5).

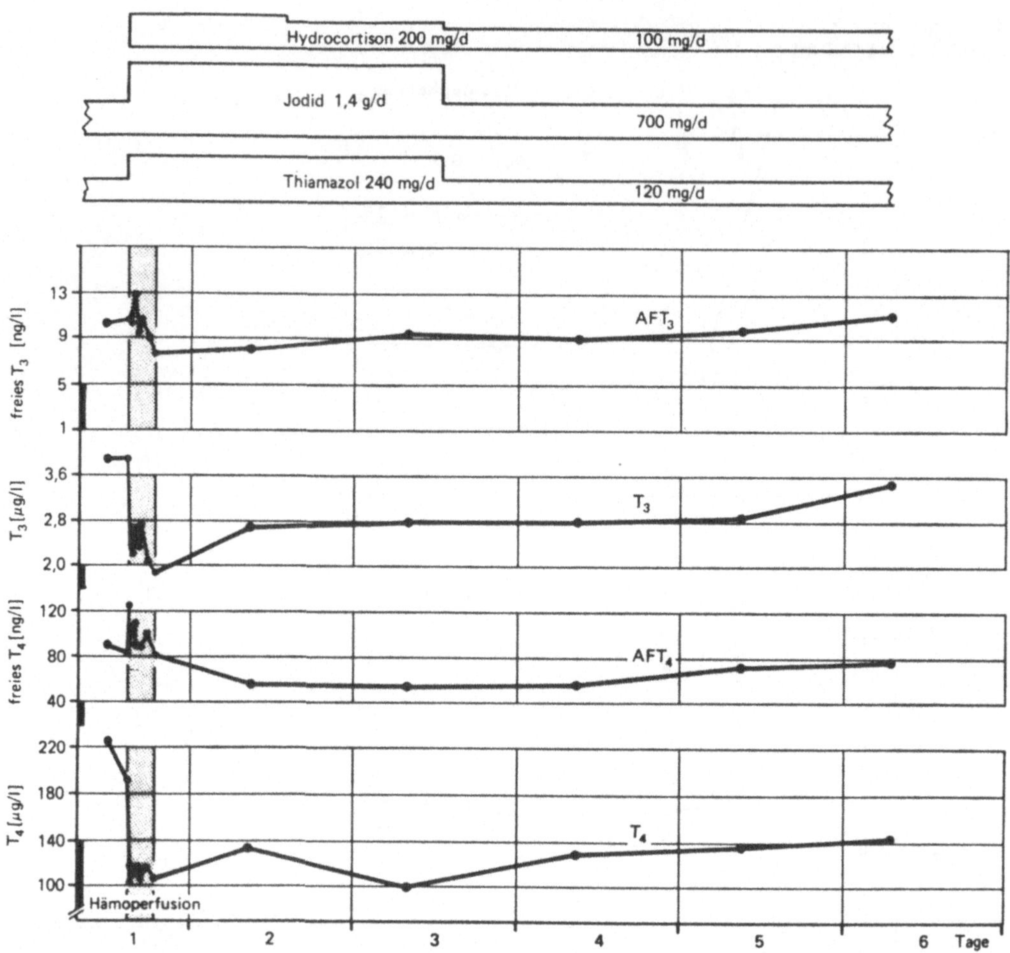

Abb. 3. Hämoperfusion bei Thyreotoxikose mit Anstieg von freiem
T₃ und T₄ unter Heparinzufuhr (<u>22</u>)

Kontrovers sind die Ansichten über die Höhe von Bikarbonat- und
Kaliumbedarf. SOLER und Mitarb. (<u>46</u>) fanden, daß die Kaliumretention bei solchen Patienten, die kein Bikarbonat erhielten und
die mit niedrigen Insulindosen behandelt wurden, deutlich geringer war als in einer Vergleichsgruppe, die mit hohen Insulindosen behandelt wurde. Mit Zufuhr größerer Mengen von Bikarbonat
nahm dagegen die Kaliumretention in allen Therapiegruppen deutlich zu (Tabelle 2). Man könnte daraus schließen, daß der Kaliumbedarf durch Verringerung von Insulin- und Bikarbonatzufuhr herabgesetzt werden kann. Andererseits zeigten Untersuchungen von
PRELLWITZ (<u>39</u>), daß die intrazelluläre Kaliumkonzentration im
Coma diabeticum stark erniedrigt ist und erst durch Zufuhr von
Kalium und Bikarbonat wieder erhöht werden kann. Danach muß in
jedem Fall mit einem deutlichen intrazellulären Kaliumbedarf gerechnet werden (Tabelle 3).

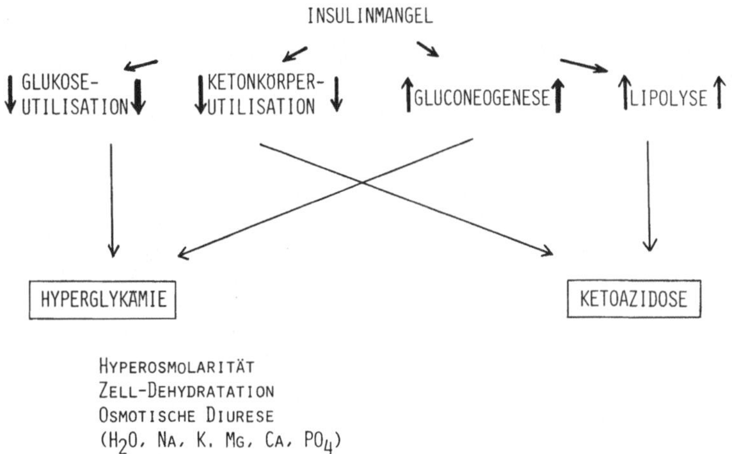

Abb. 4. Pathogenese des Coma diabeticum

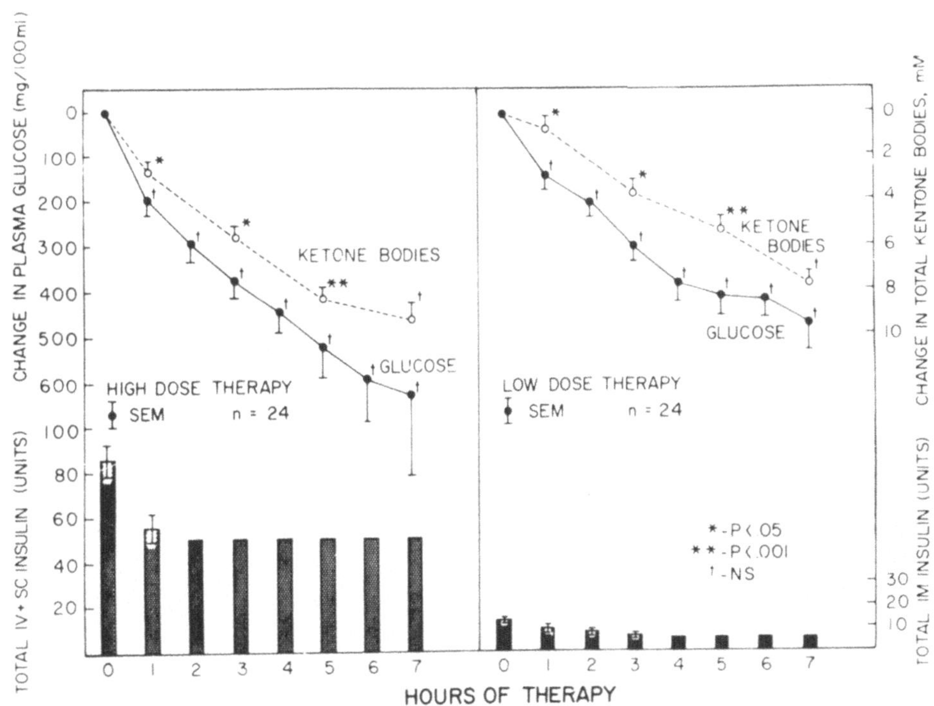

Abb. 5. Hoch- und niedrigdosierte Insulintherapie beim Coma diabeticum (28)

Insgesamt kann daraus gefolgert werden, daß durch Restriktion von Insulin und Bikarbonat nicht der Kaliumbedarf insgesamt,

Tabelle 2. Kaliumretention bei niedrig dosierter (intramuskulär und kontinuierlich intravenös) und bei hoch dosierter Insulintherapie (Bolus i.v.). Oberer Teil der Tabelle ohne, unterer Teil mit Bikarbonatzufuhr (über 250 mval) (46)

| Insulin regimen | No. | Fluid and electrolyte input | | | Urine output | | | |
		Vol. (l)	Na^+ (mmol)	K^+ (mmol)	Vol. (l)	Na^+ (mmol)	K^+ (mmol)	K^+-retention (mmol)
Intramuscular	12	5.7	540	155	3.3	207	135	20 (13 %)
Continuous i.v.	14	6.2	520	160	3.5	279	165	−5 (−3 %)
Bolus i.v.	7	8.3	856	238	3.0	228	135	103 (43 %)
Intramuscular	6	6.0	808	240	3.0	326	130	110 (46 %)
Continuous i.v.	4	7.0	743	310	3.5	300	180	130 (42 %)
Bolus i.v.	7	8.1	731	343	3.2	254	153	190 (55 %)

Tabelle 3. Klinisch-chemische Parameter mit intrazellulärer Kaliumbestimmung im Erythrozyten im Verlauf eines Coma diabeticum unter Zufuhr von Insulin, Bikarbonat und Kalium (39)

Glukose	mg/100 ml	980	800	620	435	210	200
	mmol/l	54,39	44,4	34,4	24,1	11,7	11,1
Kalium (S)	mval/l	(mmol/l)	5,3	3,9	4,2	3,8	3,9	4,1
Kalium Erythrozyten	mval/l	(mmol/l)	65	69	73	70	76	81
Hämatokrit	Vol.%	60	54	53	47	49	46
	1/1	0,6	0,54	0,53	0,47	0,49	0,46
pH arteriell			7,20	7,24	7,35	7,44	7,43	7,40
Basenexzeß	mval/l	(mmol/l)	-18,5	-19	-9	-2	$\pm$0	+5
Standardbikarbonat	mval/l	(mmol/l)	11	9	17	20	25	28
Urin-pH			4,4	4,9	5,3	5,6	5,6	6,5

sondern der Kaliumbedarf pro Zeiteinheit vermindert werden kann und daß therapeutisch induzierte Hypokaliämien in der frühen Behandlungsphase dadurch seltener auftreten.

Nach den Empfehlungen von ALBERTI und Mitarb. (2) sollte die Insulinzufuhr bei intravenöser Verabreichung 4 Einheiten/h und die Kaliumzufuhr 20 mval/h betragen, wobei als Infusionsmedium Humanalbumin-, Gelatine- oder Dextranlösungen verwendet werden sollten, um den Insulinverlust durch Bindung im Infusionssystem (30) möglichst klein zu halten. Bei Abfall des Serumkalium unter 4 bzw. unter 3 mval/l sollte die stündliche Kaliumzufuhr 30 respektive 40 - 60 mval betragen. Die Zufuhr von Bikarbonat wird erst bei pH-Werten unter 7,1 für erforderlich gehalten.

Die Tonizität der Infusionslösungen spielt insbesondere bei der hyperosmolaren Form des Coma diabeticum eine entscheidende Rolle. IRSIGLER und Mitarb. (26) konnten durch fortlaufende Bestimmungen von Liquor- und Plasmaosmolalität nachweisen, daß die schlechte Prognose des hyperosmolaren Komas entscheidend verbessert werden kann, wenn die Osmolalitätssenkung im Liquor und Serum langsam erfolgt und die Entstehung eines osmotischen Hirn-Liquor-Gradienten vermieden wird (Abb. 6). Aus diesem Grunde verbietet sich die bisher übliche Zufuhr von osmotisch freiem Wasser. Es wird vielmehr empfohlen, den stündlichen Abfall der Blutglukose durch niedrigere Dosierung von Insulin und durch eventuelle Zugabe von Glukose auf 50 - 100 mg% zu limitieren und die Glukoselücke im Plasma durch Natrium in Form iso- oder hypertoner Natriumlösungen zu ersetzen, so daß die Plasmaosmolalität innerhalb von 4 h um nicht mehr als 10 - 15 mosmol/l abnimmt (26).

Coma hepaticum

Definitionsgemäß umfaßt der Begriff "hepatische Enzephalopathie" sowohl die hepatoportale Enzephalopathie bei chronischer Leberinsuffizienz als auch das Coma hepaticum als Ausdruck der akuten Leberinsuffizienz bei Hepatitis oder toxischer Leberdystrophie. Die komaprägenden Substanzen sind für die akute und chronische Leberinsuffizienz die gleichen. Sie stehen in enger Relation zu dem gestörten Stoffwechsel von Aminosäuren und stickstoffhaltigen Stoffwechselprodukten aus dem Magen-Darm-Trakt (24, 34, 35). Die pathogenetischen Zusammenhänge zwischen pathologischem Plasmaaminosäurenmuster und komaprägenden Substanzen sind in Abb. 7 dargestellt.

Das Plasmaaminosäurenmuster der essentiellen Aminosäuren bei Leberinsuffizienz zeichnet sich durch eine Erhöhung der unverzweigtkettigen aliphatischen (Methionin, Threonin, Lysin) und der zyklischen Aminosäuren (Tryptophan, Phenylalanin, Tyrosin) und durch eine Verminderung der verzweigtkettigen Aminosäuren (Valin, Leucin und Isoleucin) aus (13, 25).

Aus diesem Aminosäurenmuster resultiert ein Anstieg jener Substanzen im Plasma und Liquor, die als sicher hirntoxisch zu gelten haben, wie Ammoniak, Methionin und seine toxischen Metabo-

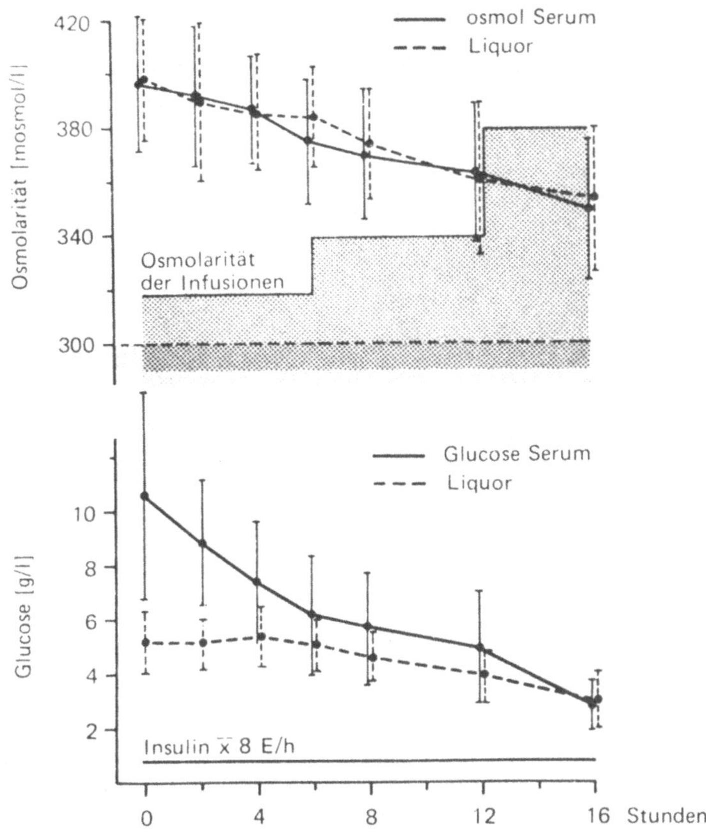

Abb. 6. Osmolalitätsgesteuerte Infusionstherapie bei hyperosmolarem Koma (26)

lite, Methioninsulfoxyd und Methanthiol (16) und freie Phenol-
körper, die aus dem pathologischen Phenylalanin- und Tyrosin-
stoffwechsel anfallen (24, 34, 35). Morphologisch findet sich
in einer Vielzahl der Fälle ein Hirnödem (49).

Für die Genese des Coma hepaticum spielen weiterhin die aus den
zyklischen Aminosäuren gebildeten falschen Neurotransmitter (Octopamin) im Gehirn und der Mangel an physiologischen Überträger-
stoffen (Noradrenalin, Dopamin) eine mitbestimmende Rolle. Auch
der Konzentrationszunahme im Gehirn von Neuromodulatoren und
von Serotonin, welches unter der Einwirkung von freien Fettsäuren aus dem freien Tryptophananteil entsteht, ist eine pathogenetische Bedeutung zuzusprechen (24, 34, 35).

Aufgrund dieser Zusammenhänge wird es verständlich, daß die Zufuhr konventioneller Aminosäurenlösungen bei Patienten mit Leberinsuffizienz zu einer Aggravierung der hepatischen Enzephalopathie führen muß (13, 25). Bei den von FISCHER und Mitarb. (13)
und von HOLM und Mitarb. (25) entwickelten "leberinsuffizienz-
adaptierten" Aminosäurengemischen, die seit kurzem im Handel er-

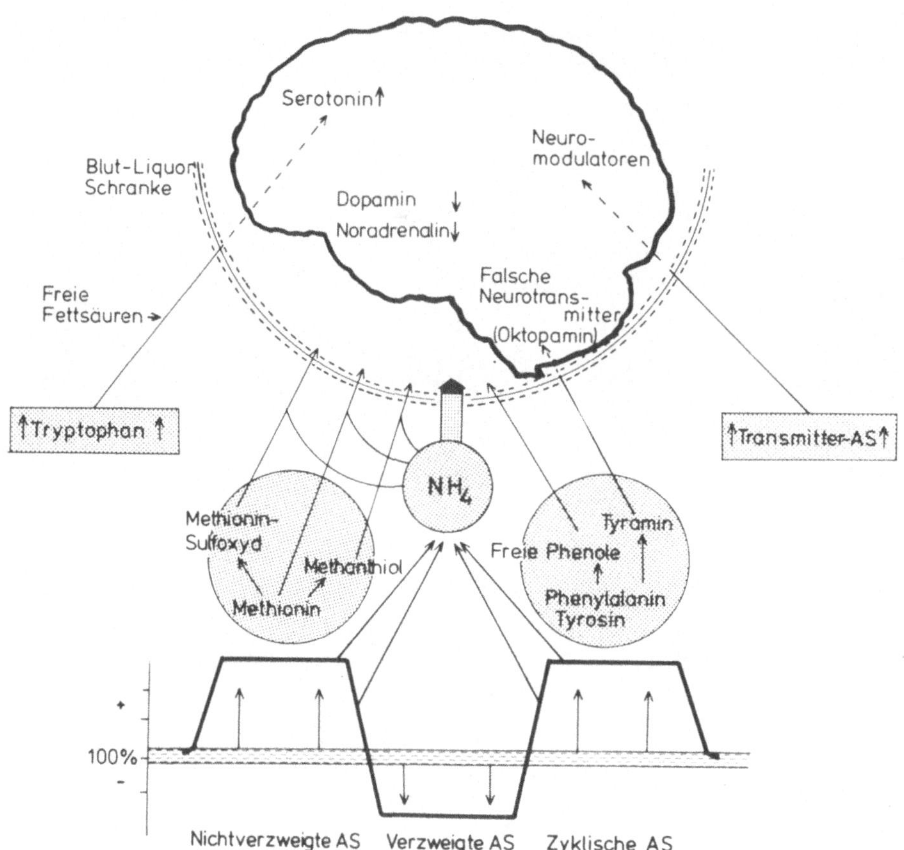

Abb. 7. Pathogenese des Coma hepaticum unter Berücksichtigung
des pathologischen Plasmamusters essentieller Aminosäuren

hältlich sind, wurde diesem Problem Rechnung getragen. Durch
derartige Lösungen scheint eine Korrektur der pathologischen
Serum- und Liquoraminosäurenmuster und eine günstige Beeinflussung der hepatischen Enzephalopathie bei ausreichend hoher ka-
lorischer Nutzung der Aminosäurengemische möglich zu sein. Durch
Anreicherung dieser Lösungen mit Arginin und Ornithin gelingt
es, die Harnstoffsynthese zu steigern und den Ammoniakspiegel
zu senken. Auf die zukünftige Bedeutung der Alpha-Ketoanaloge
essentieller Aminosäuren (33) wurde bereits hingewiesen.

Ein weiteres Problem der Infusionsbehandlung betrifft die Auswahl der Kohlenhydrate, wobei Vor- und Nachteile von Glukose und
Zuckeraustauschstoffen gegeneinander abzuwägen sind. Trotz evi-
denter Vorteile der Zuckeraustauschstoffe (14, 38) muß bei einer Leberinsuffizienz aus folgenden Gründen vor ihrer Anwendung
gewarnt werden (7, 47, 54):
1. Zu rasche Phosphorylierung mit Verarmung der Leber an ATP und
   Phosphat,
2. Verminderung der Syntheseleistung der Leber für Proteine und
   RNS,

Tabelle 4. Therapieformen des akuten Leberversagens (<u>34</u>)

	Zahl (n)	Letalität (n/%)
Austauschtransfusionen		
BALZER und Mitarb. 1971	47	40/85
TREY und Mitarb. 1972	178	142/80
REDEKER und Mitarb. 1973	81	60/74
	306	242/79
Plasmapherese	13	9/69
Kreuzaustausch		
Homolog	20	17/85
Affe	10	6/60
	30	23/77
Extrakorporale Leberperfusion		
Homolog	10	9/90
Schwein	88	77/87
Affe	6	3/50
	104	89/86
Schnellauswaschmethode		
(KLEBANOFF und Mitarb. 1972)	16	5/31
Anti-HB$_S$-Plasma	48	28/58
Hämoperfusion (Aktivkohle-Kollodion)	37	20/54

3. Verstärkung einer hepatisch bedingten Laktazidose,
4. Zunahme der intrahepatischen Triglyzeridsynthese mit Leber-
   verfettung und Hypertriglyzeridämie.

Einzelmitteilungen über eine durch Zuckeraustauschstoffe verursachte toxische Leberschädigung mit Anstieg zellulärer Enzyme
gelten dagegen als umstritten und sind bei Beachtung der üblichen Dosierungsvorschriften nicht zu befürchten (<u>14</u>).

Für die parenterale Ernährung bei Leberinsuffizienz sind daher
hochprozentige Glukoselösungen (in steigender Dosierung von 200 -
600 g/Tag) als Kalorienträger vorzuziehen (<u>7</u>, <u>29</u>). Bei Erstellung der Infusionspläne muß der häufig anzutreffenden renalen
Funktionseinschränkung mit Retention von Natrium und Wasser Rechnung getragen werden (<u>10</u>, <u>31</u>).

Neben diesen Maßnahmen steht bei akuter Leberinsuffizienz der
temporäre Leberersatz mit Elimination hirntoxischer Substanzen
zur Diskussion. Unter den zahlreichen, zum Teil sehr aufwendi-
gen Leberersatzmethoden (Tabelle 4) wurde während der letzten
Jahre die vor allem von der Arbeitsgruppe um WILLIAMS propagierte

Hämoperfusion favorisiert. Nach anfänglichen Erfolgen müssen
die Behandlungsergebnisse aber als enttäuschend angesehen werden (15, 52). Die Hoffnungen richten sich derzeit auf die extrakorporale Perfusion mit Pavianlebern (32, 40), die in Deutschland vor allem von der Bonner Arbeitsgruppe um LIE (32) befür-
wortet wird. Hierzu bleiben weitere Ergebnisse abzuwarten. Alle
übrigen Methoden haben bisher enttäuscht (8, 34).

Literatur

1. ABEL, R. M., BECK, C. H., ABBOTT, W. M., RYAN, J. A., BAR-
   NETT, G. O., FISCHER, J. F.: Improved survival from acute
   renal failure after treatment with intravenous essential
   L-amino acids and glucose. Results of a prospective, double-
   blind-study. New Engl. J. Med. 288, 695 (1973)

2. ALBERTI, K. G. M. M.: Low-dose insulin in the treatment of
   diabetic ketoacidosis. Arch. intern. Med. 137, 1367 (1977)

3. ALTHOFF, P.-H., NEUBAUER, M., SCHÖFFLING, K.: Die hyper-
   thyreoten Krisen - Klinik und Therapie. Notfallmedizin 3,
   11 (1977)

4. BAEK, S. M., MAKABALI, G. G., BRYAN-BROWN, C. W., KUSEK, J.,
   SHOEMAKER, W. C.: The influence of parenteral nutrition on
   the course of acute renal failure. Surg. Gynec. Obstet 141,
   405 (1975)

5. BARTELS, O., JUNGE, O., TOPF, G.: Hämoperfusion bei Vergiftungen. Notfallmedizin 4, 143 (1978)

6. BEYER, J., CORDES, U., WOLF, E., SELL, G., BIERBACH, H.:
   Endokrine Krisen. In: Intensivmedizin in der Inneren Medizin (eds. H. JUST, H.-P. SCHUSTER). Stuttgart: Thieme 1977

7. BODE, J. Ch.: Stoffwechselstörungen durch intravenöse Gabe
   von Fructose oder Sorbit. Internist 14, 335 (1973)

8. CZYGAN, P., AST, E., KOMMERELL, H.: Therapiemöglichkeiten
   des endogenen Leberkomas. Inn. Med. 2, 172 (1975)

9. DOBBELSTEIN, H.: Zur Pathogenese der Urämie. Internist 12,
   76 (1971)

10. DÖLLE, W.: Nierenkrankheiten und gastrointestinale Erkran-
    kungen. Med. Welt 25 (NF), 1673 (1974)

11. DUDRICK, S. J., STEIGER, E., LONG, J. M.: Renal failure in
    surgical patients. Treatment with intravenous essential
    amino acids and hypertonic glucose. Surgery 68, 180 (1970)

12. ESKILDSEN, P. C., NERUP, J.: Low-dose insulin treatment of
    diabetic ketoacidosis. Acta med. scand. 202, 295 (1977)

13. FISCHER et al.: The role of plasma amino acids in hepatic encephalopathy. Surgery 78, 276 (1975)

14. FÖRSTER, H., HOFFMANN, H.: Biochemische Überlegungen zur Verwendung der Kohlenhydrate in der parenteralen Ernährung. Infusionstherapie 4, 265 (1973/74)

15. GAZZARD, B. G., WESTON, M. J., MURRAY-LYON, I. M., FLAX, H., RECORD, C. O., PORTMANN, B., LANGLEY, P. G., DUNLOP, E. M., MELLON, P. J., WARD, M. B.: Charcoal haemoperfusion in the treatment of fulminant hepatic failure. Lancet 1974 I, 1301

16. GEROK, W.: Aminosäurenstoffwechsel bei Leberinsuffizienz. Verh. Dtsch. Ges. inn. Med. 75, 33 (1969)

17. GILFRICH, H. J., OKONEK, S., MANNS, M., SCHUSTER, C. J.: Evaluation of charcoal hemoperfusion for treatment of massive digitalis overdose. Klin. Wschr. 56 (im Druck)

18. GIOVANNETTI, S., MAGGIORE, Q.: A low-nitrogen diet with proteins of high biological value for severe chronic uremia. Lancet 1964 I, 1000

19. GRABENSEE, B.: Hämoperfusion. In: Intensivmedizin in der Inneren Medizin (eds. H. JUST, H.-P. SCHUSTER). Stuttgart: Thieme 1977

20. HEIDBREDER, E., DRAGOUN, G., HEIDLAND, A.: Coma uraemicum: Pathogenetische und differentialdiagnostische Aspekte der Bewußtseinsstörungen bei Nierenerkrankungen. Notfallmedizin 2, 231 (1976)

21. HERRMANN, J., KRÜSKEMPER, H. L., GROSSER, K. D., HÜBNER, W., BÖHM, W.: Peritonealdialyse in der Behandlung der thyreotoxischen Krise. Dtsch. med. Wschr. 96, 742 (1971)

22. HERRMANN, J.: Neuere Aspekte in der Therapie der thyreotoxischen Krise. Dtsch. med. Wschr. 103, 166 (1978)

23. HODLER, J., VORBURGER, C.: Chronische Niereninsuffizienz und Urämie. In: Klinische Pathophysiologie (ed. W. SIEGENTHALER). Stuttgart: Thieme 1973

24. HOLM, E.: Behandlungen mit Aminosäuren bei hepatischer Enzephalopathie. Stuttgart: Fischer 1976

25. HOLM, E., FIENE, R., STRIEBEL, J. P., HAUX, P., KIRCHMAIER, J.: 3. Internationales Ammoniaksymposium, 11. - 14. Mai 1977, Baden bei Wien

26. IRSIGLER, K., KASPAR, L., BRUNEDER, H., LAGEDER, H.: Kein freies Wasser bei der Therapie des "Coma diabeticum hyperosmolare!. Dtsch. med. Wschr. 102, 1655 (1977)

27. KIDSON, W., CASEY, J., KRAEGEN, E., LAZARUS, L.: Treatment of severe diabetes mellitus by insulin infusion. Brit. Med. J. 2, 691 (1974)

28. KITABCHI, A. E., AYYAGARI, V., GUERRA, S. M. O.: The efficacy of low-dose versus conventional therapy of insulin for treatment of diabetic ketoacidosis. Ann. intern. Med. 84, 633 (1976)

29. KLEINBERGER, G., KOTZAUREK, R., PALL, H., PICHLER, H., SZELESS, S.: Parenterale Ernährung bei Coma hepaticum. Leber Magen Darm 6, 340 (1976)

30. KUERT, Ch., STAUFFACHER, W., BACHOFEN, M.: Insulinverluste bei der Infusion von Insulin in Glucose und in Nährlösungen. Schweiz. med. Wschr. 107, 398 (1977)

31. LANGE, H., MARTINI, G. A.: Die Niereninsuffizienz bei dekompensierter Leberzirrhose - das sogenannte hepatorenale Syndrom. Med. Klin. 69, 551 (1974)

32. LIE, T. S., DENGLER, H. J., GÜTGEMANN, A., ROMMELSHEIM, K., LELBACH, W. K., HOLST, M., MARSTELLER, H. J., UEDA, T., MÜLLER, J., KLEHR, U., BERGMANN, K. v., KUTZNER, M., SPECK, D., GUNDERMANN, K. J.: Die extrakorporale Perfusion mit Pavianlebern zur Behandlung des Leberzerfallskomas. Dtsch. med. Wschr. 102, 1506 (1977)

33. MADDREY, W. C., CHURA, C. M., COULTER, A. W., WALSER, M.: Effects of keto-analogues of essential amino acids in portal-systemic encephalopathy. Gastroenterology 65, 559 (1973)

34. MEYER ZUM BÜSCHENFELDE, K. H.: Leberversagen und Leberersatz. In: Intensivmedizin in der Inneren Medizin (eds. H. JUST, H.-P. SCHUSTER). Stuttgart: Thieme 1977

35. MUNRO, H. N., FERNSTROM, J. D., WURTMAN, R. J.: Plasma amino acid imbalance and hepatic coma. In: Fortschritte in der parenteralen Ernährung (eds. F. W. AHNEFELD, H. BERGMANN, C. BURRI, W. DICK, M. HALMAGYI, L. HELLER, E. RÜGHEIMER). Klinische Anästhesiologie und Intensivtherapie (eds. F. W. AHNEFELD, H. BERGMANN, C. BURRI, W. DICK, M. HALMAGYI, E. RÜGHEIMER), Band 13, p. 103. Berlin, Heidelberg, New York: Springer 1977

36. OKONEK, S. HOFMANN, A., ALBERT, F. W., HENNINGSEN, B.: Klinisch-toxikologische Untersuchungen über die Behandlung von Vergiftungen durch Pflanzenschutzmittel vom "Typ E 605" und vom "Typ Paraquat" mit Hämoperfusion. In: Entgiftung mit Hämoperfusion (eds. L. DEMLING, O. BARTELS), p. 66. Friedberg/Hessen: Bindernagel 1976

37. OKONEK, S.: Hämoperfusion mit beschichteter Aktivkohle. Intensivmed. 15, 54 (1978)

38. PETER, K., GEORGIEFF, E.-M., GEORGIEFF, M., SCHMITZ, E. R.: Intravenöse Langzeiternährung. In: Intensivmedizin in der Inneren Medizin (eds. H. JUST, H.-P. SCHUSTER). Stuttgart: Thieme 1977

39. PRELLWITZ, W.: Klinisch-chemische Diagnostik, 2. Auflage.
    Stuttgart: Thieme

40. SAUNDERS, S. J., BOSMAN, S. C. W., BARNARD, C. N., TERBLAN-
    CHE, J.: Austauschtransfusionen und Kreuzzirkulation mit
    Pavianen bei der Behandlung des akuten Leberversagens. In-
    ternist 11, 77 (1970)

41. SCHÖNBORN, H., SCHUSTER, H.-P., KÖSSLING, F. K.: Klinik und
    Morphologie der akuten peroralen Diquatintoxikation (Reglone).
    Arch. Toxikol. 27, 204 (1971)

42. SCHWARZBECK, A., BRITTINGER, W. D., KÖSTERS, W.: Haemocol -
    eine neue Methode zur Entgiftung bei Lösungsmittel-Intoxi-
    kation. In: Entgiftung mit Hämoperfusion (eds. L. DEMLING,
    O. BARTELS), p. 73. Friedberg/Hessen: Bindernagel 1977

43. SEEGER, R., BARTELS, O.: Zur Elimination von Knollenblätter-
    pilzgift mit Hilfe der Kohle-Hämoperfusion. In: Entgiftung
    mit Hämoperfusion (eds. L. DEMLING, O. BARTELS), p. 81.
    Friedberg/Hessen: Bindernagel 1977

44. SEMPLE, P. F., WHITE, C., MANDERSON, W. G.: Continuous in-
    travenous infusion of small doses of insulin in treatment
    of diabetic ketoacidosis. Brit. Med. J. 2, 694 (1974)

45. SEYFFART, G.: Giftindex: Dialyse und Hämoperfusion bei Ver-
    giftungen. Fresenius-Stiftung. Bad Homburg v.d.H. 1975

46. SOLER, N. G., FRITZGERALD, M. G., WRIGHT, A. D., MALINS,
    J. M.: Comparative study of different insulin regimens in
    management of diabetic ketoacidosis. Lancet 1975 II, 1221

47. STREMMEL, W.: Glukose-Fruktose: Zur Anwendung der beiden
    Zucker in der parenteralen Ernährung. Infusionstherapie 2,
    153 (1973/74)

48. TESCHAN, P. E., BAXTER, E. R., O'BRIEN, T. F., FREYHOF,
    J. N., HALL, W. H.: Prophylactic hemodialysis in the treat-
    ment of acute renal failure. Ann. intern. Med. 53, 992 (1960)

49. THÖLEN, H.: Hirnödem. Eine Todesursache beim endogenen Le-
    berkoma. Klin. Wschr. 50, 296 (1972)

50. TILLING, W.: Paraquat-Intoxikation. Dtsch. med. Wschr. 93,
    2439 (1968)

51. TSCHIRCH, L.-S., DREWS, J., LIEDTKE, R., SCHEMMEL, K.: Die
    Behandlung des Coma basedowicum durch Plasmapherese. Med.
    Klin. 70, 807 (1975)

52. WILLIAMS, R.: Kritischer Überblick über die Kohle-Hämoper-
    fusion beim akuten Leberversagen. Hepatologie. Lit. Schnell-
    dienst Dr. Falk GmbH. 4. Quartal 1977

234

53. WINKELMANN, W., HADAM, W.: Endokrine Krisen. Notfallmedizin
    <u>3</u>, 599 (1977)

54. WOODS, H. F., ALBERTI, K. G. M. M.: Dangers of intravenous
    fructose. Lancet 1972 II, 1354

Besonderheiten der Intensivtherapie bei komatösen Neugeborenen, Säuglingen und Kleinkindern

Von P. Emmrich

Es bedarf keiner besonderen Erwähnung, daß das klinische Symptom der Bewußtlosigkeit in den verschiedensten Altersstufen des Kindesalters bei einer Vielzahl der ätiologisch unterschiedlichsten Krankheitsbilder anzutreffen ist. Es gilt heute als sicher, daß dieses Symptom bei annähernd 100 verschiedenen Krankheiten im Kindesalter auftritt. Diese Vielfalt erschwert neben den möglichen altersspezifischen Besonderheiten die Intensivtherapie komatöser Zustände im Kindesalter sehr. Das thanatogenetische Prinzip ist bei der Intensivtherapie besonders zu beachten, da vor allem bei Krankheitsbildern, die einen komatösen Zustand auslösen können, Störungen der sogenannten Seitenkette oft sehr schwer zu diagnostizieren und zu deuten sind.

Im Gegensatz zu den sonstigen Gepflogenheiten der Intensivmedizin kommt der Diagnostik der Erkrankung, die die Bewußtlosigkeit ausgelöst hat, auch während der Intensivtherapie äußerste Priorität zu. Die Einteilung der Bewußtseinsstörungen in vier Vigilanzstadien läßt sich im Neugeborenen-, Säuglings- und Kleinkindesalter nicht durchführen, da die Bewußtseinsstörung im jungen Kindesalter nicht nach einheitlichen pathophysiologischen Grundsätzen abläuft.

Hierbei spielt vielmehr das Lebensalter eine sehr wichtige Rolle als differenzierender Faktor; es ermöglicht bereits primär eine gewisse Ausschlußdiagnostik auch während der initialen Intensivtherapie. Die besondere Störanfälligkeit des Säuren-Basen- und Wasser-Elektrolyt-Haushalts mit Auswirkungen auf Kreislauf, Atmung und Temperatur gestattet es beispielsweise, im frühen Säuglingsalter eine Vielzahl von Ursachen der im späteren Alter beobachteten komatösen Zustände primär auszuschließen.

Die therapeutischen Prinzipien unklarer komatöser Zustände beinhalten selbstverständlich, daß die Notversorgung solcher Patienten die grundsätzlichen Besonderheiten des Kindesalters berücksichtigt (Tabelle 1). Diese Grundsätze sind bereits an anderer Stelle ausführlich dargelegt worden, so daß hier nicht nochmals darauf eingegangen werden muß. Andererseits soll auch erwähnt werden, daß es gelegentlich nicht möglich ist, verwertbare diagnostische Hinweise zu erhalten, da die Intensivtherapie selbst das Symptomenbild so verwischt, daß Rückschlüsse auf die Grunderkrankung kaum möglich sind. So z. B. wenn ein Kleinkind, das relativ akut bewußtlos wurde, Krampfanfälle, die nicht zu durchbrechen sind, aufgrund einer Enzephalomeningitis hat, gleichzeitig jedoch eine Gastroenteritis mit Erbrechen und nachfolgender Aspiration vorliegt, mit der Folge einer Dekompensation des Wasser-Elektrolyt- und Säuren-Basen-Haushalts und nachfolgendem Übergang in einen regressiven Schock und exzessive Hyperthermie. Wird dieses Kind zusätzlich aus therapeutischen Grün-

Tabelle 1. Therapeutische Prinzipien bei Bewußtlosigkeit unklarer Genese im Kindesalter

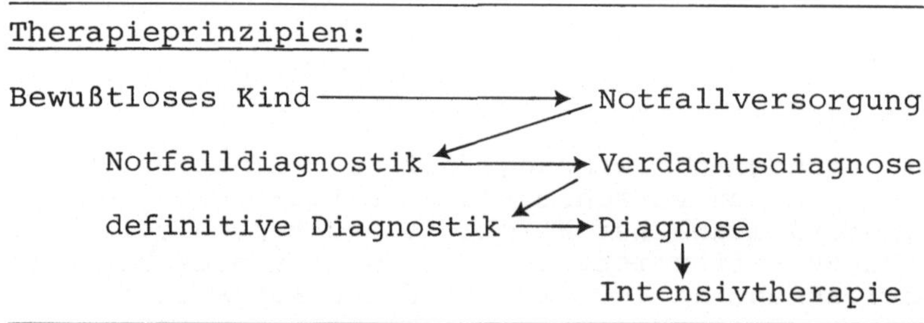

den relaxiert, so macht sich, wie später noch zu besprechen sein wird, eine gewisse diagnostische und therapeutische Hilflosigkeit breit. Man muß, um das Leben dieses Patienten zu erhalten, eine therapeutische Polypragmasie betreiben. Die definitive Diagnostik und gezielte Intensivbehandlung kämen in jedem Falle zu spät. Den individuellen klinischen Kenntnissen und vor allem der Erfahrung des Arztes in der Intensivbehandlung komatöser Zustände im Kindesalter kommt also trotz aller modernen diagnostischen Möglichkeiten auch heute noch die größte Bedeutung zu.

Versucht man eine gewisse Systematisierung der Krankheitsbilder, bei denen es zu einer länger dauernden Bewußtlosigkeit kommen kann, so bietet sich folgende gröbere Einteilung an (Tabelle 2): Neben unklaren Stoffwechselstörungen sollte im Kindesalter stets an entzündliche Erkrankungen des zentralen Nervensystems gedacht werden. Vor allem im Neugeborenen- und Säuglingsalter kann die zerebrale Symptomatik so diskret sein, daß selbst ausgeprägte eitrige Meningitiden übersehen werden können. Es ist daher ein alter pädiatrischer Grundsatz, daß bei jedem unklaren komatösen Bild - selbstverständlich nach Ausschluß einer zerebralen Drucksymptomatik - lumbal punktiert werden muß. Dieses gilt um so mehr, wenn aufgrund der Anamnese oder sonstigen Befunde an eine entzündliche zerebrale Ursache gedacht wird.

Unklare komatöse Zustände mit leerer Anamnese und wenig faßbaren Befunden müssen an Intoxikationen denken lassen. Vor allem mit Barbituraten, Carbamiden, analgetischen Kombinationspräparaten, fluorierten Kohlenwasserstoffen, Morphium, Opiaten, Belladonna-Wirkstoffen und vielem anderen mehr muß gerechnet werden. Die individuelle Empfindlichkeit des jungen Organismus bringt es mit sich, daß oft kleinste Mengen einer Wirksubstanz ausreichen, um eine lebensbedrohliche Erkrankung mit Bewußtlosigkeit auszulösen. Sehr häufig ist auch hier die definitive Diagnose erst nach Tagen möglich, da in der Regel die Anamnese leer ist und die Ergebnisse der gerichtsmedizinischen Untersuchungen zu spät kommen. Gelegentlich gibt das unter Intensivbehandlungsbedingungen geschriebene EEG mit dem Nachweis von ß-Wellen, einer Verlangsamung oder einer Amplitudendepletion erste Hinweise auf das Vorliegen einer Intoxikation, wenn nicht während der Intensivtherapie Medikamente injiziert wurden, die selbst Veränderungen im EEG auslösen.

Tabelle 2. Differentialdiagnose von Krankheitsbildern mit unklarer Bewußtlosigkeit im Kindesalter

Stoffwechselstörungen:	Diabetes mellitus Hypoglykämie Hyperosmolares Syndrom Toxikose Tetanie
Entzündliche Erkrankungen:	Meningokokkensepsis Waterhouse-Friderichsen-Syndrom Enzephalitis Sepsis Hirnabszeß
Vergiftungen:	Carbamat
Verbrennungen Unfälle:	Contusio cerebri Sub- oder epidurale Blutung
Hirntumoren Zerebrale Blutungen:	Ventrikelblutung bei Neugeborenen, Hämophilie und anderes
Status epilepticus:	Grand mal Fieberkrampf

Kreislaufstörungen:	Kardiale Ursache:
	    Fallotsche Tetralogie
	Extrakardial:
	    Orthostatische Fehlregulation

Insolation Sonnenstich Hyperthermie	

Besondere Bedeutung kommt im Kindesalter den Krankheitsbildern zu, bei denen die Störung der Bewußtseinslage direkt oder indirekt mit Krampfanfällen im Zusammenhang steht. Viele dieser Krankheitsbilder sind für das Kindesalter spezifisch und sollen später noch kurz angesprochen werden.

Schließlich kann die zeitliche Entwicklung eines Komas gewisse Rückschlüsse auf die Grunderkrankung geben. Sehr schnell tritt ein Bewußtseinsverlust bei der sogenannten orthostatischen Dysregulation des Kindes, bei hyperpyretischen Virusinfektionen, bei den Fieberkrämpfen oder gar bei den fulminanten Septikämien des Neugeborenen ein. Längere Intervalle werden z. B. bei Vergiftungen, allen metabolischen Komaformen oder bei Enzephalitiden registriert.

Wie bereits erwähnt, kommt der Differentialdiagnose eines Krampfanfalls, der eine Bewußtlosigkeit bedingt, auch eine wesentliche

Tabelle 3. Differentialdiagnose der wichtigsten Krampfanfälle
mit Bewußtlosigkeit (Einteilung nach Alter)

Säuglinge	Kleinkinder	Schulkinder
Fieberkrampf	Fieberkrampf	Meningitis
Meningitis	Meningitis	Pseudourämie
Enzephalitis	Enzephalitis	Enzephalitis
Toxikose	Vergiftung	Krampfleiden
Spontanhypoglykämie	Spontanhypoglykämie	Leberkoma
Hyperpyrexie	Enzephalotoxikose	Polytrauma
	Hyperpyrexie	

In jedem Alter: raumverdrängende intrakranielle Prozesse und
fokal-symptomatische Anfälle

prognostische Bedeutung zu, da das Symptom Krampfanfall mit Bewußtlosigkeit durch die verschiedensten pathogenetisch völlig
unterschiedlichen Ursachen ausgelöst werden kann (Tabelle 3).

Je nach Lebensalter treten auch hier Krankheitsbilder unterschiedlich häufig auf. Am häufigsten sind Kinder mit zerebralen
Anfallsleiden oder einer sogenannten zerebralen Anfallsbereit-
schaft betroffen. Auslösend wirken hierbei vor allem im frühen
Kindesalter fieberhafte Infekte mit schnellem Fieberanstieg.

Während der große Anfall oder gar der Status epilepticus durchaus
dem des Erwachsenen gleichen mag, stellen die Neugeborenenkrämpfe
- auf die noch im einzelnen eingegangen wird - insofern eine Besonderheit dar, als sie nicht nach dem klassischen Schema eines
Krampfanfalls ablaufen. Meist wird eine plötzliche Reaktionslo-
sigkeit und eine Zyanose registriert, verbunden mit einem un-
koordinierten Wechsel tonischer und klonischer Phasen; auch fokale Myoklonien oder eine komplette Atonie des Neugeborenen sind
möglich.

Bei jedem unklaren Krampfanfall mit vitaler Bedrohung und Bewußtlosigkeit muß differentialdiagnostisch abgeklärt werden, ob
es sich nicht um eine Spontanhypoglykämie mit Bewußtlosigkeit
handelt (Tabelle 4). Die Diagnostik der Hypoglykämie ist deshalb
so wichtig, weil aus rezidivierenden Hypoglykämien Dauerschäden
des Gehirns und Todesfälle resultieren können. Die Diagnostik
kann jedoch sehr schwierig sein, da einerseits die Pathogenese
einiger der hier aufgezeigten Formen bisher nicht bekannt ist,
andererseits die Untersuchungstechniken - abgesehen von Screening-
Untersuchungen - sehr aufwendig sind.

Es soll deshalb in diesem Zusammenhang nochmals ausdrücklich betont werden, daß bei der Abklärung einer initialen Hypoglykämie
mit Krampfanfällen und Bewußtlosigkeit auch unter Intensivbe-
dingungen als Kohlenhydrat nur Glukose verabreicht werden darf.

Tabelle 4. Differentialdiagnose der Spontanhypoglykämie mit Bewußtlosigkeit (Auswahl)

---

1. Normoinsulinämische Formen

    a) Transitorische Neugeborenenhypoglykämie
    b) Enzymdefekte
    c) Endokrine Störungen (Säugling und Kleinkind)
    d) Idiopathische infantile Hypoglykämie (Säugling und Klein-
       kind)
    e) Ketotische Form (Säugling und Kleinkind)
    f) Organkrankheiten

2. Hyperinsulinämische Formen

    a) Neugeborene diabetischer Mütter
    b) Inselzelladenom
    c) Leucinsensible Hypoglykämie

    DD Hypoglykämie bei Diabetes mellitus
       Tetanie, Kalzium ↓
       Tetanus
       Hirntumor, Enzephalitis

Wie bereits erwähnt, stellt uns einerseits die Intensivtherapie,
andererseits die Diagnose und Differentialdiagnose von Neugeborenenkrämpfen mit Bewußtlosigkeit vor größere Probleme, da die
klinische Manifestation sowohl eines Krampfanfalls als auch einer Bewußtlosigkeit im Neugeborenenalter völlig atypisch und mit
keinem anderen Lebensalter vergleichbar ist.

Häufig werden nur intermittierende fokale, multifokale oder auch
generalisierte Muskelzuckungen beobachtet, die ohne Einschränkung des Bewußtseins, aber auch mit Übergang in ein Koma einhergehen können. Nur selten werden generalisierte tonisch-klonische
Anfälle verzeichnet, oft nur Kloni einer Extremität, das sogenannte Augenrollen, Apnoephasen, Tremor, ein Nystagmus oder un-
koordinierte Schmatzbewegungen.

Die Unsicherheit der Diagnostik geht auch aus den sehr unterschiedlichen Häufigkeitsbeobachtungen hervor. Sie schwankt zwischen 0,2 über 0,8 bis zu 3 % aller Neugeborenen. Die frühzeitige diagnostische Abklärung von Neugeborenenkrämpfen mit Bewußtlosigkeit wird auch deshalb vordringlich, weil aus ihnen
relativ häufig irreversible zerebrale Schäden resultieren. Man
untergliedert heute diese für das Neugeborene lebensbedrohlichen Erkrankungen in sechs Untergruppen: metabolisch, infektiös,
durch zerebrale Blutungen ausgelöst, hypoxisch, genetisch oder
durch verschiedene andere Ursachen bedingt (Tabelle 5).

Wie eingangs erwähnt, sind die plötzlich auftretenden Hypoglykämien, Hypokalziämien, Hypomagnesiämien für die Ätiopathogenese
der Neugeborenenkrämpfe mit Bewußtlosigkeit von großer Bedeutung. Sie werden meistens bei asphyktischen Kindern, bei Frühgeborenen, bei Mangelgeburten, bei Neugeborenen mit einem Atem-

Tabelle 5. Differentialdiagnose von Neugeborenenkrämpfen mit Bewußtlosigkeit

---

I. Metabolisch

Hypoglykämie

Hypokalziämie

Hypomagnesiämie

Vitamin B 6-Mangel oder -Abhängigkeit

Hyponatriämie

Hypernatriämie

Aminoazidurien
a) Ahornsirupkrankheit
b) Hyperglyzinämie

Störungen im Bilirubinstoffwechsel

Drogenentzugssyndrom
a) Heroin
b) Barbiturate
c) Alkohol

II. Infektiös

Septikämien: fulminante Sepsis

Meningitis

Meningoenzephalitis
a) Zytomegalie
b) Toxoplasmose
c) Herpes
d) Coxsackie B

III. Zerebrale Blutungen

1. Geburtstraumatisch

2. Medikamentös induziert
   Antikonvulsiva
   Antibiotika

IV. Hypoxisch

Fetal distress syndrome

Postadaptationssyndrome

Hypothermie

V. Entwicklungsanomalien

Hydrozephalus

Porenzephalie u. a.

---

notsyndrom, bei unterkühlten Kindern oder bei Kindern mit Blutgruppeninkompatibilitäten, zerebralen Blutungen, Neugeboreneninfektionen oder bei Neugeborenen diabetischer Mütter beobachtet.

Schwieriger sind die metabolischen Störungen abzugrenzen, deren
Ursache eine angeborene Stoffwechselstörung im Aminosäurenstoffwechsel oder Harnstoffzyklus ist, im Stoffwechsel organischer
Säuren (z. B. Methylmalonazidurie) zu suchen ist, oder die bei
einer Galaktosämie, Fruktoseintoleranz, Galaktokinasemangel, Py-
ruvatkinasemangel oder im Gefolge einer unklaren Laktazidose auftreten. Auch durch Drogenentzug bedingte komatöse Zustände sollten unbedingt beachtet werden, da die Häufigkeit z. B. des Heroin-
entzugssyndroms zuzunehmen scheint.

Ohne zunächst im einzelnen auf die mannigfaltigen Ursachen infektiös bedingter komatöser Zustandsbilder einzugehen, soll nur
soviel gesagt werden, daß bei der fulminanten Neugeborenensepsis
und bei der sogenannten early onset-Form der Neugeborenensepsis
die Diagnose in der Regel zu spät kommt, da das Krankheitsbild
und demzufolge auch die Intensivtherapie die Diagnostik über-
rollt. Alle anderen hier aufgeführten Krankheitsbilder lassen
sich außer der hier nicht verzeichneten Listeriensepsis relativ
gut nach Erhalt der aus den diagnostischen Maßnahmen gewonnenen
Ergebnisse behandeln.

Wesentlich schwieriger zu diagnostizieren und zu behandeln sind
die komatösen Zustände, die bei Neugeborenen durch intrakranielle
Blutungen ausgelöst wurden. Vor allem bei geburtstraumatisch bedingten zerebralen Blutungen sind die therapeutischen Möglichkeiten eng begrenzt, da in der Regel neurochirurgische Interventionen nicht möglich sind. Neben den geburtstraumatisch bedingten Blutungen spielen vor allem solche eine wesentliche Rolle,
die durch die verschiedensten Gerinnungsstörungen, wie dissemi-
nierte intravasale Gerinnung, Produktionskoagulopathien oder
durch Thrombozytopenien unterschiedlichster Ursache, ausgelöst
wurden. Hier ist eine dringliche Diagnostik (auch nachts) unbedingt erforderlich. Schließlich soll noch darauf hingewiesen werden, daß die Stoßinjektion von Bikarbonat bei der Notfalltherapie vital bedrohter Neugeborener nicht mehr indiziert erscheint,
da der plötzliche Osmolaritätsanstieg zu Hirnblutungen mit nachfolgendem Koma führen kann.

Alle bisher beschriebenen komatösen Zustände bei Neugeborenen
können eine Hypoxie bedingen oder durch sie verschlimmert oder
ausgelöst werden. Dauer, Grad und sekundäre Auswirkung einer
Hypoxie lassen sich jedoch mit den heutigen diagnostischen Methoden kaum erfassen, da sie zu ungenau sind und vor allem keinerlei prognostische Aussagen ermöglichen.

Schließlich sollen noch die Entwicklungsanomalien angesprochen
werden, die komatöse Zustände beim Neugeborenen bedingen können
und deren Diagnose während der Intensivbehandlung kurzfristig
kaum möglich ist. Gelegentlich werden familiäre Neugeborenenkrämpfe beobachtet, deren Ursache unbekannt ist. Daneben können
Neurodermatosen, tuberöse Sklerosen, Incontinentia pigmenti, die
Trisomie 13 - 15, kongenitale kortikale Mißbildungen, Dysplasien,
die sogenannte Alperssche kortikale Degeneration oder auch andere neurodegenerative Erkrankungen, wie Morbus Gaucher, Krabbe,
Niemann-Pick Krampfanfälle mit Bewußtlosigkeit auslösen. Zusammenfassend läßt sich zu den komatösen Zuständen des Neugeborenen

Tabelle 6. Besonderheiten der Intensivtherapie im Kindesalter
bei bewußtlosen Patienten; Beispiel 1: Neugeborenensepsis (fulminante Form)

Klinisches Bild: unklar

Leitsymptome: Bewußtlosigkeit
                    Krämpfe
                    Atemstörungen
                    Schock
                    Oligo-Anurie
                    Disseminierte intravasale Gerinnung

Taktisches Vorgehen: Notfallbehandlung ⟶ Diagnose
                                ↓
                    Definitive Therapie

---

bemerken, daß es, abgesehen von einigen wenigen Erkrankungen,
während der Initialphase der Intensivtherapie kaum möglich ist,
die definitive Diagnose zu stellen, andererseits aber gerade von
der rechtzeitigen Diagnostik die Spätprognose dieser Kinder abhängt.

Die Besonderheiten der Intensivtherapie im Kindesalter bei bewußtlosen Patienten sollen abschließend nochmals an vier Beispielen dargelegt werden:

In den letzten Jahren ist eine Erkrankung in den Vordergrund des
Interesses getreten, die man vor allem nach dem klinischen Verlauf von den bisher bekannten Sepsisformen im jungen Kindesalter sehr wohl abtrennen kann, die fulminante Neugeborenensepsis
(Tabelle 6). Das klinische Bild ist unklar. Leitsymptome dieser
immer tödlich verlaufenden Erkrankung sind ein ausgeprägter
Schock, eine Oligo-Anurie, Bewußtlosigkeit, Krämpfe, Atemstörungen und die Zeichen einer disseminierten intravasalen Gerinnung. Der Verlauf dieser Erkrankung ist so gravierend, daß bisher alle betroffenen Kinder in weniger als 24 h verstarben. Auch
wenn alle heute zur Verfügung stehenden diagnostischen Mittel
eingesetzt werden, so kommt die definitive Diagnose doch immer
zu spät. Das bedeutet, daß die Notfallbehandlung nahtlos in die
Intensivtherapie übergehen muß. Wie bereits angedeutet, ist das
klinische Bild zunächst unklar und von foudroyantem Verlauf geprägt. Gegenüber der early onset- sowie der late onset-Form der
Neugeborenensepsis, die erst nach dem zehnten Lebenstage manifest wird, läßt sich die fulminante Form nur vom Verlauf her abgrenzen. Die globalen laborchemischen Untersuchungen sind in
der Regel unspezifisch, sie zeigen eine erhebliche Anämie und
eine ausgeprägte Azidose sowie globale Gerinnungsstörungen. Differentialdiagnostisch müssen vor allem geburtstraumatisch bedingte Einflüsse abgegrenzt werden sowie pränatale Infektionen.
In der Regel ist jedoch die Anamnese völlig leer. Diese fulminante Form der Neugeborenensepsis ist auch nicht mit dem im späteren Kindesalter auftretenden Waterhouse-Friderichsen-Syndrom
zu vergleichen, bei dem ebenfalls innerhalb kürzester Zeit das
Vollbild einer subakuten Meningokokkensepsis eintritt.

Tabelle 7. Besonderheiten der Intensivtherapie im Kindesalter
bei bewußtlosen Patienten; Beispiel 2: Hyperosmolares Syndrom

---

Klinisches Bild: unklar

Leitsymptome: Bewußtlosigkeit
                   Schock
                   Fieber (möglich)
                   Exsikkose
                   Δ T > 10°C

Definitive Diagnose: zu lange Zeitdauer

Taktisches Vorgehen: Notfalltherapie $\longrightarrow$ Diagnose
                                  $\downarrow$
                     Intensivtherapie

Das hyperosmolare Syndrom (Tabelle 7) ist erst in den letzten
Jahren in den Blickpunkt des Interesses im Rahmen der Intensivmedizin gerückt. Dieses Krankheitsbild ist nicht zu verwechseln
mit ausgeprägten Toxikosen, Enzephalotoxikosen oder durch enteral
bedingte Dyspepsien ausgelösten Krankheitszuständen des jungen
Kindesalters. In der Regel ist das klinische Bild des hyperosmolaren Syndroms unklar. Leitsymptome sind immer Bewußtlosigkeit,
ein ausgeprägter Schock (Fieber ist möglich), hochgradige Exsikkose sowie eine ausgeprägte Temperaturdissoziation zwischen
Körperkern und Körperperipherie, in der Regel beträgt Δ T mehr
als 10°C. Die definitive Diagnose dieser Entgleisung des osmotischen Gleichgewichts kommt für die Patienten in der Regel zu
spät. Auch hier ist das taktische Vorgehen dadurch geprägt, daß
die Notfalltherapie sofort in die Intensivtherapie übergeht, bei
gleichzeitigem Versuch der Diagnose näherzukommen.

Es besteht hierbei eine merkwürdige Disposition für das junge
Säuglingsalter; 80 - 90 % der Erkrankungen treten im ersten Lebensjahr auf.

In der Regel werden keine wesentlichen Vorkrankheiten registriert,
gelegentlich Schnupfen, Husten, mäßiges Fieber, auch Durchfall
wird hin und wieder festgestellt. In allen bisherigen Mitteilun-
gen fällt eine Prädisposition ehemaliger Frühgeborener und pastö-
ser Kinder auf. Auch soziale Einflüsse scheinen eine gewisse
Rolle zu spielen. Das klinische Bild ist geprägt durch den schweren Schockzustand; dabei sind alle Vigilanzstadien möglich. Die
Atmung ist verlangsamt bis hin zum Atemstillstand, aber auch
tachypnoische Zustände werden registriert. Die Haut ist teigig
und blaß, schlecht durchblutet. Wie bereits erwähnt, sind alle
Temperaturstufen möglich. Bezüglich der hochgradigen Exsikkose
bietet sich klinisch keinerlei Korrelation. Neurologisch finden
sich entweder eine Hyperexzitabilität mit Tremor, Krampfbereit-
schaft sowie manifesten Krämpfen, aber auch eine Hypotonie, eine Apathie und ein ausgeprägtes Koma. Die Augen sind immer halo-
niert, der Kornealreflex fehlt. Die Laboruntersuchungen zeigen
in diesem Stadium für fast alle Parameter schwere bis extreme

Entgleisungen. Auch der Liquor ist davon betroffen. Die Therapie hat zum Ziel, das osmotische Disäquilibrierungssyndrom zu
verhindern. Gelingt dies, ist die Prognose relativ günstig; die
bis heute verzeichnete Letalität von bis zu 60 % kann auf nahezu Null gesenkt werden.

Es ist heute das Bestreben der Intensivtherapie, beim hyperosmolaren Syndrom die Osmolalität so zu senken, daß der Abfall der
Osmolalität im Serum nicht höher liegt als 2 mosmol/h. Differentialdiagnostisch müssen Hirntumoren, Enzephalitiden, unklare
Hyperpyrexien, das hyperosmolare nicht ketotische diabetische
Koma, ein Diabetes insipidus, unklare Hyperventilationszustände,
septische Prozesse sowie iatrogene Kochsalzvergiftungen oder eine orale Glyzerinzufuhr ausgeschlossen werden.

Tabelle 8. Besonderheiten der Intensivtherapie im Kindesalter
bei bewußtlosen Patienten; Beispiel 3: Toxische Pneumonie

Klinisches Bild: uncharakteristisch

Leitsymptome: Bewußtlosigkeit
                   Inspiratorische Dyspnoe
                   Schock
                   Exanthem
                   Pneumonischer Befund

Definitive Diagnose: zu lange Zeitdauer

Taktisches Vorgehen: Notfalltherapie ⟶ Diagnose
                                   ↓
                     Intensivtherapie

Auch die toxische Pneumonie (Tabelle 8) im frühen Kleinkindesalter kann uns vor große intensivtherapeutische Probleme stellen. Das klinische Bild dieser immer mit Bewußtlosigkeit, in-
spiratorischer Dyspnoe, Schock, einem unklaren Exanthem und einem pneumonischen Befund einhergehenden Erkrankung ist völlig
uncharakteristisch und auch differentialdiagnostisch sehr schwer
einzuordnen, da hier Erkrankungen der unterschiedlichsten Ätiologie ineinander übergehen können. Auch hier gilt, daß die Not-
fallversorgung direkt in die Intensivtherapie übergeht, ohne daß
eine Möglichkeit besteht, in der Initialphase der Intensivtherapie der Diagnose näherzukommen.

Ein 18 Monate altes männliches Kleinkind, das am 18.1.1978 aufgenommen wurde, war am 17.1.1978 mit Temperaturen über 42°C,
einem Schockzustand mit Übergang in eine exzessive Exsikkose er-
krankt. Das Kind zeigte halonierte Augen und begann im Verlauf
des 17.1.1978 zunehmende Atemnot zu zeigen. Am 18.1.1978, nachdem der Hausarzt Fieberzäpfchen und eine Penicillinspritze verabreicht hatte, nahm die Atemnot zu, das Kind wurde blau asphyk-
tisch, zeigte Schnappatmung, woraufhin es auf die Intensivstation eingewiesen wurde. Aus der Anamnese ist erwähnenswert, daß

ein Geschwisterkind abklingende Masern hatte, ansonsten war die
Vorgeschichte völlig leer. Bei der Aufnahme war das Kind in einem extremen, regressiven Schockzustand, es zeigte eine schwere
inspiratorische Dyspnoe, der Rachen war gerötet, es fand sich
eine rote Epiglottis. Darüber hinaus bestanden Zeichen eines
Krupps sowie ein konfluierendes Exanthem, das nicht zuzuordnen
war. Nach den ersten Röntgenaufnahmen wurde die Diagnose immer
unklarer, da bei bestehender Pleuropneumonie mit Pleuraerguß,
vergrößerten Lymphknoten, Spreizung der Carina, einem Volumen
pulmonum auctum mehrere schwerwiegende Erkrankungen in Frage kamen. Es mußte in diesem Zusammenhang auch an eine Tuberkulose
gedacht werden, da einmal das Kind nicht geimpft war, zum zweiten es aus einem sehr ungünstigen sozialen Milieu stammte. Darüber hinaus fanden sich röntgenologisch Zeichen einer ausgeprägten Osteomalazie mit sowohl rachitischen Veränderungen an den
Knochen als auch Hinweisen, daß ein Skorbut vorliegen könnte.
Nach Einleitung der Intensivtherapie mit volumengesteuerter Beatmung sowie den entsprechenden anderen therapeutischen Maßnahmen wurde versucht, im Laufe der nächsten acht Tage der Diagnose
näherzukommen. Die Diagnostik wurde noch erschwert, als aus dem
Pleurapunktat keinerlei Erreger angezüchtet werden konnten. Auch
die Untersuchungen auf eine tuberkulöse Erkrankung verliefen zunächst negativ. Trotzdem wurde neben der hochdosierten antibiotischen eine mehrgleisige tuberkulostatische Therapie begonnen,
da eine Tuberkulose nicht auszuschließen war. Nach einigen Tagen zeigte sich jedoch, daß der pleuropneumonische Befund unter
der antibiotischen Therapie rückläufig war, so daß schließlich
die Diagnose Tuberkulose fallengelassen werden konnte. Nach fast
vier Wochen ist jedoch die Diagnostik bezüglich der Rachitis und
des Spätskorbuts noch nicht weiter vorangekommen; alle diesbe-
züglichen Untersuchungen haben nicht weitergeholfen. Unser Beispiel zeigt, daß bei der Intensivtherapie komatöser Kinder eine
Polypragmasie gelegentlich nicht zu verhindern ist und die Diagnose erst gestellt werden kann, wenn das Kind bereits wieder
aus der vitalen Bedrohung heraus ist.

Auch im späteren Kindesalter (Tabelle 9) ist es durchaus möglich und geläufig, daß z. B. Neoplasmen mit leukämischer Transformation Krankheitsbilder hervorrufen, deren klinisches Bild
zunächst völlig uncharakteristisch ist. Leitsymptome dieser Erkrankung sind in der Regel Luftnot, Schockzustände mit Zyanose
und Bewußtlosigkeit. Auch hier nimmt die definitive Diagnose zu
lange Zeit in Anspruch. Das taktische Vorgehen ist ähnlich wie
bei den anderen Patienten. Die Notfalltherapie geht nahtlos in
die Intensivtherapie über, gleichzeitig wird versucht, die Diagnose mit allen zu Gebote stehenden Mitteln zu stellen.

Bei einem 12 1/2 Jahre alten Mädchen, das am 18.1.1978 in einem
lebensbedrohlichen Zustand übernommen wurde, bestand seit vier
Wochen eine Luftnot. Auffällig war weiterhin eine Zunahme des
Halsumfanges sowie eine Luftnot beim Treppensteigen. Der Hausarzt verordnete in der Annahme einer Pubertätsstruma sowohl ein
Thyreostatikum als auch Novothyral. Trotzdem kam es zu einer
weiteren Zunahme des Halsumfanges. Am Tage der Aufnahme auf die
Intensivstation hatte die Luftnot deutlich zugenommen, es kam
zum Auftreten eines Schockzustandes mit nachfolgender Zyanose

Tabelle 9. Besonderheiten der Intensivtherapie im Kindesalter
bei bewußtlosen Patienten; Beispiel 4: Thorakales Lymphosarkom
mit leukämischer Transformation

Klinisches Bild: uncharakteristisch

Leitsymptome: Luftnot
                Kollaps, Zyanose
                Bewußtlosigkeit
                Schock

Definitive Diagnose: zu lange Zeitdauer

Taktisches Vorgehen: Notfalltherapie → Diagnose
                        ↓
                  Intensivtherapie

---

und Bewußtlosigkeit. Der einweisende Notarzt spritzte in Ver-
kennung des Krankheitsbildes einen Bronchodilatator und Akrinor.
Darauf zeigte sich keinerlei Besserung. Bei der Aufnahme bestand
ein ausgeprägter Schockzustand mit Luftnot und Bewußtlosigkeit.
Das Kind wurde sofort beatmet und innerhalb einer viertel Stunde
eine Nottracheoskopie durchgeführt. Dabei zeigte sich ein fast
völliger Verschluß des Hauptbronchus, der bis zur Bifurkation
reichte. Außerdem floß bei der Bronchoskopie Eiter aus beiden
Hauptbronchien. Es gelang nur, das kleinste Nottracheoskop über
die Stenose zu schieben und das Kind darüber zu beatmen. Bei
der sofort durchgeführten Mediastinostomie zeigte sich dann ein
großer fleischiger Tumor mit Infiltrationen in die Halsweichtei-
le und in die Schilddrüse; der Schnellschnitt ergab ein malignes
Lymphom. Die später durchgeführte Knochenmarkspunktion zeigte
eine Generalisierung mit leukämischer Transformation.

Wegen der Einengung der Trachea wurde eine Tracheotomie durchgeführt und eine Rügheimer-Kanüle eingelegt. Damit ließ sich
auch die distale Stenose relativ gut überwinden. Im Anschluß
daran wurde das Kind relaxiert und volumengesteuert beatmet,
gleichzeitig die hochdosierte zytostatische Therapie mit Predni-
son, Vincristin und Crasnitin eingeleitet. Bereits nach 24 h war
eine Regression im Tumorwachstum erkennbar. Nach weiteren zwei
Tagen konnte die Relaxierung beendet werden und nach fünf Tagen
zeigte sich ein schlankes Mediastinum, so daß bereits nach acht
Tagen das Tracheostoma verschlossen werden konnte. Dieses Beispiel zeigt, daß es heute bei gezieltem Einsatz aller mit den
Besonderheiten im Kindesalter vertrauten Spezialdisziplinen möglich ist, Patienten zu retten, die sonst mit Sicherheit verloren
wären.

Betrachtet man abschließend nochmals die Besonderheiten der Intensivtherapie bei bewußtlosen Patienten im Kindesalter synop-
tisch, so sind drei Punkte wesentlich (Tabelle 10).

1. Auch in der Intensivtherapie müssen die altersspezifischen
   Erkrankungen unbedingt beachtet werden. Zur Diagnostik die-

Tabelle 10. Allgemeine Gesichtspunkte der Intensivtherapie bei bewußtlosen Kindern

---

I.   Altersspezifische Erkrankungen

II. Unterschiedliche therapeutische Gesichtspunkte
     a) Lebensalter
     b) individuelle Sicherheitsgrenzen
     c) spezielle Pharmakokinetik
     d) technische Probleme

III. Spezielle pflegerische Gesichtspunkte

---

ser altersspezifischen Erkrankungen ist ein Spezialistenteam unerläßlich, damit nicht ins Blinde hinein therapiert wird.

2. Bei der Therapie müssen vier Punkte beachtet werden: das Lebensalter, die individuellen Sicherheitsgrenzen, die spezielle Pharmakokinetik sowie technische Probleme.

3. Schließlich sollen noch die speziellen pflegerischen Gesichtspunkte angesprochen werden. Es ist unerläßlich, daß das Pflegepersonal mit den verschiedensten spezifischen Erkrankungen vertraut gemacht wird, um hieraus die bestmöglichen pflegerischen Maßnahmen abzuleiten. Diese Tatsache muß berücksichtigt werden, wenn Intensivmedizin betrieben werden soll.

Zusammenfassung der Diskussion zum Thema:
„Intensivtherapie bei komatösen Patienten"

FRAGE:
Zur Messung des intrakraniellen Druckes werden zwei Methoden
angegeben, die epidurale und die intraventrikuläre. Welche Methode hat die größere Aussagekraft, welche kann als Routinever-
fahren empfohlen werden?

ANTWORT:
Von den Teilnehmern, die Erfahrung mit der intrakraniellen
Druckmessung haben, wird ganz allgemein betont, daß es sich
hierbei um ein Verfahren handelt, das in der postoperativen
Überwachung schwerer Schädel-Hirn-Verletzungen zur Routine wer-
den sollte. Die Methode der intraventrikulären Druckmessung
wurde erstmals von LUNDBERG angegeben (8). Diese Methode hat
den Vorteil, daß sie einen mittleren intrakraniellen Druck mißt.
Sie hat den weiteren Vorteil, daß man die intrakranielle Compliance bestimmen und Liquor zur Untersuchung entnehmen kann.
Die Methode hat jedoch den großen Nachteil, daß eine offene
Verbindung des Ventrikelsystems nach außen besteht und damit
eine Infektionsgefahr nicht von der Hand zu weisen ist. Eine
Infektion in diesem Bereich kann lebensbedrohlich sein. In
großen Untersuchungsserien wird die Infektionshäufigkeit mit
1 - 2 % angegeben. Um diese Gefahr zu umgehen, wurde die epidurale Druckmessung entwickelt. Von zwei Firmen (Philips und
Siemens) werden inzwischen dafür Geräte angeboten, welche ver-
läßlich und einfach zu handhaben sind. Die Anlage des Druckauf-
nehmers ist sehr einfach: Es wird ein Bohrloch angelegt und der
Druckaufnehmer wie eine Schraube eingeschraubt, bis seine Oberfläche der Dura aufliegt. Der Nachteil dieser Methode ist, daß
man einen Druck mißt, der nicht exakt dem mittleren intrakraniellen Druck entspricht. Der epidural gemessene Druck scheint
im höheren Druckbereich etwas höher zu liegen als der intra-
ventrikulär gemessene Druck. Zudem scheint der auf der Seite
einer Läsion gemessene epidurale Druck höher zu sein als über
der kontralateralen Hemisphäre. In der klinischen Praxis zur
Verlaufsbeobachtung sowie zur Beurteilung therapeutischer Konsequenzen hat sich die epidurale Druckmessung allerdings außerordentlich bewährt.

Beide Geräte besitzen inzwischen gute Möglichkeiten zur Eichung
und zum atmosphärischen Nullabgleich.

FRAGE:
BERGMANN hat die Messung des intraventrikulären Druckes bevor-
zugt. Welche Überlegungen haben Sie dazu bewogen?

ANTWORT:
Vorwiegend waren es die bereits im Beitrag angesprochenen Gründe, wie Messung der Compliance und Entnahme von Liquor zu Un-
tersuchungszwecken, aber auch als therapeutische Maßnahme. Es
hat sich außerdem herausgestellt, daß je höher der intrakranielle Druck liegt, um so mehr der epidurale vom intraventrikulären
Druck abweicht. EMMRICH weist darauf hin, daß in Mainz bei den
Druckmessungen bei Kindern die Komplikationsrate bei 4 - 5 %
läge. Es handelte sich dabei um die intraventrikuläre Druckmessung. Die Komplikationen reichen von einer mäßigen Zellzahler-
höhung zwischen 1.000/3 und 2.000/3 Zellen bis hin zu positivem
Keimnachweis. Allerdings sind die therapeutischen Möglichkeiten
auch im Bereich der pädiatrischen Intensivmedizin sehr positiv
zu beurteilen.

Es ist allerdings zu beachten, daß bei Patienten mit schwerem
Schädel-Hirn-Trauma das Ventrikelsystem aufgrund der erheblichen Hirnschwellung fast vollständig komprimiert sein kann. Die
Messung des intraventrikulären Druckes kann hier Schwierigkeiten bereiten, vor allem, wenn noch Liquor entnommen wird und
ein Ventrikelkollaps auftritt (REULEN).

In diesem Zusammenhang ist von Bedeutung, daß es einer polni-
schen Arbeitsgruppe gelungen ist, auch mit der epiduralen Messung die Compliance zu erfassen und gleichzeitig eine Trend-
analyse und ein Warnsystem zu entwickeln (13). Es ist zu hoffen, daß solche Ansätze auch von den genannten Firmen verfügbar gemacht werden.

FRAGE:
Bis zu welchen Werten kann man intrakranielle Druckanstiege to-
lerieren? Es waren in den Beiträgen Werte bis zu 35 mm Hg angegeben worden, die Aussage von REULEN über die engen Beziehungen
von Volumen und Druck lassen jedoch bezweifeln, daß diese Aussage stimmt.

ANTWORT:
Kurzfristige Druckanstiege von weniger als 30 s, wie sie von
BERGMANN z. B. bei pflegerischen Maßnahmen (Absaugen etc.) beobachtet wurden, sind klinisch als irrelevant anzusehen (REULEN).
Schwieriger ist die Frage nach der kritischen Schwelle bei länger dauernden Druckanstiegen. Verschiedene Arbeitsgruppen haben
versucht, Druckanstiege mit bestimmten neurologischen Symptomen,
z. B. Pupillenerweiterung, zu korrelieren. Dies ist bisher jedoch nicht gelungen. Offenbar spielt die Lokalisation der druck-
auslösenden Läsion eine wichtige Rolle, denn Prozesse im Tempo-
rallappen führen wesentlich rascher zu neurologischen Schwellen-
symptomen (Pupillenerweiterung) als z. B. solche im Okzipital-
bereich. Generell kann jedoch gesagt werden, daß ein länger anhaltender Druckanstieg von 30 - 35 mm Hg nicht toleriert werden sollte.

BERGMANN: Bei der Beurteilung einer möglichen Druckschädigung
hilft die Messung der Compliance entscheidend weiter. Nimmt die

250

Compliance zu, ist eine Druckzunahme als wesentlich gefährlicher anzusehen. Es sollte weiter erwähnt werden, daß die gleichzeitige Messung des intraventrikulären Druckes und des arteriellen Druckes Hinweise gibt auf den zerebralen Perfusionsdruck.

FRAGE:
Wie stellt sich heute die Indikation für eine intrakranielle Druckmessung?

ANTWORT:
Es wäre zu wünschen, daß bei jedem sehr schweren Schädel-Hirn-Trauma eine intrakranielle Druckmessung durchgeführt wird (REULEN). In der Neurochirurgie gibt es darüber hinaus eine Reihe verschiedener Indikationen, auf die hier nicht eingegangen werden kann. Eine solche Druckmessung vermittelt eine bessere Information über den Verlauf oder über die Notwendigkeit einer spezifischen Therapie. Intrakranielle Druckanstiege lassen sich z. B. rechtzeitig erkennen und durch Infusion hyperosmoraler Lösungen abfangen. Umgekehrt kann bei vielen Patienten auf die Osmotherapie ganz verzichtet werden, wenn der intrakranielle Druck nicht sichtlich erhöht ist.

FRAGE:
Wie stellt der Neurochirurg die Indikation zur operativen Intervention bei einem medikamentös nicht zu beherrschenden intrakraniellen Druckanstieg durch Ödem?

ANTWORT:
REULEN: Die intrakranielle Druckmessung gibt uns die Möglichkeit, gefährliche Entwicklungen rechtzeitig vor dem Auftreten einer Mittelhirneinklemmung zu erkennen. Wie schon vorher betont, gibt die Messung der intrakraniellen Compliance wichtige Hinweise. Bei einem Druck von 20 - 25 mm Hg und einer Compliance von 0,5 wird man ausschließlich medikamentös behandeln. Findet sich hingegen z. B. bei einem Patienten mit einer temporalen Kontusion und Schwellung ein intrakranieller Druck von 20 - 30 mm Hg bei einer hohen Compliance um 3, so ist dieser Patient äußerst gefährdet, denn geringe Veränderungen der Atmung mit Hypoxämie oder Hyperkapnie etc. können hier rasch zur Dekompensation führen. Bleiben hier die medikamentösen Bemühungen mit Decadron etc. ohne Erfolg, sollte eine Dekompression erfolgen. HASE konnte zeigen, daß nach einer operativen Dekompression durch Kraniotomie und eventuell Duraerweiterung die Compliance in einen wesentlich günstigeren Bereich absank (6). Das bedeutet, daß eine größere Volumenbelastungskapazität zur Verfügung stand.

FRAGE:
Gibt es Hinweise, daß eine Hämodilution bei Schädel-Hirn-Traumen indiziert sein könnte?

ANTWORT:
Es liegen Untersuchungen vor, wonach es bei Schädel-Hirn-Traumen zu einer verstärkten intravasalen Gerinnung kommen soll,
besonders dann, wenn eine Zerstörung von Hirngewebe vorliegt
(5).

Untersuchungen von CROWELL und OLSSON (3) an Affen bei einer
fokalen zerebralen Ischämie (durch Ligatur der A. cerebri media)
ergaben, daß die Infusion von 10%igem Dextran 40 während der
Ischämie zu einer wesentlich besseren Perfusion der betroffenen Hirnareale in der postischämischen Phase führte. Die Abb. 1
zeigt links einen Frontalschnitt von dem Gehirn eines unbehandelten Tieres, rechts nach Dextraninfusion. Die Gefäßfüllung
wurde durch Injektion von Tuschepartikeln demonstriert.

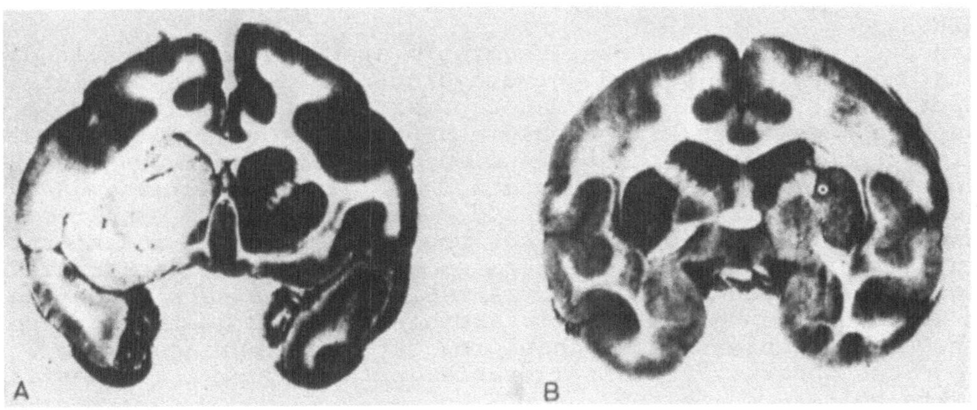

Abb. 1. Frontalschnitte von Gehirnen nach vierstündigem Verschluß
der A. cerebri media. Links: unbehandeltes Tier, rechts: mit Infusion von niedermolekularem 10%igem Dextran. Gefäßfüllung durch
Injektion von Tuschepartikeln (Aus 3)

FRAGE:
Wie ist die Wirkung von Diuretika bei Schädel-Hirn-Traumen und
bei erhöhtem Hirndruck zu erklären?

ANTWORT:
In der ödematösen Umgebung einer Läsion liegt der lokale interstitielle Druck etwa 10 - 20 mm Hg höher als im gesunden Hirngewebe, es besteht also ein Druckgradient zwischen ödematösem
Gewebe und Liquor. Experimentell wurde nachgewiesen, daß sich
die Ödemflüssigkeit entlang diesem Druckgradienten ausbreitet
und schließlich den Ventrikel erreicht. Dies ist offenbar der
entscheidende Mechanismus der Ödemrückbildung.

Es läßt sich weiter zeigen, daß die Ödemflüssigkeit bei einem
erhöhten Ventrikeldruck nicht abfließen kann. Wird hingegen der
Liquordruck erniedrigt, so läßt sich der Abfluß der Ödemflüssig-

keit in das Liquorsystem beschleunigen (REULEN). Von Diuretika,
wie z. B. Etacrynsäure oder Furosemid, ist bekannt, daß sie die
Liquorproduktion bis zu 50 % blockieren können; ihre Anwendung
führt daher über eine Erniedrigung des Druckes und Erhöhung des
Druckgradienten zu einer Abnahme des Ödems (9). Die klinisch
dafür vorgeschlagene Dosierung liegt für Furosemid bei 3 x 40 mg/
Tag, für Etacrynsäure bei 100 - 140 mg/Tag. Eine Hemmung der Li-
quorsekretion wurde auch für Spironolacton nachgewiesen. Die
Drucksenkung tritt nicht akut wie nach einer Osmotherapie auf,
sondern verzögert nach ein bis zwei Tagen.

FRAGE:
Hat die Osmotherapie bei apoplektischem Insult heute noch eine
Berechtigung?

ANTWORT:
Gerade in der Initialphase liegt beim apoplektischen Insult ein
zytotoxisches Ödem vor, d. h. die Blut-Hirn-Schranke ist intakt.
Hypertone Lösungen könnten daher sogar besser wirken als beim
vasogenen Ödem. Die Frage, ob die hypertonen Lösungen wegen des
Gefäßverschlusses überhaupt in dieses Gebiet eindringen können,
bleibt dabei jedoch offen. Außerdem muß beachtet werden, daß
nach einiger Zeit das vasogene Ödem hinzutritt, die Dehydrie-
rung erfolgt dann sicherlich nur noch in Gewebe mit intakter
Blut-Hirn-Schranke. Um Kollateralen zu öffnen, hat die frühzeitige Infusion von 10%igem Dextran 40 große klinische Bedeutung;
es ist dadurch möglich, das Dexamethason in den gewünschten hohen Dosierungen an den geschädigten Ort heranzubringen. Die Therapie des Infarkts ist die Therapie der Randzone, nicht des Infarkts selbst.

Von klinischer Seite wird darauf hingewiesen, daß auch heute
noch die Trennung zwischen Enzephalorrhagie und Enzephalomalazie
im Einzelfall sehr schwierig ist, die Indikation für eine Osmotherapie läßt sich daher auch nur schwer stellen. Bewährt hat
sich die frühzeitige Gabe von Dextran und Dexamethason.

FRAGE:
Reichen die bisher vorliegenden Untersuchungen aus, um bei schweren Schädel-Hirn-Traumen die Gabe von Dexamethason und Diuretika
bereits am Orte des Geschehens zu empfehlen?

ANTWORT:
Die von FAUPEL und REULEN durchgeführte Doppelblindstudie hat
klar gezeigt, daß die Wirkung des Dexamethason um so besser ist,
je früher es gegeben wurde (4). Wegen der notwendigen hohen Ini-
tialdosierung von 100 mg wird man natürlich bestrebt sein, diese Therapie nur bei wirklich schweren Schädel-Hirn-Traumen ein-
zuleiten. Um Patienten mit einer Commotio auszuschließen, bietet sich als möglicher Kompromiß an, das Dexamethason nur solchen Patienten zu geben, die eine Stunde nach dem Trauma noch
bewußtlos sind. Für die sofortige Gabe von Diuretika besteht
keine dringende Indikation.

Bei den internistischen Notfällen steht weiterhin die Therapie
der Rhythmusstörungen und die Sicherstellung eines ausreichenden Blutdruckes im Vordergrund. Zusätzlich sollte jedoch möglichst frühzeitig die Dextraninfusion und die Dexamethasonappli-
kation erfolgen.

In der Pädiatrie sollte die Gabe von Dexamethason nur bei Poly-
traumatisierten erfolgen, nicht bei anderen Komaformen. Es sind
bei den genannten hohen Dosierungen unbedingt die Nebenwirkungen auf die Schilddrüse zu beachten. Nach spätestens 24 h kommt
es zu einer völligen Depression von T_3 und T_4 bei gleichzeitigem Anstieg von Reverse-T_3. Es wurden einige Polytraumen beobachtet, bei denen die Zeichen einer schweren Hypothyreose auftra-
ten (EMMRICH).

FRAGE:
Wie ist der Einsatz von Barbituraten bei akuten zerebralen
Ischämien zu bewerten?

ANTWORT:
Untersuchungen von SHAPIRO (12) bei neurochirurgischen Patienten haben gezeigt, daß es nach Injektion von 1,5 - 3,0 mg/kg
Thiopental zu einem Abfall des erhöhten intrakraniellen Druckes
kommt, ohne daß der zerebrale Perfusionsdruck (arterieller Mitteldruck minus intrakranieller Druck) abnimmt. NEMOTO und Mitarbeiter aus der Arbeitsgruppe von SAFAR haben in einem von ihnen entwickelten Hirn-Ischämie-Modell (16 min globaler zerebraler Kreislaufstillstand) bei Rhesusaffen den Nutzen der frühzeitigen Barbituratapplikation (5 min nach Rezirkulation 90 mg/
kg Thiopental) überzeugend demonstriert. Fast alle behandelten
Tiere überlebten die Ischämie ohne bleibende neurologische Ausfälle, während nichtbehandelte Kontrolltiere schwerste neurologische Ausfälle behielten (10). Die daraus von SAFAR und Mitarbeitern (11) abgeleiteten Dosisempfehlungen für Patienten mit
akutem Kreislaufstillstand liegen bei 30 mg/kg Thiopental als
Initialdosis. Solche hohen Dosen gelten natürlich nur als Empfehlung; im Einzelfall muß sie sich nach den Ergebnissen von außerordentlich sorgfältig durchgeführten Kreislaufkontrollen richten, da bei solchen Dosierungen mit einer starken kardiodepres-
siven Wirkung gerechnet werden muß.

FRAGE:
Welche Zusammenhänge bestehen zwischen einer Hyperglykämie und
einer Bewußtseinstrübung oder Bewußtlosigkeit?

ANTWORT:
Bei der Behandlung von schweren Hyperglykämien mit hyperosmolarem Syndrom muß auf die Untersuchungen von ARIEFF und KLEEMAN
(2) hingewiesen werden. Die Autoren haben experimentell den
Plasmaglukosespiegel durch Glukoseinfusion auf 60 mmol/l ange-
hoben. Während der Infusion wurde der Wassergehalt von Gehirn
und Muskel gemessen. Akut nahm der Hirnwassergehalt, zusammen

mit dem Wassergehalt des Muskels, zunächst ab, normalisierte
sich aber nach 4 h, während der Wassergehalt des Muskels erniedrigt blieb. Der Glukosespiegel im Plasma wurde in dieser
Zeitspanne durch fortlaufende Infusionen bei 60 mmol/l stabi-
lisiert. Die Normalisierung des Hirnwassergehaltes trotz hoher
Plasmaosmolarität ist auf eine Erhöhung der Hirngewebsosmolali-
tät zurückzuführen, d. h. einen Abbau des osmotischen Gradienten zwischen Plasma und Hirngewebe. Dies zeigt die enorme An-
passungsfähigkeit des Gehirns an Änderungen der systemischen
Osmolarität. Ein abruptes Senken der Blutglukose durch Insulin
führte zur massiven Wasseraufnahme im Gehirn infolge der Umkehr
des Osmogradienten zwischen Hirngewebe und Plasma, die durch
die Elimination von osmotischer Aktivität aus dem Plasmakompartiment erzeugt wurde. Solche osmotisch bedingten Hirnschwellun-
gen sind die wichtigste Todesursache bei der Therapie von hyperosmolaren Zuständen. Daraus ergibt sich die klare Folgerung,
daß bei Vorliegen eines diabetischen Komas mit hyperosmolarem
Syndrom die Senkung des Blutzuckers nur sehr verzögert erfolgen darf (7).

Die Arbeitsgruppe von ALBERTI (1) empfiehlt, den Blutzucker-
spiegel nicht mehr als 50 - 100 mg%/h zu senken. Für eine langsame Senkung des Blutzuckerspiegels spricht außerdem, daß damit die Gefahr einer nicht bemerkten Hypokaliämie vermindert
werden kann. Es fanden sich keine Unterschiede, ob die Insulin-
applikation intravenös oder intramuskulär erfolgte.

Literatur

1. ALBERTI, K. G. M. M.: Low-dose insulin in the treatment of
   diabetic ketoacidosis. Arch. intern. Med. 137, 1367 (1977)

2. ARIEFF, A. I., KLEEMANN, C. R.: Studies on mechanisms of
   cerebral edema in diabetic comas. Effects of hyperglycemia
   and rapid lowering of plasma glucose in normal rabbits. J.
   clin. Invest. 52, 571 (1973)

3. CROWELL, R. M., OLSSON, Y.: Impaired microvascular filling
   after focal cerebral ischemia in the monkey, modification
   by treatment. Neurology 22, 500 (1972)

4. FAUPEL, G., REULEN, H. J., MÜLLER, D., SCHÜRMANN, K.: Double-
   blind-study on the effects of steroids on severe closed head
   injury. In: Advances in neurosurgery, vol. 4. Berlin, Heidelberg, New York: Springer 1977

5. GOODNIGHT, S. H., KENOYER, G., RAPAPORT, S. I., PATCH, M. J.,
   LEE, J. A., KURZE, T.: Defibrination after brain-tissue de-
   struction. New Engl. J. Med. 290, 1043 (1974)

6. HASE, U.: Klinische Erfahrungen mit der intrakraniellen
   Druckmessung. Habilitationsschrift, Mainz 1978

7. IRSIGLER, K., KASPAR, L., BRUNEDER, H., LAGEDER, H.: Kein
   freies Wasser bei der Therapie des "Coma diabeticum hyperosmolare"!. Dtsch. med. Wschr. 102, 1655 (1977)

8. LUNDBERG, N.: Continuous recording and control of ventricular fluid pressure in neurosurgical practice. Acta psychiat. neurol. scand. 36, Suppl., 149 (1960)

9. MEINIG, G., AULICH, A., WENDE, S., REULEN, H. J.: The effect
   of dexamethasone on peritumoral brain edema. In: Formation
   and resolution of brain edema (eds. H. M. PAPPIUS, W. FEIN-
   DEL). Berlin, Heidelberg, New York: Springer 1976

10. NEMOTO, E. M., BLEYAERT, A. L., STEZOSKI, W., BANDARANAYAKE,
    N., MOOSSY, J., RAO, R. G., SAFAR, P.: Amelioration of post-
    ischemic-anoxic brain demage by Thiopental. In: Advances in
    cardiopulmonary resuscitation (ed. P. SAFAR), p. 187. New
    York, Heidelberg, Berlin: Springer 1977

11. SAFAR, P.: Cardiopulmonary-cerebral resuscitation (CPCR).
    Postresuscitative intensive therapy recommendations and
    patient trial protocols. In: Advances in cardiopulmonary
    resuscitation (ed. P. SAFAR), p. 195. New York, Heidelberg,
    Berlin: Springer 1977

12. SHAPIRO, H. M., GALINDO, A., WYTE, S. R., HARRIS, A. B.:
    Rapid intraoperative reduction of intracranial pressure
    with thiopentone. Brit. J. Anaesth. 45, 1057 (1973)

13. SZEWCZYKOWSKI, I., DYTKO, P., KUNICKI, A., KORYAK-SLIWKA,
    I., SLIWKA, S., DZIDUSZKO, J., AUGUSTYNIAK, B.: Determina-
    tion of critical ICP-levels in neurosurgical patients: A
    statistical approach. In: Intracranial pressure II (eds.
    N. LUNDBERG, U. PONTEN, M. BROCK). Berlin, Heidelberg, New
    York: Springer 1975

Klinische Anästhesiologie und Intensivtherapie

Band 5: Mikrozirkulation
Workshop April 1974
Herausgeber: F. W. Ahnefeld, C. Burri, W. Dick, M. Halmágyi
Unter Mitarbeit zahlreicher Fachwissenschaftler
1974. 126 Abbildungen, 8 Tabellen. XI, 207 Seiten
DM 28,–; US $ 15.40   ISBN 3-540-06981-X

Band 6: Grundlagen der postoperativen Ernährung
Workshop Mai 1974
Herausgeber: F. W. Ahnefeld. C. Burri, W. Dick, M. Halmágyi
Unter Mitarbeit zahlreicher Fachwissenschaftler
1975. 89 Abbildungen. IX, 128 Seiten
DM 28,–; US $ 15.40   ISBN 3-540-07209-8

Band 7: Infusionstherapie II: Parenterale Ernährung
Workshop Dezember 1974
Herausgeber: F. W. Ahnefeld, C. Burri, W. Dick, M. Halmágyi
Unter Mitarbeit zahlreicher Fachwissenschaftler
1975. 103 Abbildungen. X, 214 Seiten
DM 32,–; US $ 17,60   ISBN 3-540-07288-8

Band 8: Prophylaxe und Therapie bakterieller Infektionen
Workshop Januar 1975
Herausgeber: F. W. Ahnefeld, C. Burri, W. Dick, M. Halmágyi
Unter Mitarbeit zahlreicher Fachwissenschaftler
1975. 65 Abbildungen. X, 217 Seiten
DM 32,–; US $ 17.60   ISBN 3-540-07429-5

Band 9: Indikation, Wirkung und Nebenwirkung kolloidaler Volumenersatzmittel. vergriffen

Band 10: Notfallmedizin
Workshop April 1975
Herausgeber: F. W. Ahnefeld, H. Bergmann, C. Burri, W. Dick, M. Halmágyi, E. Rügheimer
Unter Mitarbeit zahlreicher Fachwissenschaftler
1976. 109 Abbildungen, 124 Tabellen. XIII, 386 Seiten
DM 53,–; US $ 39.20   ISBN 3-540-07581-X

**Band 11: Der Risikopatient in der Anästhesie.
1. Herz – Kreislauf – System.** vergriffen

**Band 12: Der Risikopatient in der Anästhesie
2. Respiratorische Störungen**
Herausgeber: F. W. Ahnefeld, H. Bergmann, C. Burri, W. Dick, M. Halmágyi. E. Rügheimer
Unter Mitarbeit zahlreicher Fachwissenschaftler
1976. 79 Abbildungen, 52 Tabellen. X, 240 Seiten
DM 42,–; US $ 23.10   ISBN 3-540-08039-2

Die Bände 1–4 sind im J. F. Lehmanns Verlag München erschienen

Preisänderungen vorbehalten

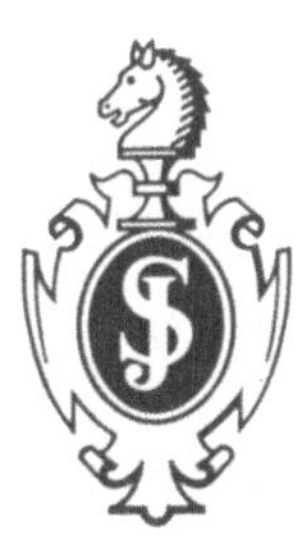

Springer-Verlag
Berlin
Heidelberg
New York